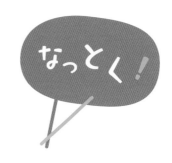

なるほど なっとく！

解剖生理学

改訂3版

［著者］

多久和典子 石川県立看護大学名誉教授

多久和　陽 金沢大学名誉教授

南山堂

改訂3版の序

解剖生理学の世界へようこそ！ 将来のヘルスプロフェッショナルを志す皆さんにとって，人体の構造（解剖学）と機能（生理学）を学ぶことは，巨大なピラミッドの土台づくりにも相当する大切な「はじめの一歩」です．その知識は，試験に合格するのはもちろん，皆さんの生涯にわたって専門分野の確かな判断と技術を支える，まさにプロフェッショナルの必要条件といえます．

私たちの体は，どの部分をとってみても，その部分の働き（機能）を最大限発揮できるような形（構造）にできていることに驚かされます．つまり，構造と機能が表裏一体となっていて，しかも各部分がバラバラでなく，互いに協調して体全体の活動を支えているのです．この人体のデザインをいったい誰がどのようにして創り出したのでしょうか？

人間はみな例外なく，1個の受精卵としてこの地球に誕生し，受精から38週（母体の最終月経から40週）で成熟した赤ちゃんとなって生まれてきます．受精卵のルーツをたどると，私たち人類の祖先が数百万年前にアフリカに誕生したのはごく最近のことで，そこに至るまでに，実に40億年もの地球の生命の歴史があることに思い至ります．人間の体は，現在地球に暮らす他の生物と同様に，40億年をかけて自然（nature）によって創り上げられたもの．そう考えると，今，ここに息づいている自分の体に尊敬の念が湧いてきませんか？

そんな人体の構造と機能はムズカシイ?! 覚えることが多くてタイヘン?! …そうあきらめる前に，まずは1ページ目から読んでみてください．この本を通読することで人体の全体像を正しく理解していただけると思います．そして，「へえ～，そうなんだあ！」と人体の構造と機能の奥深さ，面白さを味わっていただけたら，また，こんなにうまくできている自分の体は自分が護るというセルフケアの気持ちや，さらにその先を学ぶ向学心をもっていただけたら，これ以上の喜びはありません．なぜなら，そんな皆さんが将来，解剖生理学の知識をフィジカルアセスメントや病態の理解，そして患者さんへの指導に生かし，これからの日本に健康長寿を実現する主役になるはずだからです．

改訂3版では，臨床で問題となる病態との関連についての欄外記述をさらに充実させました．この部分は1回目の通読では読み飛ばしていただいて構いません．先々必要に応じて読んでいただければ，なるほど！ と納得できると思います．

今回の改訂に際しましても，たゆまぬ激励と的確なナビゲーションでゴールへと導いていただいた南山堂編集部の齋藤代助氏をはじめ，多大なご尽力をいただいた制作スタッフ一同，そしてこれまで激励のお言葉やコメントをお寄せいただいた恩師，畏友，学生・大学院生の皆さん，教科書としてご採用の先生方，多くの読者の皆様に心より厚く感謝申し上げます．

2023年7月

筆者を代表して
多久和典子

初版の序

　健康なときは，自分のからだの中身などほとんど意識しないで生活しています．それは，からだの中のあらゆる機能がうまく働いて生命を維持しているからなのです．しかし，病気や怪我でその機能が異常になると，その機能のありがたみを感じます．そして不安になり，医師や看護師など医療のプロに相談をするのです．そこで，ヘルス・プロフェッショナルを目指すあなたがいる未来の姿を想像してみてください．患者さんの話をよく聴き，症状を知ること，身体の専門的な観察（フィジカルアセスメント/エクザミネーション）から，どこがどんなふうに異常なのか（病態）を正確に理解し，患者さんにとってベストな対応ができるプロフェッショナルでありたいですよね．そのためにはまず，からだの正常な構造（かたち：解剖学）と機能（はたらき：生理学）について，正しい基礎知識を身につけておくことが必要です．人体の正常構造と機能を知らないで病態を理解できませんし，病態の理解なしにその患者さんに合った治療・ケア・食事や運動・薬の処方を理解することは出来ません．ヘルス・プロフェッショナルのあらゆる職種にとって，解剖生理学は全ての基礎となる一生の学問である，と言っても過言ではありません．しかし，残念なことに解剖生理学はムズカシイ，覚えることが沢山あって苦手！と思う方も少なくないのではないでしょうか．しかし，単なる暗記科目としていたのでは，あまりにもモッタイナイことです．

　私たちのからだは，現代の科学技術でも到底まねのできないしくみです．例えば腎臓の役割を代行する人工透析はクリニックに週3回通い，毎回数時間を要しますし，人工心臓は心臓移植までのつなぎの役割を担うのみです．腎臓や心臓だけでなく，からだを構成するすべての部分が生理機能を最大限発揮できるような構造をもっています．つまり，細胞でできた臓器は形態と機能が表裏一体となった究極のデザインで，しかも，細胞どうしが調和のとれた活動をおこなっています．このような，知れば知るほど「なるほど〜　すごいなあ！」と感じながら学べる教科書，簡潔でサラサラ読める教科書を目指して執筆しました．また重要となるフィジカルアセスメントに必要な知識を意識して盛り込み，先で学ぶ疾病の病態を理解しやすいよう心がけました．皆さんが，人の「こころ」とともに「からだ」を深く理解して，これからの日本に健康長寿社会を実現する主役に成長されるよう期待しています．そのために本書が少しでも役立つと幸いです．

　最後になりましたが，たゆまぬ激励によって本書を刊行まで導いていただいた南山堂編集部の齋藤代助氏，本山麻美子氏，また多大なるご尽力を戴いた制作スタッフ一同，貴重な画像提供をご快諾いただいた吉田耕太郎・柳田隆両博士，そして医学生の立場から助言をくれた娘の千尋に心から感謝します．

2017年3月

筆者を代表して
多久和典子

目　次

第 3 章 呼吸器系　　　　　　　　　53

第 4 章　消化器系 77

第 5 章　腎・尿路系（泌尿器系） 107

第 6 章　血液・免疫系　　　123

第 7 章　自律神経系と内分泌系　　　143

第 8 章　神経系 169

第 9 章　感覚器系

第10章　運動器系　231

第11章 生殖器系　　　　269

第 1 章

人体の基本構造

学習目標

1 人体の基本構造の概要と体の各部位，基準となる面・線・方位の名称を理解する
2 細胞，組織，器官，器官系からなる人体の階層構造を理解する
3 細胞の基本構造，細胞膜の構造と役割，細胞内小器官の種類と役割，細胞骨格のはたらきを理解する
4 ゲノムと遺伝子の関係，遺伝子の物質としての実態，DNAと染色体の関係を理解する
5 遺伝子DNAからどのようにしてタンパク質がつくられるか，個々のタンパク質がもつ機能にはどのようなものがあるかを説明できる
6 物質代謝・エネルギー代謝，細胞どうしの情報伝達のしくみを理解する
7 細胞の増殖と分化のしくみ，組織の4基本型を理解する
8 細胞内液と細胞外液の人体に占める割合，イオン組成の違いを説明できる
9 静止膜電位と神経・筋など興奮性細胞における活動電位を理解する
10 内部環境の実態は何か，ホメオスタシスの意味とそのためにさまざまな器官系が果たす役割を説明できる

A　ヒトの体とは

1　ヒトの体はどのようにしてできたか

　私たちは無意識に呼吸し，空腹を覚えればご飯を食べ，交差点では信号を見てわたり，急いでいれば全力で走り，暑さ寒さや喜怒哀楽を感じ，会話やSNSで仲間と話し，インターネットやTV・新聞・書籍から情報を集め，ものを思い，考えながら生きている．あたりまえに思えるこれらの行為はすべて，それにふさわしい体のしくみ（構造）とはたらき（機能）があって初めて可能である．よく見ると，人体の構造はどの部分も機能を最大限発揮するためにこれ以上考えられないほどうまくできている．このような究極の体のしくみは，どのようにしてつくられたのだろうか．

　約40億年前，太古の海に誕生したと考えられる最初の生命体（原始生命体）は，細胞膜で外界から隔てられた「体」の中に遺伝物質を容れ，細胞外から取り込んだ物質を原料にして自己を複製し，分裂・増殖する能力をもつ単細胞の原核生物🔖だったと推測される．この原始生命体から現在地球に生息するすべての生物が進化🔖した．生物の中でヒトは新参者であり，ヒトの祖先がアフリカに出現したのはわずか数百万年前のことである．すなわち，原始生命体の遺伝子からヒト遺伝子へ進化するのに40億年を要したわけである．このような途方もない時間の中で，自然の偶然（遺伝子変異）と必然（自然淘汰）の繰り返しを経てヒトの遺伝子がつくりあげられたと考えられる．そして，それに基づいて私たちの体がつくりだされ，今日ここに生きている．

2　人体の概要

❶ 身体の全体像

　ヒトのからだ（人体）は，頭部・頚部・体幹（胸部・腹部）と上肢・下肢からなり，全身が皮膚で覆われている（**図1-1**）．皮膚は，外界から体内を守るバリアとして，そして外界の様子を知るための感覚器として機能している．皮膚・皮下組織を取り除いてみると全身の筋肉（骨格筋）が姿を現し（**図1-3**），さらにその下に骨・軟骨からなる骨格が現れる（**図1-2**）．骨格筋は関節を越えて骨から骨につき，収縮して骨どうしの位置関係を変えて運動を起こす．骨格と骨格筋はともに運動器系に属する．

🔖原核生物と真核生物

生物は，細胞を構成単位とし，増殖し，外界から取り入れた物質を代謝して自己の成分やエネルギーをつくり出し，外界からの刺激に反応する．生物のうち，細菌のように核をもたない生物を原核生物という．遺伝物質DNAが細胞質の中にむき出しになっている．ミトコンドリアもない．原核生物に対し，核とミトコンドリアをもつ生物を真核生物といい，最も原始的な真核生物は真菌（酵母やカビ）である．なお，ウイルスは病原体だが，生物ではない．細胞に感染し，細胞のしくみを借りて増殖する．

🔖進化

地球のすべての生物が共通の原始生命体から進化したと考えられる強い根拠は，遺伝物質が大腸菌からヒトに至るまで同じデオキシリボ核酸（DNA）でできており，しかも遺伝暗号まで共通であるからである．
自然に起こる遺伝子変異の結果，環境により良く適応できる特性を獲得した個体が子孫を残し，それが繰り返されて生物がさまざまな種に進化したと考えられる．環境の激変に適応できなかった生物は恐竜のように絶滅した．……人類は果たしてどうだろうか？

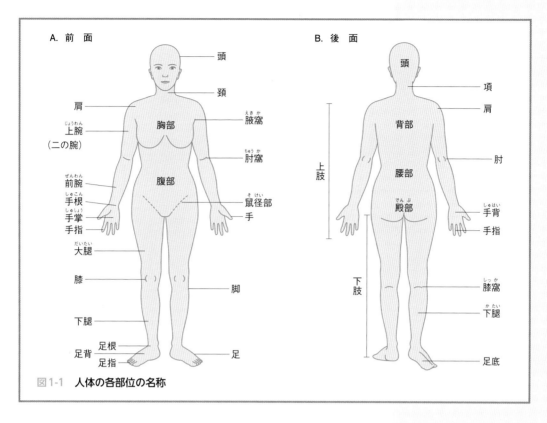

A. 前面

頭
頸
肩
上腕(じょうわん)
(二の腕)
胸部
腋窩(えきか)
肘窩(ちゅうか)
前腕(ぜんわん)
手根(しゅこん)
手掌(しゅしょう)
手指
腹部
鼠径部(そけい)
手
大腿(だいたい)
膝
( )( )
脚
下腿
足背
足根
足指
足

B. 後面

頭
項
肩
背部
肘
腰部
上肢
殿部(でんぶ)
手背(しゅはい)
手指
膝窩(しっか)
下肢
下腿(かたい)
足底

図1-1　人体の各部位の名称

　さまざまな臓器は，骨格によって確保された体内のスペース（腔(くう)）に位置している．すなわち，脳は頭蓋腔(とうがいくう)に，胸部・腹部の内臓は，胸郭(きょうかく)と骨盤によって確保された胸腔(きょうくう)・腹腔(ふくくう)というスペースに収められている．胸腔と腹腔の境界には骨格筋でできた1枚の横隔膜があり，肋間筋とともに呼吸運動をつかさどる．

❷ 動物機能と植物機能

　運動と感覚は，神経系のはたらきがあってはじめて可能となる．すなわち，脳から発する指令が脊髄(せきずい)を通って末梢神経（運動神経）に伝わり，骨格筋に達して収縮を起こさせる．逆に，皮膚に加わる刺激は，感覚神経と脊髄を通って脳に達し，触覚や痛覚として感じられる．運動と感覚，そしてこれらの統率に関わる神経のはたらきを動物機能という．動物機能にはヒト特有の大脳皮質のはたらきも含まれる．

　一方，生存と種の保存に不可欠な機能を植物機能と呼んでいる．すなわち，呼吸，血液の循環，感染防御，消化と吸収，尿の生成と排泄，生殖，そしてこれらを調節するホルモンや神経のはたらきであり，呼吸器系，循環器系，造血・免疫系，消化器系，泌尿器系，生殖器系，内分泌系，自律神経系が担当している．

🖊️胸郭
胸腔を取り囲む骨格で，胸骨・肋骨・脊柱(せきちゅう)からなる．

🖊️植物機能
「植物機能」の名の由来は，動物機能が失われて「植物状態」に陥ってもなおはたらいているという意味に基づいた呼称であり，植物がもっている機能という意味ではない．

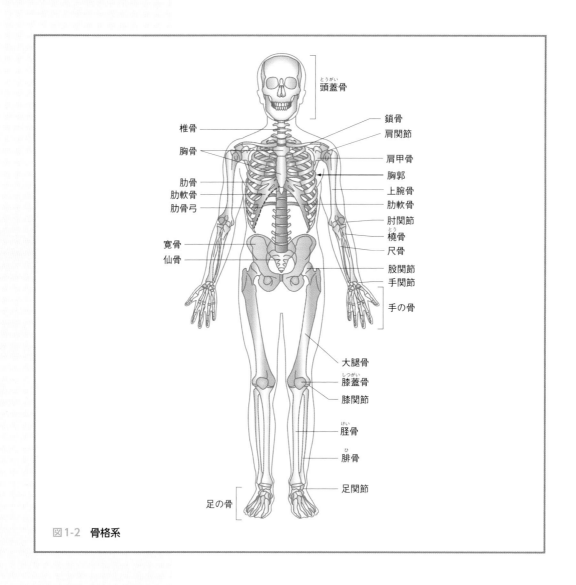

図1-2　**骨格系**

🦴 3　身体の各部位

❶ 頭部・頚部（**図1-4**）

　ヒトの頭部は，いわば全身の指令塔である．頭蓋腔に脳を収め，脳は下方の脊髄に続く．頭部には目・鼻・口・耳があり，視覚・嗅覚・味覚・聴覚・平衡感覚を感じる特殊感覚器と気道・消化管の入り口が集中している．これらは，酸素を取り入れ，食物を探し出して安全かどうか確認して食べ，環境の様子から危険をいち早く察知するなど，とても重要な機能を担っている．同時に，ヒトの特徴である言語機能（読む・聴く・話す）を可能にしている．また顔面表情筋はコミュニケーションに重要である．

　頚部は頭部と胴体（体幹）をつなぐ大切な部位である（**図1-4**）.

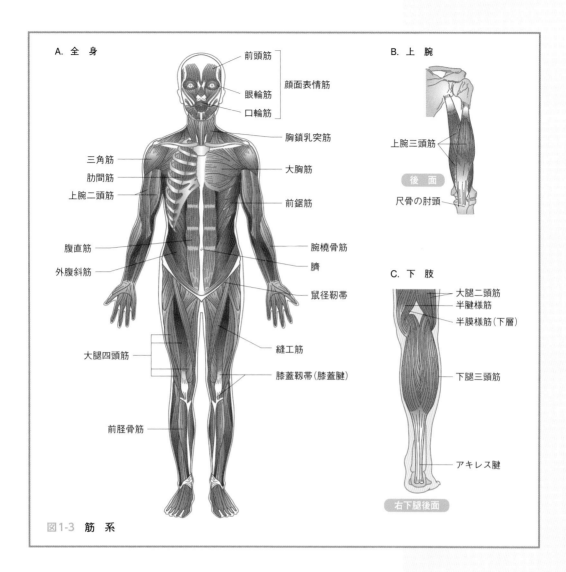

A. 全 身

前頭筋
眼輪筋 顔面表情筋
口輪筋
胸鎖乳突筋
三角筋
肋間筋
上腕二頭筋
大胸筋
前鋸筋
腹直筋
外腹斜筋
腕橈骨筋
臍
鼠径靱帯
大腿四頭筋
縫工筋
膝蓋靱帯（膝蓋腱）
前脛骨筋

B. 上 腕

上腕三頭筋
後 面
尺骨の肘頭

C. 下 肢

大腿二頭筋
半腱様筋
半膜様筋（下層）
下腿三頭筋
アキレス腱
右下腿後面

図1-3 **筋 系**

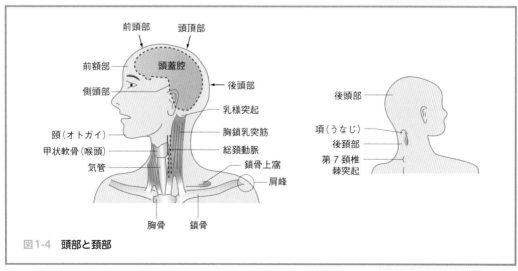

前頭部　頭頂部
前額部
頭蓋腔
側頭部
後頭部
乳様突起
胸鎖乳突筋
頤（オトガイ）
甲状軟骨（喉頭）
総頸動脈
気管
鎖骨上窩
肩峰
胸骨　鎖骨

後頭部
項（うなじ）
後頸部
第7頸椎
棘突起

図1-4 **頭部と頸部**

頭部で鼻腔・口腔から連続する咽頭(のど)は，頚部で前後に分か
れ，前方の喉頭と後方の食道になる．食道の後ろに脊柱(せぼね)
があり，その後ろ半分はトンネル状の空間(脊柱管)を形成し，その
中に脊髄が通っている．頚部前面の両側では頭部へ血流を送る総
頚動脈の拍動をふれる．鎖骨の上にあるくぼみを鎖骨上窩という．

❷ 体幹

　体幹は，胸部・腹部からなり(図1-5)(体幹に頭部・頚部を含
める場合もある)，胸腔・腹腔の内面と内部に収められた臓器の
表面は，それぞれひと続きの漿膜(胸膜・腹膜)で覆われている．
　胸腔は胸部・背部の骨格筋群と胸郭に取り囲まれて保護され，
左右の肺と心臓が収められている．頚部から下降してきた気管は
心臓の前上方で左右の気管支に分岐し，肺の中へ入っていく．心
臓の上端から大動脈・肺動脈が出て，それぞれ全身と肺へ血液を
送り出す(図2-1参照)．
　腹腔には，消化管(胃・小腸・大腸)・肝臓・胆囊などの消化
器系の臓器と，免疫系に属する脾臓を収めている．肝臓の大部分
と脾臓は下部肋骨・肋軟骨に囲まれて保護されている．腹腔の後

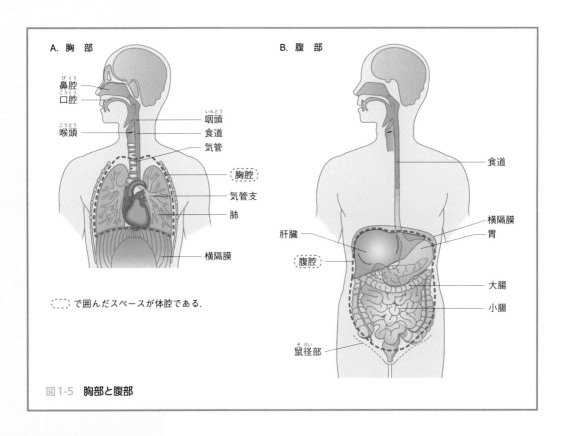

A. 胸　部

鼻腔
口腔
喉頭

咽頭
食道
気管

胸腔

気管支
肺

横隔膜

▭┄┄▭ で囲んだスペースが体腔である．

B. 腹　部

食道

肝臓

腹腔

横隔膜
胃

大腸

小腸

鼠径部

図1-5　**胸部と腹部**

ろで腰部の骨格筋群の前の部位を後腹膜といい，ここに小腸の一部（十二指腸）と膵臓・腎臓が位置する（後腹膜臓器）．また，大腸の最終部分である直腸は腹腔より下にあって肛門へ開口し，ここで食道から続く1本の消化管が完結する（p.78）．直腸の前に膀胱があり，女性ではその間に子宮がある．直腸・膀胱と，子宮・卵巣・卵管などの女性生殖器は，骨盤内部深くにあることから骨盤内臓器と呼ばれる．体幹前面で大腿との境界をなす左右斜めの線状のくぼみを鼠径部という．

❸ 上肢・下肢（体肢）

四肢の体幹に近いほうを近位，遠いほうを遠位という．上肢は上腕−肘関節−前腕−手関節−手からなり，下肢は大腿−膝関節−下腿−足関節−足からなる．脇の下を腋窩といい，肘・膝のくぼみは肘窩・膝窩という．手の甲・手のひら（掌）は手背・手掌といい，足の甲・足の裏は足背・足底という．足の指は足趾と書く．

四肢の第一の役割は運動である．腰と下肢の筋群による運動は歩いたり走ったりして移動するロコモーションを担う．一方，上肢の運動は日常生活動作や細かい手作業📖，言語機能に必須であり，日々の生活，職業，創造活動を支えている．

四肢は運動機能だけでなく，体のほかの部位と同様に，感覚を中枢神経へ伝える役割をもつ．感覚は危険察知はもとより，あらゆる運動をリアルタイムで調節するのに必要である．

4 身体の基準面・基準線

身体の基準面には，矢状面，水平面と，これらに直交する前頭面の3つがある（図1-6）．

胸部の縦の基準線として，正中線のほかに鎖骨中線，前腋窩線，中腋窩線などがある（図1-7）．胸部の横の基準線としては肋間を用いる．これらは心電図の電極を装着する際に重要となる．

5 姿勢・体位・肢位

つま先をそろえて立ち，左右の手掌を前方に向けて上肢をまっすぐに垂らした姿勢を解剖学的正位という．姿勢には立位・座位・仰臥位（あおむけ）・側臥位・腹臥位（はらばい）などのほか，患者の容態や検査・手術に最適なさまざまな体位がある．全身麻酔下の手術を受ける患者や運動麻痺をきたした患者では良肢位📖をとることが必要である．

📖 **手作業と大脳の発達**
ヒトの祖先（猿人）は直立歩行をするようになってから上肢が移動の役割から解放され，手作業を通じて大脳が発達したと考えられている．

📖 **良肢位**
全身麻酔で手術を受ける患者には，術者にとって手術がしやすい体位で，しかも患者に神経麻痺や疼痛が起こらない体位・肢位を確保し，圧迫が起こる部位にはクッションなどをあてがう．これを「良肢位をとる」といい，手術室勤務看護師の役割の一つである．また，脳血管疾患等により麻痺が生じた場合は，日常生活動作（ADL：activity of daily life）における不都合が最小限になるような関節角度に良肢位を保つ（例えば，肘関節は90度屈曲，足関節は直角に保てるよう，足底に足枕を当てる）．

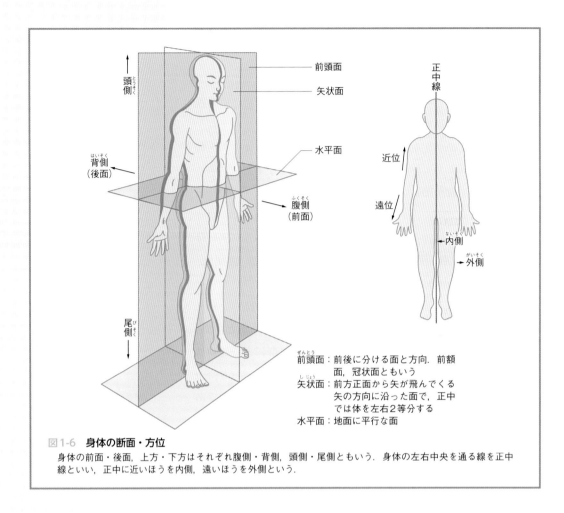

前頭面：前後に分ける面と方向．前額
　　　　面，冠状面ともいう
矢状面：前方正面から矢が飛んでくる
　　　　矢の方向に沿った面で，正中
　　　　では体を左右2等分する
水平面：地面に平行な面

図1-6　身体の断面・方位
　身体の前面・後面，上方・下方はそれぞれ腹側・背側，頭側・尾側ともいう．身体の左右中央を通る線を正中
線といい，正中に近いほうを内側，遠いほうを外側という．

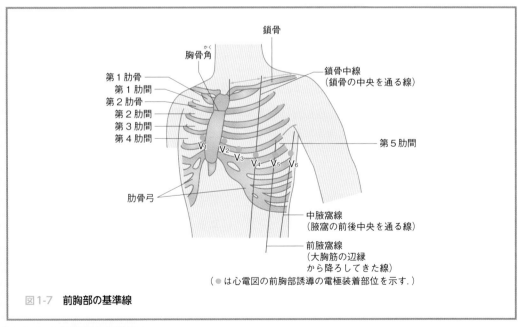

（●は心電図の前胸部誘導の電極装着部位を示す．）

図1-7　前胸部の基準線

表1-1　器官系を構成する器官とはたらき

器官系	主な構成器官	はたらき
神経系	・中枢神経(脳・脊髄) ・末梢神経(体性神経・自律神経)	神経細胞による情報伝達を行う. 中枢神経から末梢神経が出入りして全身を支配する.
運動器系	・骨格筋 ・骨・軟骨・関節	骨についた骨格筋を収縮させて関節を介して接続する骨と骨の関係を変化させ,運動を起こす.
感覚器系	・特殊感覚器(眼・耳・鼻・舌) ・皮膚,深部組織の感覚装置	視覚・聴覚・平衡感覚・嗅覚・味覚(特殊感覚)を脳へ伝える. 表在感覚と深部感覚(一般感覚)を脳へ伝える.
循環器系	・心臓,血管(動脈・毛細血管・静脈) ・リンパ管	心臓は血管内に血液を循環させ,酸素・栄養素を組織へ送り届け,二酸化炭素・老廃物を組織から運び去る(心血管系). リンパ管は過剰な間質液を回収して静脈にもどす.
呼吸器系	・気道(鼻腔~喉頭・気管・気管支) ・肺	酸素を大気から体内へ取り込み,二酸化炭素を体内から大気中へ排出する.
消化器系	・消化管(口腔~食道・胃・小腸・大腸) ・肝臓・胆道・膵外分泌部	消化管は食物を消化(分解)して得た栄養素を体内へ吸収する.肝臓は栄養素を集めて代謝し,全身の細胞へ供給したり貯蔵する.肝臓でつくられた胆汁と膵臓(外分泌部)でつくられた消化酵素は十二指腸に排出されて消化作用を発揮する.
泌尿器系	・腎臓 ・尿路(腎盂・尿管・膀胱・尿道)	腎臓は血液から老廃物や不要な水分・電解質・酸などを取り出して尿をつくる.尿路は尿を体外へ排泄する.
内分泌系	・視床下部・下垂体,甲状腺,副甲状腺,副腎(髄質・皮質),膵内分泌部,性腺(精巣・卵巣)	血液中にホルモンと総称される情報伝達物質を分泌する.ホルモンは血流に乗って全身に運ばれ,各ホルモン受容体をもつ細胞に作用して独自の効果を発揮する.
造血・免疫系	・骨髄 ・免疫組織(胸腺・リンパ節・脾臓・粘膜関連リンパ組織)	血液細胞をつくって血流中へ補給する. 異物・病原体を排除する.
生殖器系	・男性生殖器 ・女性生殖器	精巣・卵巣はそれぞれ精子・卵子をつくり,生殖に必要なホルモンを分泌する.子宮は胎児を育てる.

6　人体の階層的構造

　生物はすべて細胞*1を生命活動の基本単位としている.ヒトは37兆個もの細胞からなる多細胞生物だが,単なる細胞の塊ではない.人体のそれぞれの場所で何種類もの細胞が規律をもって配列し,組織*2を構築している.さらに複数種類の組織がまとまって特定の機能を担う器官*3,すなわち,脳,肺,心臓,血管,小腸,膵臓,腎臓などを形づくっている.

　器官は機能的に密接に関連するものが複数連携して器官系*4を形成している(表1-1).例えば心臓と血管は循環器系を形成し,心臓のポンプ機能で血管内に血液を循環させ,全身に張りめぐらされた毛細血管を通じて物質や水,体熱を供給している.また,小腸や膵臓は消化器系に属し,膵臓から小腸での消化に必要な消化酵素が小腸内腔へ分泌される.泌尿器系では,腎臓でつくられた

*1:細胞＝cell

*2:組織＝tissue

*3:器官＝organ

*4:器官系＝organ system

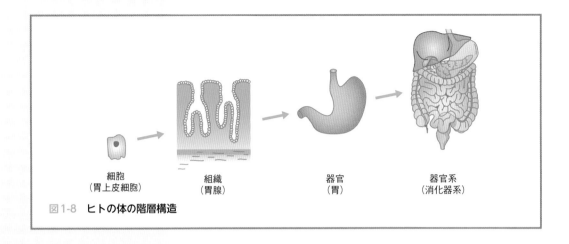

細胞
（胃上皮細胞）　　　組織
　　　　　　　　　（胃腺）　　　　　　器官
　　　　　　　　　　　　　　　　　　（胃）　　　　　器官系
　　　　　　　　　　　　　　　　　　　　　　　　　（消化器系）

図1-8　**ヒトの体の階層構造**

尿が尿管・膀胱・尿道などからなる尿路を経て体外へ排泄される.

　さらに，器官系は互いに協調して全身の生命活動を行っている. 例えば，呼吸器系に属する肺から取り入れられた酸素はただちに血流に入り，循環器系によって全身の隅々まで送り届けられる.

　このように，人体は，細胞，組織，器官，器官系からなる階層構造をもち，その全体が協調してはたらくことにより健康を維持している（**図1-8**）. 人体におけるこれらの階層構造は，人間社会におけるひとりの人と家族，地域や職場と社会全体の関係に似ている.

B 細胞

1 細胞の基本構造

　細胞は細胞膜✍に包まれて細胞外液と区画され，さらに細胞内には核膜に包まれた核があって遺伝情報を格納している.

　核の中にある遺伝情報は約23,000個のヒトの遺伝子からなり，その全体をヒトのゲノムという. 遺伝情報を担う化学物質はデオキシリボ核酸（DNA[*5]）である. DNAは安定な二重らせん構造をもつが，大変長いので核タンパクに巻きついて折りたたまれ，染色体を形成している（**図1-9**）. ヒトの体細胞には46本の染色体があり（p.284，**図11-11**参照），すべての遺伝子はそのどれかに搭載されている.

　細胞膜は脂質二重層✍に膜タンパクが組み込まれた複雑な構造をもち，細胞内外を区画すると同時に，細胞内外の物質の出入りをうまくコントロールしている（**図1-10**）. 脂質二重層の部分は

✍**細胞膜**
細胞膜は正式には**形質膜**といい，細胞内小器官の膜も含めて生体膜という.

[*5]：DNA＝deoxyribonucleic acid

✍**脂質二重層**
細胞膜の脂質二重層の主要成分は**リン脂質**であり，水になじむ親水性の頭部を細胞外液または細胞内液に向け，水になじまない疎水性の尾部（＝2本の脂肪酸）を膜の内部で突き合わせて配列し，自然に二重層を形成する. 脂質二重層には少量の**コレステロール**も含まれる.

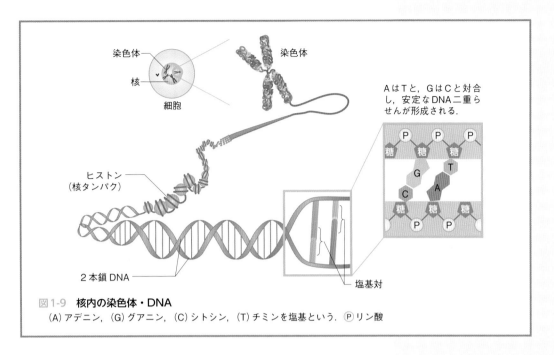

図1-9　核内の染色体・DNA
　（A）アデニン，（G）グアニン，（C）シトシン，（T）チミンを塩基という．Ⓟ リン酸

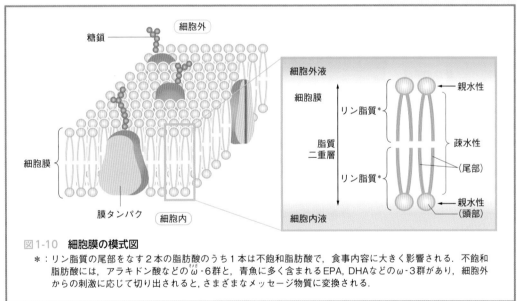

図1-10　細胞膜の模式図
　＊：リン脂質の尾部をなす2本の脂肪酸のうち1本は不飽和脂肪酸で，食事内容に大きく影響される．不飽和
　　　脂肪酸には，アラキドン酸などのω-6群と，青魚に多く含まれるEPA，DHAなどのω-3群があり，細胞外
　　　からの刺激に応じて切り出されると，さまざまなメッセージ物質に変換される．

脂溶性物質や酸素・二酸化炭素は自由に通すが，水溶性物質（無機イオンやグルコースなど）は通さない．これらの物質は膜タンパクに属する膜輸送体タンパク📖によって細胞内外へ輸送される．膜タンパクにはほかに受容体・接着分子・酵素などの種類があり，それぞれのはたらきで，細胞外からの情報を受け取り，細胞どうしや細胞外タンパク（コラーゲンなど）と結合し，またさま

📖**膜輸送体タンパク**
チャネル：Na^+, K^+, Ca^{2+}, Cl^-
　など特定の無機イオンを通す．
トランスポーター（担体）：グ
　ルコースなど特定の有機物
　や無機イオンの細胞内外の
　輸送を担う．
ポンプ：自らつくり出したエ
　ネルギーを使って濃度勾配
　に抗した上り坂輸送を行う．

11

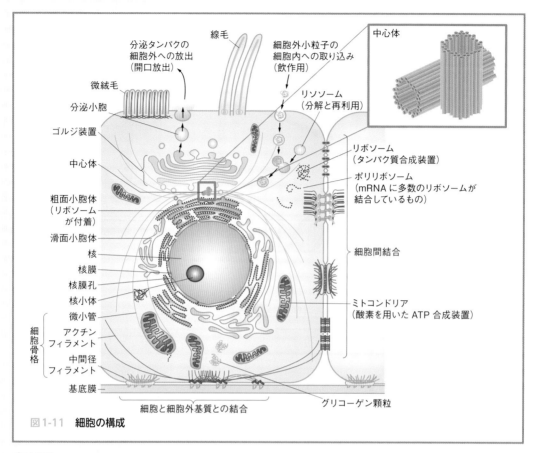

図1-11　**細胞の構成**

✎小胞体
リボソームが表面に付着した**粗面小胞体**は分泌タンパクを合成する．リボソームが付着していない**滑面小胞体**は脂質の合成と細胞内のカルシウム貯蔵庫の役割をもつ．

✎リソソーム
細胞内の老廃物の周囲に膜ができて囲い込み，リソソームと融合させて分解処理するしくみが**オートファジー**である．大隅良典博士によって発見され，ノーベル賞を受賞した．分解産物は新たなタンパク質合成の原料にリサイクルされる．

✎酵素
生体内の化学反応（生化学反応）の触媒タンパク．いくつもの酵素が協働して，物質代謝やエネルギー代謝を行い，生体の構成成分やエネルギーを産生している．

ざまな物質を合成・分解している．

　細胞内の核以外の部分を**細胞質**といい，カリウムイオン（K^+）に富み，さまざまな酵素タンパクが溶けこんだ**細胞内液**（サイトゾル）で満たされている．その中に種々の**細胞内小器官**（オルガネラ）が配置されている．すなわち，酸素（O_2）を用いてエネルギーを産生する**ミトコンドリア**，タンパク質合成を担う粒状の**リボソーム**，生体膜で構成された**小胞体**✎・ゴルジ装置・分泌小胞や老廃物を分解・処理する**リソソーム**✎などである．そのほか，**細胞骨格**と総称されるタンパク質があり，細胞の形状の保持・変化や細胞の運動（細胞の移動・収縮・細胞分裂など）を担う（**図1-11**）．

2 転写と翻訳（タンパク質合成）

　細胞にはさまざまなタンパク質がある．なかでも**酵素**✎は生化学反応（生物における化学反応）の触媒としてはたらき，糖質・タンパク質・脂質・核酸など，生体を構成するすべての有機物を合成・分解する**物質代謝**✎や，エネルギーを産生するエネルギー代謝

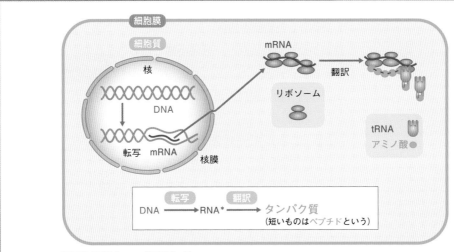

図1-12　転写と翻訳（タンパク質合成）
　＊：RNA＝ribonucleic acid（リボ核酸）．DNAは3つの塩基で1種類のアミノ酸をコード（指定）している．アミ
　　ノ酸配列の情報は，DNAの塩基配列からメッセンジャーRNAの塩基配列へと転写される．

を担う．そのほか，前述の膜タンパク，細胞骨格タンパクや，核に
存在する核タンパクなどがある．このように，さまざまな機能をも
つタンパク質がそれぞれの持ち場であらゆる生命現象を担っている．
　タンパク質は，20種類あるアミノ酸が特定の順番（アミノ酸
配列）でペプチド結合によって1列につながり，さらに機能にふさ
わしい立体構造をもったものである．タンパク質のアミノ酸配列
を一次構造といい，対応する遺伝子DNAの塩基配列によって決
められている．タンパク質は，まず核において遺伝子DNAの塩基
配列をメッセンジャーRNA（mRNA）の塩基配列に写し取り（転写：
DNA⇒RNA），次にmRNAが細胞質へ出て，リボソームのはた
らきでmRNAの塩基配列をアミノ酸配列に置き換える（翻訳：
RNA⇒タンパク質），という手順で合成される（**図1-12**）．「DNA⇒
RNA⇒タンパク質」を生物学のセントラル・ドグマという．
　転写に際しては，遺伝子DNAがもつ転写調節領域に転写調節
因子と呼ばれる核タンパクが結合してDNAの二重らせんがゆるみ，
そこへRNA合成酵素（RNAポリメラーゼ）が入り込み，DNAの配
列をもとにmRNAを合成する．できたmRNAは核から細胞質へ
出てリボソームに結合し，mRNAに写し取られた遺伝子情報に
基づいて，リボソームがアミノ酸を順番にペプチド結合によって
1列につなぎ合わせて翻訳作業を行う．必要なアミノ酸はトラン
スファーRNA（tRNA）が結合して運んでくるしくみになっている．

代謝
酵素のはたらきによる生化学
反応の結果，物質がつくり替
えられたり，エネルギーが産生
されること．それぞれ，物質
代謝，エネルギー代謝という．

アミノ酸
タンパク質の構成要素で20種
類ある．アミノ基とカルボキ
シル基をもつ．アミノ基には
窒素（N）が含まれるのでタン
パク質は窒素を含む．
遺伝子DNAの塩基配列に変
異が起こると，正しいアミノ
酸を指定できず正しいタンパク
質が合成されなくなる．こ
れにより遺伝子病を発症する．

リボソーム
タンパク質合成装置．リボ
ソームタンパクとリボソーム
RNA（rRNA）の複合体．

翻訳
翻訳はRNAという核酸の「塩
基配列」をもとにタンパク質
の「アミノ酸配列」が合成さ
れる過程であり，「分子言語」
が互いに異なることから翻訳
と呼ばれる．

細胞外へ分泌されるタンパク質や膜タンパクは，リボソームが多数結合した粗面小胞体において合成され，ゴルジ装置に送られて糖鎖がつけられ成熟し，分泌小胞に詰め込まれる．分泌小胞の膜が細胞膜に融合することにより，膜タンパクが細胞膜に供給され，小胞の内容物は開口放出により細胞外へ放出される（**図1-11**）．

🐾 3 エネルギー代謝（図1-13）

すべての細胞は，自分自身が使うエネルギーを細胞内で産生している．すなわち，アデノシン三リン酸（ATP＊6）を合成し，その分子内にある高エネルギーリン酸結合にエネルギーを蓄える．ATPの高エネルギーリン酸結合が分解されたときにエネルギーが放出され，さまざまな生命活動の原動力となっている．ATPは絶えず分解され消費されるので，常にグルコース（ブドウ糖）などの栄養素を細胞外から取り込み，その代謝と連動した生化学反応でATPを合成する必要がある．

グルコースは細胞膜のグルコース輸送体によって細胞内へ入り，細胞質にある解糖系酵素によって代謝されピルビン酸になる．この代謝経路は酸素を必要としないので嫌気的解糖系と呼ばれ，すべての細胞にある．嫌気的解糖系ではグルコース1分子の代謝により2分子のATPが産生される．

ピルビン酸は，細胞に酸素が供給されていればミトコンドリア🐾

＊6：ATP=adenosine triphosphate

🖊 ミトコンドリア

ミトコンドリアはクエン酸回路の存在するマトリックスが内膜・外膜の2重の膜で包み込まれている．電子伝達系の酵素を満載した内膜は外膜より広い表面積をもち，内側に向かって多数のヒダ（クリステ）を形成している．ATPはミトコンドリア内から細胞質に出て，細胞の活動に必要なエネルギーを供給する．ミトコンドリアは自身のDNAをもち，卵子の細胞質から子に受け継がれる．さまざまな人種のミトコンドリアDNAを解析したところ，共通の祖先（人類の母？）がアフリカに存在したことがわかり，ミトコンドリア・イヴと命名された．

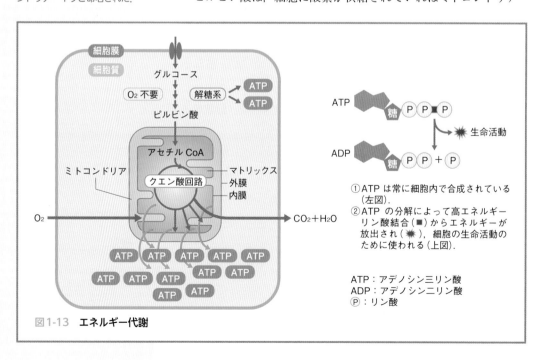

①ATP は常に細胞内で合成されている（左図）．
②ATP の分解によって高エネルギーリン酸結合（■）からエネルギーが放出され（✳），細胞の生命活動のために使われる（上図）．

ATP：アデノシン三リン酸
ADP：アデノシン二リン酸
Ⓟ：リン酸

図1-13　エネルギー代謝

に入り，アセチルCoAとなってクエン酸回路（TCAサイクル）で代謝を受ける．クエン酸回路の代謝とミトコンドリア内膜にある電子伝達系での酸化的リン酸化反応の協働により，ミトコンドリアではグルコース1分子あたり約30分子ものATPが産生され，グルコースは最終的に完全に酸化（燃焼）されて二酸化炭素と水（代謝水）になる（一方，酸素欠乏状態では，ピルビン酸はミトコンドリアに入れず，代謝されて乳酸になってしまう）．なお，グルコースが利用できない状況では，脂肪組織のトリグリセリドの分解で得られた遊離脂肪酸がミトコンドリアでβ酸化という反応を受けて酸素存在下でのATP産生に利用される．さらに飢餓状態では体組織のタンパク質を分解して得たアミノ酸や，肝臓で脂肪酸からつくられるケトン体をエネルギー産生の原料にする．

代謝水
エネルギー代謝の結果，栄養素の生物学的燃焼で二酸化炭素とともに体内に生じる水のこと．1日約300mLできる．

ケトン体
アセト酢酸，3-ヒドロキシ酪酸，アセトンの総称で，糖質制限食や飢餓状態で肝臓においてアセチルCoAからつくられる．心臓・骨格筋などに（長期的には脳にも）運ばれて，エネルギー産生に使われる．重症糖尿病（インスリン作用の欠乏）では，過剰につくられ，ケトアシドーシスという病的状態に陥る．

4 細胞の増殖（DNA複製と細胞分裂）

細胞増殖は細胞の最も基本的な機能の一つであり，DNAを複製して2倍にしたあと，細胞分裂して2つの細胞になることを繰

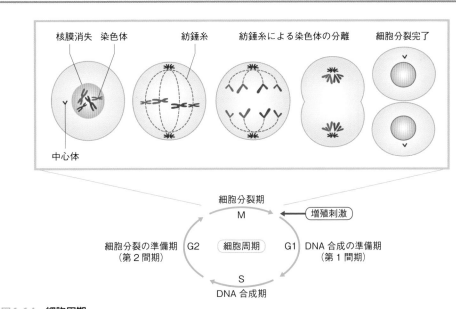

図1-14　細胞周期
　G1期にはタンパク質合成により細胞が大きく成長し，これから複製するDNAに異常がないことをチェックする．**S期**にはDNA合成酵素のはたらきでDNAを正確に2倍に複製（DNA複製）し，46本の染色体のDNA量がそれぞれ2倍になる．**G2期**には細胞分裂の準備が完了する．**M期**には，まず核を包む核膜が消失し，染色体が凝集して糸状の姿を表し，細胞の赤道面に並ぶ．複製された染色体は紡錘糸によって引き離され細胞の両極へ移動する．ついで細胞の中央部分がくびれて2つの娘細胞に分裂し，それぞれの中に染色体を包む核膜が再び現れる．最後に染色体の凝集がゆるんで核全体を満たす染色質（クロマチン）の状態になり，紡錘糸も中心体にもどり，M期が終了する．

正常な細胞では，細胞外から成長因子（増殖因子）の刺激を受けることで細胞周期が進行して細胞増殖が起こる（増殖刺激がなければ細胞周期から出て静止期（G0期）に入る）．がん細胞は，刺激を受けなくても自律的に増殖し，歯止めがかからない．

り返して倍々に増えていく．細胞外からの増殖刺激📖によって，G1期（第1間期）⇒S期（DNA合成期）⇒G2期（第2間期）⇒M期（細胞分裂期）からなる細胞周期を順番に進行して2つの細胞（娘細胞）に分裂する（**図**1-14）．個体一代限りの体細胞の分裂はM期に糸状の染色体が現れるので有糸分裂ともいう．一方，次世代に受け継がれる生殖細胞（卵子・精子）は，染色体数を半減する減数分裂を経てつくられる（p.284）．

5 細胞の分化

細胞が特定の形態・機能をもった細胞へ変化することを分化という．個体の細胞はどれも同じ遺伝子をもつが，細胞の種類によって異なる遺伝子がタンパク質に合成される（遺伝子がはたらく）結果，人体には形態や機能が異なる200～300種類もの細胞がある．

受精卵は細胞分裂を繰り返し，約1週間後にあらゆる種類の細胞に分化できる多分化能をもった胚性幹細胞（ES細胞*7）の集合体となる（p.288）．受精から3週間目には外胚葉・中胚葉・内胚葉の3種類の組織に分化し（**図**1-15），それぞれがさらに分化してさまざまな細胞になり，受精後8週目までに組織・器官の形成をほぼ完了する．造血組織などには生後も組織幹細胞が存在し，生涯

*7：ES細胞＝embryonic stem cell

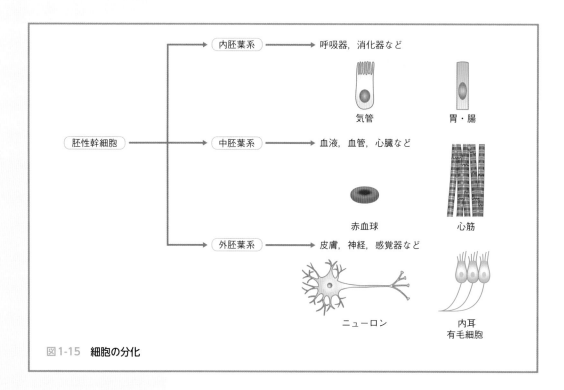

図1-15　**細胞の分化**

にわたりすべての血液細胞を生み出し，分化して死滅した成熟血液細胞を補っている．皮膚表皮や消化管粘膜も同様である．一方，肝臓の肝細胞やリンパ球は必要なときだけ刺激されて増殖する．神経細胞や心筋細胞は終末分化しており，生後は増殖できない．

6　細胞間の情報伝達

　人間社会において人と人とのコミュニケーションが欠かせないように，体内における細胞と細胞のコミュニケーション（細胞間の情報伝達）は重要である．それには，① 神経細胞が長い突起（神経線維）を出して直接細胞に接し，先端から神経伝達物質を分泌して作用する神経伝達，② ホルモンと総称される情報伝達

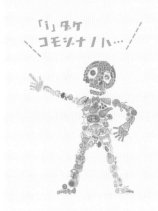

「ｉ」ダケ
コモジ ナ ノ ハ…

> **Column**　iPS細胞（人工多能性幹細胞）
>
> 　一般に細胞増殖と分化はうらはらの関係にあり，分化すると増殖できなくなる．しかし，分化した皮膚の表皮や髪の毛の根元の毛母細胞であっても，特定の遺伝子を組み合わせて導入することによって，人体のすべての細胞に分化できる多能性幹細胞になる．日本の山中伸弥博士によって見いだされ，ノーベル賞を受賞した．

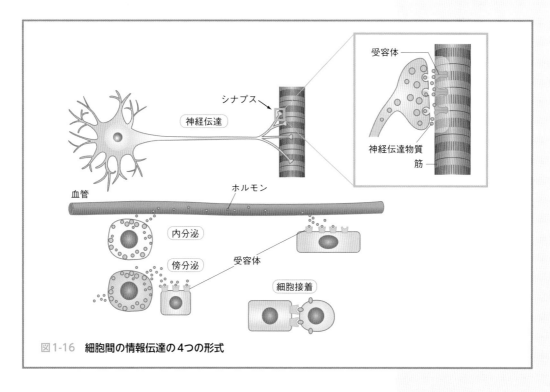

図1-16　**細胞間の情報伝達の4つの形式**

物質が血流に乗って遠く離れた細胞に作用する内分泌，③ その他の情報伝達物質（成長因子やサイトカインなど）が周辺の細胞に作用する傍分泌，④ 細胞接着の4つの方式がある（図1-16）．これらはいずれも，情報発信細胞が出した情報伝達物質が，標的細胞（情報の受け手）の受容体タンパクに結合してその細胞に反応を引き起こす．受容体には細胞膜受容体と細胞内受容体の2種類がある．情報伝達物質とは鍵と鍵穴の関係で1：1で対応するので，対応する受容体をもたない細胞は反応を起こさない．

特定の受容体への刺激が不足したり，逆に刺激が強すぎることで，さまざまな疾病の症状が起こることがある．受容体刺激薬や受容体遮断薬は今日使われている薬の多くを占めている．

C　組　織

組織には，上皮組織，神経組織，筋組織，支持組織の4種類の基本形がある．

細胞膜受容体

神経伝達物質の受容体は1/1000秒単位のきわめて速い反応を起こす．ホルモンの細胞膜受容体は数秒以内に反応を起こす．これらの受容体は情報伝達物質を結合すると構造が変化し，細胞内にすでにあるタンパク質のリン酸化を引き起こすことにより，神経伝達・筋収縮や酵素の活性化をもたらす．

細胞内受容体

ステロイドホルモンや甲状腺ホルモンは脂溶性のため，細胞膜を自由に通過して細胞内の受容体に結合し，活性化して転写調節因子にする．その結果，特定の遺伝子のタンパク質がつくられて細胞に変化を起こす．反応はゆっくりで，数時間から数日を要する．

A. 単層扁平上皮
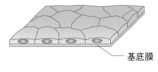
基底膜

B. 単層立方上皮
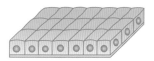

C. 単層円柱上皮
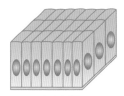

D. 重層扁平上皮
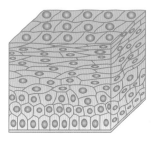

E. 多列円柱線毛上皮
多列円柱上皮で線毛があるもの
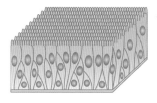

F-1. 尿路上皮（膀胱排尿後）
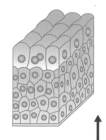

F-2. 尿路上皮（膀胱蓄尿時）
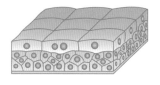

図1-17　**上皮組織**
上皮組織は部位によって細胞の形状がさまざまである．酸素と二酸化炭素の交換の場となる肺胞上皮は1層の扁平な細胞からなる単層扁平上皮である．一方，摩擦力が加わる表皮や口腔・食道の粘膜上皮は，扁平な細胞が重なり合った重層扁平上皮である．消化管の粘膜上皮は単層立方上皮や単層円柱上皮からなる．気道上皮は線毛上皮で，線毛運動によって粘液を口側へ送り出す．膀胱の尿路上皮は膀胱の容積に応じて形が変化する．

1　上皮組織

　上皮組織は上皮細胞からなり，基底膜と呼ばれる細胞外タンパクの薄い膜に接して細胞が配列し，隣り合う細胞どうしが強固に接着している（**図1-17**）．上皮組織は神経・筋・骨以外の体の多くの部分にあり，体表を覆う**表皮**，消化管・気道や尿路など体外から体内へ続く管腔臓器🖋の内面を覆う**粘膜**，そして肝臓，腎臓，肺などの臓器を構成している．上皮組織のうち，**腺（分泌腺）**と呼ばれる組織は，細胞の外へさまざまな物質を**分泌**する．血液中（体内）へホルモンを分泌する腺を**内分泌腺**といい，それ以外（体外や体外と通じる管腔内）へ分泌する腺を**外分泌腺**という．外分泌腺には，汗腺・皮脂腺・乳腺や，気道・消化管の粘膜表面へ粘液を分泌する粘液腺，そして消化管の内腔に消化液を分泌する唾液腺，胃腺，膵臓などがある（**図1-18**）．膵臓の内分泌腺については第7章（p.161）を参照．

🖋 **管腔臓器（中空臓器）**
口から肛門まで続く1本の消化管，肺まで空気を導き入れる気道（気管・気管支）などはいずれも中空の臓器であり，その内腔は体外に通じている．
管腔臓器に対し，肝臓・腎臓などのように細胞がぎっしり詰まっている組織を**実質臓器**という．

> **Column　癌腫と肉腫**
>
> 　がん（悪性腫瘍）のうち，上皮組織に発生したもの（肺がん，乳がん，大腸がん，胃がんなど）を癌腫といい，それ以外の組織から発生したもの（骨肉腫，横紋筋肉腫など）を肉腫という．ひらがなの「がん」は肉腫も含めた悪性腫瘍全体を意味する．

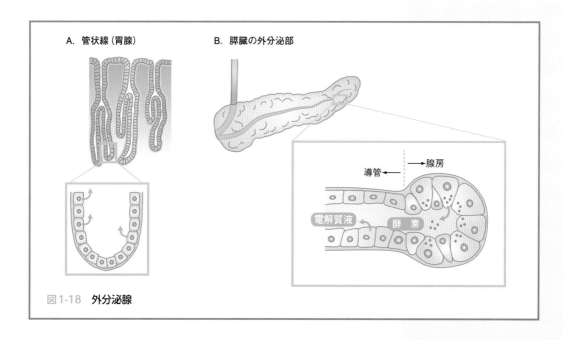

A. 管状線（胃腺）　　B. 膵臓の外分泌部

導管　→ 腺房

電解質液　酵素

図1-18　外分泌腺

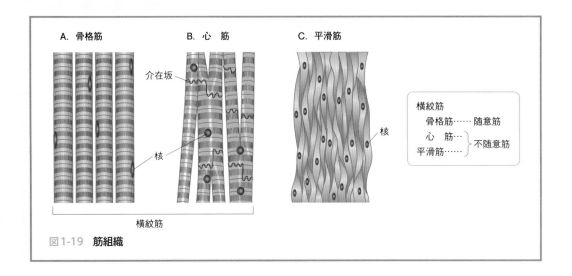

A. 骨格筋　　　B. 心 筋　　　C. 平滑筋

介在坂

核

横紋筋
　骨格筋……随意筋
　心　筋…
　平滑筋……　不随意筋

核

横紋筋

図1-19　筋組織

2　神経組織

　神経組織は，情報伝達を行う神経細胞とサポート役の神経支持細胞からなり，中枢神経（脳・脊髄）から末梢神経が伸び出して末梢組織と結んでいる．神経支持細胞は，中枢神経では神経膠細胞（グリア細胞），末梢神経では神経鞘細胞（シュワン細胞）と呼ばれる（p.173）．

3　筋組織

　筋組織には骨格筋・心筋・平滑筋の3種類がある（図1-19）．骨格筋は骨と骨を結ぶ長い細胞（骨格筋線維）からなり，収縮したときに骨を引き寄せて運動を起こす（p.242）．心筋は心臓の壁を構成する筋肉で，規則的に収縮して血液を送り出し，ポンプ機能を担う（p.29）．骨格筋と心筋は横紋筋に属し，収縮タンパクが規則正しく配列している模様が光学顕微鏡で見える．平滑筋は血管と内臓の管腔臓器の壁にあり，収縮タンパクがあるが横紋は見えない．いずれの筋も，収縮タンパクのアクチン・ミオシンのすべり運動によって収縮する（p.245）．

　骨格筋は随意筋で意思に従って収縮するが，心筋・平滑筋は不随意筋で意思とは無関係に収縮する．骨格筋は運動神経に，平滑筋は自律神経に支配されている．心筋は自ら周期的に収縮・弛緩する自動能をもち，その周期は自律神経によって調節されている．

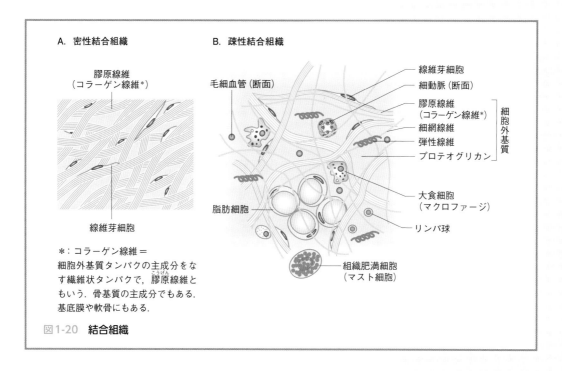

A. 密性結合組織

膠原線維
（コラーゲン線維*）

線維芽細胞

*：コラーゲン線維＝
細胞外基質タンパクの主成分をな
す繊維状タンパクで，膠原線維と
もいう．骨基質の主成分でもある．
基底膜や軟骨にもある．

B. 疎性結合組織

毛細血管（断面）

脂肪細胞

線維芽細胞
細動脈（断面）
膠原線維
（コラーゲン線維*）
細網線維
弾性線維
プロテオグリカン

細胞外基質

大食細胞
（マクロファージ）
リンパ球

組織肥満細胞
（マスト細胞）

図1-20　**結合組織**

 4　支持組織

　支持組織には，文字通り体を支持する骨・軟骨と，組織と組織
を結合する結合組織がある（**図1-20**）．結合組織についてみると，
線維芽細胞とこれがつくり出した細胞外基質（細胞外マトリック
ス）タンパクからなる．腱・筋膜，真皮や血管外膜，骨膜など
はコラーゲン線維が緻密な密性結合組織である．一方，皮下組織
は疎性結合組織でコラーゲン線維の間にプロテオグリカン（タ
ンパク質と多糖類の結合体）や脂肪組織がある．

D　体液とホメオスタシス

1　細胞内液と細胞外液

　ヒトの体重の60%は液体成分であり，これを体液という．体
液は細胞内外に分布し，細胞内液は体重の40%，細胞外液は体
重の20%を占める．さらに細胞外液は，血管内にある血液の液体
成分である血漿（体重の5%）と血管外の組織で細胞周囲を潤す
間質液（体重の15%，組織間液）に分けられる（**図1-21**）．細胞は
細胞膜を介して間質液と接し，間質液は毛細血管の壁を介して血
漿と接している．

真皮

表皮の下にある結合組織．牛
革が強靭なのは真皮のコラー
ゲン線維による．

プロテオグリカン

コラーゲン線維の間を満たす
タンパク質と多糖類（コンド
ロイチン硫酸，ヒアルロン酸
等）の複合体．大量の水分子
を保持するので，結合組織は
間質液を蓄えてみずみずしさ
を保っている．

体液

体液の割合は脂肪組織の多い
女性で男性より低くなる．ま
た，新生児では体重の80%，
幼児では70%であり，高齢者
では55%に低下する．高齢者
は骨格筋が減少するため，細
胞内液量が減少している．

血漿

血液の60%を占める液体成分．
血液は体重の8%を占めるの
で，血漿は体重のほぼ5%を
占める（8%×0.6＝4.8%）．

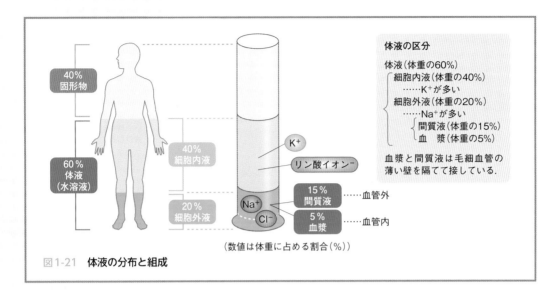

体液の区分

体液（体重の60%）
　細胞内液（体重の40%）
　……K⁺が多い
　細胞外液（体重の20%）
　……Na⁺が多い
　　間質液（体重の15%）
　　血　漿（体重の5%）

血漿と間質液は毛細血管の薄い壁を隔てて接している.

40%
固形物

60%
体液
（水溶液）

40%
細胞内液

20%
細胞外液

K⁺

リン酸イオン⁻

Na⁺

Cl⁻

15%
間質液……血管外

5%
血漿……血管内

（数値は体重に占める割合（%））

図1-21　**体液の分布と組成**

📖**間質液**
間質液が過剰になるとむくみ（浮腫）を生じる.

📖**Na⁺-K⁺ポンプ**
Na⁺/K⁺-ATPアーゼともいう. 自らATPを分解して得たエネルギーを使って, 細胞外から侵入するNa⁺を汲み出し, 細胞内から漏れ出るK⁺を汲み入れる. Na⁺3個を外へ汲み出し, 同時にK⁺2個を中へ汲み入れるので, 細胞膜の内側は外側に対してマイナスに荷電する（これが静止膜電位の維持に役立つ）.

　間質液と血漿は細胞外液として共通のイオン組成をもち, ナトリウムイオン（Na⁺）と塩素イオン（Cl⁻）が多い. 太古の昔に原始生命体が誕生したのは海の中と考えられることから, 多細胞生物に進化を遂げてもなお, 太古の細胞の環境（海水）を体内の細胞の環境として保持していると推測される. 体内における細胞の環境を内部環境といい, その実態はすなわち間質液📖である.

　一方, 細胞内液は細胞外液とまったく異なるイオン組成をもち, カリウムイオン（K⁺）が多く, Na⁺は少ない. このような細胞内外のNa⁺とK⁺の濃度差は, 細胞膜に組み込まれたNa⁺-K⁺ポンプ📖が維持しており, 同時に細胞膜の内側が細胞外に対してマイナスに荷電した静止膜電位が形成されている. さらに, カルシウムイ

Column　静止膜電位のなりたち

　細胞が刺激されていない状態（静止時）の細胞膜は, 陽イオンであるK⁺に対する透過性が高い（細胞内に高濃度存在するK⁺が細胞膜のK⁺漏洩性チャネルを通って細胞外へ漏出するため）. その結果, 細胞内はプラス電荷が減り, 細胞外に対してマイナスの分極状態となる（細胞外へ漏れ出たK⁺はNa⁺-K⁺ポンプによって細胞内へ汲みもどされる）. こうして, マイナス数十ミリボルト（mV）の静止膜電位が維持されている.

　細胞外液のK⁺が異常に上昇すると, 静止膜電位のマイナスが減じ（＝脱分極）, 心筋では致死性不整脈（心室細動）から心停止に至る. このため高濃度のK⁺の静脈注射は禁忌である.

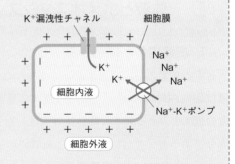

K⁺漏洩性チャネル　　　細胞膜

Na⁺
Na⁺
Na⁺

K⁺

細胞内液

K⁺

Na⁺-K⁺ポンプ

細胞外液

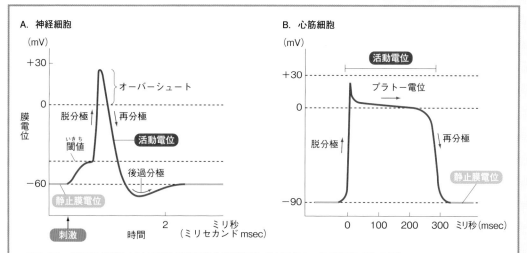

図1-22　興奮性細胞における静止膜電位と活動電位（神経（A）・心筋細胞（B）の例）

A.　**神経細胞**が刺激を受けて興奮すると，細胞膜のNa⁺チャネルが開き，細胞外からのNa⁺流入によりマイナス
電位が減じる（**脱分極**）．閾値に達するとNa⁺チャネルが一気に開き脱分極が加速して**活動電位**を発し，その
頂点では細胞内がプラス電位になる（**オーバーシュート**）．Na⁺チャネルはすぐに閉じ，替わってK⁺チャネ
ルが開いて細胞内のK⁺が流出し，膜電位は再びマイナスにもどり（**再分極**），後過分極を経て**静止膜電位**に
もどる．活動電位は1秒間に100回近くも起こり，神経線維を伝わって情報が伝達される．

B.　**心筋細胞**が興奮すると細胞膜のNa⁺チャネルが開き，一気に**脱分極**してオーバーシュートを起こす．その後，
今度はCa²⁺チャネルが開いて脱分極が長時間維持される（**プラトー電位**：心筋細胞の**活動電位**の特徴）．流
入したCa²⁺は心筋の収縮装置に作用して心筋収縮を起こす．その後K⁺チャネルが開いて膜電位は**再分極**
し，**静止膜電位**にもどる．これが繰り返されて心筋は収縮を繰り返す．なお，心筋細胞の興奮は，心臓の刺
激伝導系から規則的に伝えられる刺激によって引き起こされる（p.32）．

オン（Ca²⁺）の細胞内濃度は（細胞が刺激されていない状態では）
細胞外液の1/10000程度と低い．神経や筋細胞（興奮性細胞）では，
この細胞内外のイオン組成の違いと電位差を利用して，刺激に応
じて細胞膜のNa⁺イオンチャネルを開くことにより活動電位を発
生させ，神経伝達や筋収縮を起こしている（**図1-22**）．

2　ホメオスタシス

　細胞の生命活動にとって，間質液（＝内部環境）のイオン組成，
pH，酸素・二酸化炭素や栄養素・老廃物の濃度，体温などが常
に一定の安定した状態にあることがきわめて重要であり，これを
内部環境の恒常性維持（ホメオスタシス🌿）と呼ぶ．そのために
は① 呼吸器系，循環器系，消化器系，泌尿器系などの各器官系
が正常に機能し（**表1-1**参照），かつ，② 神経系と内分泌系により
適切に調節されていることが必要である．人体は，このようにさ
まざまな器官系のはたらきでホメオスタシスが実現し，健康が維
持されているのである．

🌿**ホメオスタシス**

私たちの身体は，体温・呼吸
数・脈拍数・血圧などのバイ
タルサインはもとより，血漿
の量や各成分の濃度，pHな
ど，さまざまな生体パラメー
ターが常に一定の正常範囲に
保たれている．これは，正常
範囲からずれるとただちにも
とにもどそうとする**フィード
バック調節**作用がはたらく結
果である．このような生体の
動的平衡状態をあらわす言葉
として，米国の生理学者W.
キャノンがギリシャ語の"ホ
メオ（一定の）"と"スタシス
（定常状態）"を組み合わせて
提唱した術語がホメオスタシ
ス（homeostasis）である．

第 2 章

循環器系

循環器系の構成

　循環器系は，血液を循環させる心血管系と，間質液を回収するリンパ管系から構成される.

1 心血管系（循環器）

　心血管系は循環器ともいい，全身に張りめぐらされた血管の中に心臓がポンプのように血液を送り出して循環させ，さまざまな物質の物流を担っている．全身の血液量を循環血液量といい，体重の約8%に相当し，60kgの成人では約5Lである．この血液はすべて心臓と血管の中だけに存在し，また心臓と血管の中には血液以外は少量の空気さえも存在しない．血管は動脈，毛細血管，静脈が血液循環の閉鎖回路を形づくり，血液は心臓を出ると，この順にめぐって心臓にもどる．動脈が枝分かれを繰り返して全身組織に網目状に分岐したものが毛細血管であり，周囲の組織との間で物質交換を行う．毛細血管は再び集合して静脈となり，心臓に血液をもどす．

2 リンパ管系

　組織には，毛細血管とは別に毛細リンパ管が分布しており，組織に溜まった間質液を少しずつ回収してリンパ液とする．毛細リンパ管はしだいに集合して太いリンパ管となり，最終的に静脈に合流してリンパ液を血液に合流させる．リンパ管はリンパ節という免疫組織と密接に関わっており，免疫系にも属している (p.139).

肺循環と体循環

1 酸素の取り込み・運搬

　血液循環には，外気の酸素を血液に取り入れるための肺循環（小循環）と，取り入れた酸素を全身の組織へ運ぶための体循環（大循環）の2系統がある（図2-1）．血液は両者を交互に循環し，肺循環で酸素を取り込んで動脈血となり，体循環で組織に酸素を与えて静脈血となる．動脈血は酸素が多い血液で，赤血球中のヘモグロビンに酸素分子O_2が十分に結合した酸素化ヘモグロビン

循環血液量
心臓と血管の中にある全血液量のこと．体重の約8%に相当し，成人では4〜5Lである.

血管
動脈＝心臓が送り出す血液を通す血管
毛細血管＝組織と物質交換を行う血管
静脈＝心臓にもどる血液を通す血管

リンパ液
単にリンパともいう.

肺循環（小循環）
右心室→肺動脈→肺胞毛細血管→肺静脈→左心房
体循環からもどった静脈血は，右心室から肺動脈に送り出され，肺胞毛細血管で酸素を取り入れて動脈血となり，肺静脈を通って左心房にもどる．肺循環は小循環ともいい，数秒間で循環する.

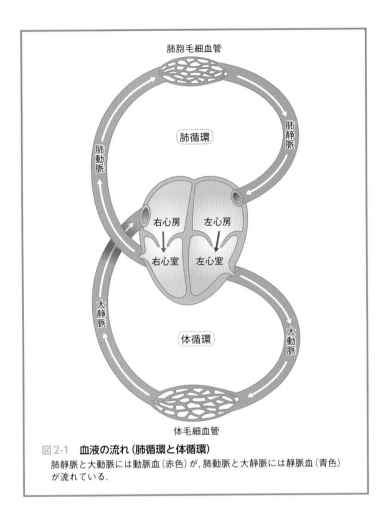

図 2-1　血液の流れ (肺循環と体循環)
肺静脈と大動脈には動脈血 (赤色) が, 肺動脈と大静脈には静脈血 (青色) が流れている.

肺胞毛細血管

肺循環

肺静脈

肺動脈

右心房　左心房

右心室　左心室

大静脈

体循環

大動脈

体毛細血管

体循環 (大循環)
左心室→大動脈→体毛細血管→上・下大静脈→右心房
肺循環からもどった動脈血は, 左心室から大動脈に送り出されて全身組織の毛細血管に運ばれ, 組織に酸素を与えて静脈血となり, 二酸化炭素を受け取って上・下大静脈を通って右心房にもどる. 体循環は大循環ともいい, その循環時間は 1 分近くかかる.

酸素化ヘモグロビン・脱酸素化ヘモグロビン
酸素分子 (O_2) がヘモグロビンに結合・解離する現象をそれぞれ酸素化・脱酸素化という. これまで酸素化・脱酸素化ヘモグロビンはそれぞれ酸化・還元ヘモグロビンと呼ばれることが多かったが, 酸化・還元は酸素原子 (O) の結合・解離をいう. 酸化すると鉄は錆び, リンゴは茶色くなり, 脂質やタンパク質は変性する (英語で酸素化は oxygenate, 酸化は oxidize).

(オキシヘモグロビン☙) の色を反映して鮮紅色を呈する. 一方, 静脈血は酸素が少ない血液で, 脱酸素化ヘモグロビン☙ (デオキシヘモグロビン) の色を反映して暗赤色である. 静脈血には酸素と引き換えに組織から受け取った二酸化炭素が豊富で, 肺循環へ運ばれて外気へと排出される. そして再び外気から酸素を取り込んで動脈血になる.

　心臓には左右の心房・心室からなる 4 つの部屋があり, 心房・心室が上下につながって左右 2 系統のポンプを形づくっている. このうち右心室が肺循環へ向けて肺動脈から静脈血を送り出す. また, 左心室が体循環へ向けて大動脈から動脈血を送り出す.

2　全身の血液分配

　心臓から拍出された血液は全身をめぐる. しかし, その血液の分配☙は臓器ごとに違い, また, 運動により大きく変化する (**図2-2**).

オキシヘモグロビン
「オキシ」はオキシジェン oxygen (酸素分子 O_2) のこと. また, デオキシヘモグロビンの「デ」は「取り除く」の意味の接頭辞.

血液の分配
肺循環の血管内に存在する血液量は, 循環血液量の全体の 1/10 程度であり, 大部分の血液は体循環の血管内に存在する. このことから, 肺循環を小循環, 体循環を大循環ともいう. 肺循環・体循環の血液は連続して流れており, それぞれ, 右心系ポンプ・左心系ポンプが同期して等量の血液を拍出することで血流を駆動している.

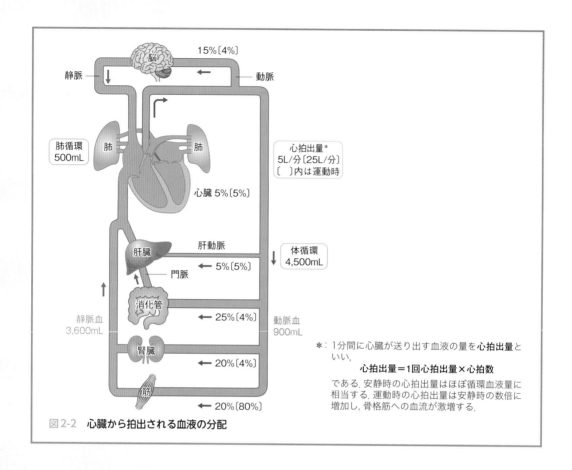

15%〔4%〕

静脈　　　　　　　　　　　　　　動脈

肺循環
500mL　　肺　　　　　　肺

心拍出量*
5L/分〔25L/分〕
〔　〕内は運動時

心臓 5%〔5%〕

肝臓　　　　肝動脈

体循環
4,500mL

門脈

消化管　　　←　5%〔5%〕

静脈血
3,600mL　　　　　←　25%〔4%〕　　動脈血
　　　　　　　　　　　　　　　　　900mL

腎臓

←　20%〔4%〕

筋

←　20%〔80%〕

*：1分間に心臓が送り出す血液の量を**心拍出量**と
いい，
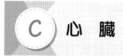
心拍出量＝1回心拍出量×心拍数
である．安静時の心拍出量はほぼ循環血液量に
相当する．運動時の心拍出量は安静時の数倍に
増加し，骨格筋への血流が激増する．

図2-2　心臓から拍出される血液の分配

C　心　臓

1　心臓の概観

　心臓はその人の握りこぶしの大きさで（約300g），胸腔内の中
縦隔に位置し，横隔膜の上に載っている．心臓の前には胸骨，前
上方には気管分岐部が位置し，後ろには食道が接している．心臓
の上端は心基部といい，第2肋間の高さにあって大動脈と肺動脈
が上へ伸び出している．一方，心臓の左下端を心尖といい，第5肋
間で鎖骨中線の1横指内側（指1本程度内側）に位置する．心尖は左
心室の外側下縁で，痩せた人では心尖拍動が胸壁に伝わる様子が
触診や視診でわかる（**図2-3A**）．胸部X線写真では空気を多く含ん
だ肺を背景に心臓の右縁と左縁がくっきりと映し出される（**図2-
3B**）．心臓の最大横径の胸郭最大横径（肋骨の内縁）に対する割合
を心胸郭比（心胸比，CTR[*1]）といい，正常では50%以下である．

＊1：CTR = cardio thoracic
ratio

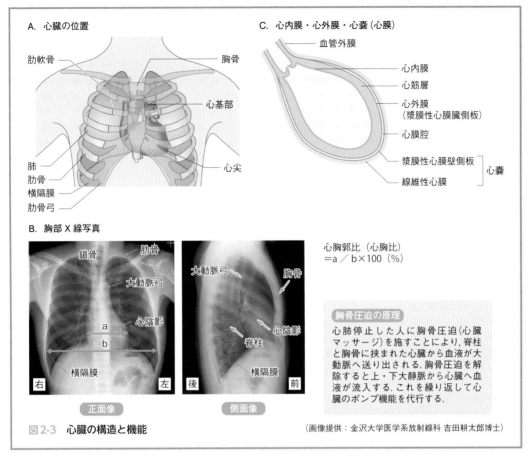

A. 心臓の位置

肋軟骨
胸骨
心基部
肺
肋骨
横隔膜
肋骨弓
心尖

C. 心内膜・心外膜・心嚢（心膜）

血管外膜
心内膜
心筋層
心外膜
（漿膜性心膜臓側板）
心膜腔
漿膜性心膜壁側板
線維性心膜
心嚢

B. 胸部X線写真

鎖骨
肋骨
大動脈弓
心陰影
a
b
横隔膜
右
左
正面像

大動脈弓
胸骨
心陰影
脊柱
横隔膜
後
前
側面像

心胸郭比（心胸比）
＝a ／ b×100 （%）

胸骨圧迫の原理
心肺停止した人に胸骨圧迫（心臓マッサージ）を施すことにより，脊柱と胸骨に挟まれた心臓から血液が大動脈へ送り出される．胸骨圧迫を解除すると上・下大静脈から心臓へ血液が流入する．これを繰り返して心臓のポンプ機能を代行する.

図2-3　心臓の構造と機能

（画像提供：金沢大学医学系放射線科 吉田耕太郎博士）

2 心臓のポンプとしての特性

　心臓は弛緩（拡張）したときに静脈からもどる血液を受け入れ，収縮によって受け入れた血液と等量の血液を動脈へ拍出するポンプの役割を担う．受け入れる血液が増加すると心臓の壁がより強く伸展され，その結果，より強い力で収縮して，受け入れた量の血液をすべて動脈へ拍出することができる．このように，心筋が伸展されるほど収縮力が増すことをフランク-スターリングの心臓の法則という．心臓のポンプ機能が低下すると心不全を起こす.

3 心臓の壁を構成するもの

　心臓の壁の厚みの大部分は心筋（**固有心筋**）という筋肉である（図1-19B）．ポンプとしての機能を果たすため，個々の心筋細胞がバラバラに収縮するのではなく，心房全体，心室全体がそれぞれ一体となって同期して収縮するようにできている．心筋層の内面は血管内膜に続く**心内膜**で覆われている．心筋層の外面は

心不全
心臓のポンプ機能が低下し，全身組織が要求する酸素を十分送り出せなくなった状態を心不全という．心不全に陥った心臓では，代償機転によって保たれていたスターリングの法則が破綻し，静脈から流入した血液すべてを動脈から拍出できなくなる．その結果，静脈側には血液がうっ滞し，動脈側には十分な酸素を送り届けられなくなる.
左心室のポンプ機能低下（左心不全）では肺循環にうっ血が起こり，息切れ・呼吸困難をきたす．上半身を起こす体位（起坐位）にすると呼吸困難が軽快する.
一方，右心不全では体循環にうっ血が起こり，下肢のむくみが顕著である.
一般に心不全では心胸郭比が大きくなる.

心筋細胞

心筋細胞は介在板（図1-19）と呼ばれる特殊な細胞膜を介して連絡しあい，細胞の集合体として同期して電気的興奮と収縮を起こす．ただし，心房と心室は後述の房室結節以外に連絡がない．これにより，左右の心房が同期して収縮した後に左右の心室が同期して収縮する．

心膜腔

炎症や出血によって心膜腔に液体が大量に溜まると，心臓が十分拡張できなくなり，受け入れる血液量が低下するために心拍出量が低下して全身の循環不全をきたす．これを**心タンポナーデ**という．

冠状動脈

冠状動脈の内腔が狭くなる動脈硬化やれん縮（持続的な収縮）により心筋が酸素欠乏に陥り，胸痛が起こるのが虚血性心疾患で，冠動脈疾患ともいう．酸素欠乏による胸痛が一時的に回復する**狭心症**と，突然激痛が起こって持続する**急性心筋梗塞**があり，後者では冠状動脈の狭窄部位に血栓ができて完全閉塞し，その下流で心筋の壊死が起こる．

心房中隔・心室中隔

心房中隔欠損症，心室中隔欠損症は，代表的な先天性心疾患で，心房中隔・心室中隔に孔があいており，血液が左→右へ短絡してしまう．

僧帽弁

心臓弁が閉鎖すべきときに十分閉鎖しなかったり（閉鎖不全症），逆に開くべきときに十分開かない（狭窄症）状態が心臓弁膜症であり，僧帽弁と大動脈弁に多く起こる．僧帽弁を腱索を介してつなぎとめている乳頭筋（図2-7）が心筋梗塞で壊死すると，僧帽弁が収縮期に左心房にめくれ返り，急性の僧帽弁閉鎖不全症を発症する．

心外膜と呼ぶ漿膜で覆われ，その外側は少量の心膜液を入れた心嚢（心膜）に包まれている．心膜液は心嚢の中で心臓がなめらかに拍動できるよう，潤滑油のようにはたらく漿液である．心嚢は内外2層の心膜からなり，外層は強固な結合組織（線維性心膜）で，心基部で血管外膜に移行している．心嚢の内層は漿膜（漿膜性心膜壁側板）で，心基部で折れ返って心外膜（漿膜性心膜臓側板）につながり，この2枚の間に心膜液を容れた**心膜腔**を形成している（図2-3C）．

4　冠状動脈

心臓は休みなく収縮を繰り返して血液を拍出しており，そのエネルギーをつくり出すために大量の酸素を必要とする．心臓自身を養う動脈を**冠状動脈**といい，大動脈の起始部から左右に2本分岐して心臓の表面を冠のように取り巻いている（図2-4左）．左冠状動脈はさらに前下行枝（前室間枝ともいう）と回旋枝の2本の枝に分かれる．前下行枝は左右の心室の間のくぼみに沿って心臓前面を下降し，回旋枝は，左心房と左心室の境のくぼみに沿って心臓の後ろへ回り込む．右冠状動脈は右心室と右心房の境のくぼみに沿って右後ろへ回り込んでいる．心筋層の中には冠状動脈からの血液が流れる豊富な毛細血管が分布しているが，心臓が収縮している時期には周囲の心筋によって締め付けられて血流が止まり，心臓が拡張する時期のみ血液が流れる．

5　心臓の内部構造

心臓は，左心房・左心室からなる左心系ポンプと右心房・右心室からなる右心系ポンプの左右2つのポンプが背中合わせにくっついた形をしている．左右の心房どうし，左右の心室どうしは**心房中隔**，**心室中隔**と呼ぶ壁で仕切られて交通がない．心房・心室の境には房室弁（僧帽弁・三尖弁）が，心室・動脈の境には動脈弁（大動脈弁・肺動脈弁）があって血液の逆流を防いでいる．4つの弁のうち左心房・左心室の境にある**僧帽弁**（二尖弁）のみ弁が2枚で，ほかの弁は3枚である．血液の流れる順路は図2-5のようになる．

心房は静脈から血液を受け入れる部屋で壁が薄い（右心房・左心房は，それぞれ体循環・肺循環で内圧が最も低い）．一方，心室の壁は厚く，特に左心室の壁は右心室の壁の3倍程度厚くできて

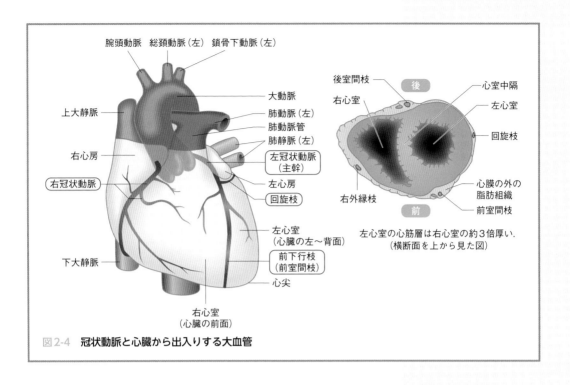

図2-4　**冠状動脈と心臓から出入りする大血管**

左心室の心筋層は右心室の約3倍厚い.
(横断面を上から見た図)

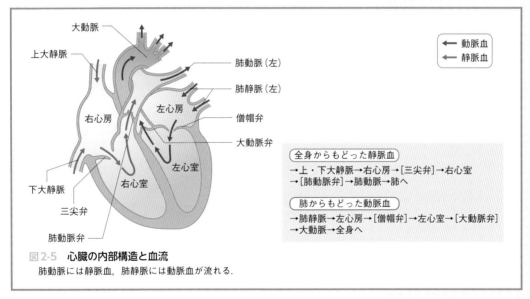

図2-5　**心臓の内部構造と血流**
　肺動脈には静脈血,肺静脈には動脈血が流れる.

いる(**図2-4右**).これは,大動脈の内圧が肺動脈の5倍も高いた
めである.

　肺動脈弁と大動脈弁は,上から見ると半月形なので半月弁とも
いう.一つひとつの弁はコーヒーカップのような形で,動脈から
心室へ逆流しようとする血液をカップの凹面で受け止め3枚の弁
が密着して閉鎖する(**図2-6**).

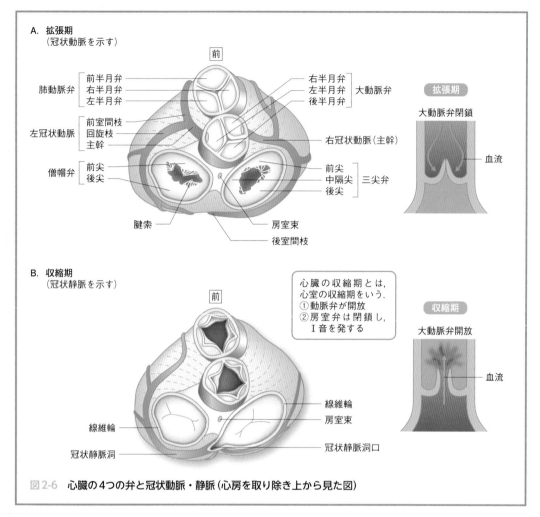

A. 拡張期
（冠状動脈を示す）

前

肺動脈弁 ［ 前半月弁 / 右半月弁 / 左半月弁 ］

左冠状動脈 ［ 前室間枝 / 回旋枝 / 主幹 ］

僧帽弁 ［ 前尖 / 後尖 ］

腱索

右半月弁 / 左半月弁 / 後半月弁 ］ 大動脈弁

右冠状動脈（主幹）

前尖 / 中隔尖 / 後尖 ］ 三尖弁

房室束

後室間枝

拡張期

大動脈弁閉鎖

血流

B. 収縮期
（冠状静脈を示す）

前

心臓の収縮期とは，
心室の収縮期をいう．
①動脈弁が開放
②房室弁は閉鎖し，
Ⅰ音を発する

収縮期

大動脈弁開放

血流

線維輪

房室束

線維輪

冠状静脈洞

冠状静脈洞口

図 2-6　心臓の 4 つの弁と冠状動脈・静脈（心房を取り除き上から見た図）

興奮 - 収縮連関

心筋細胞は，刺激伝導系から伝わった電気的興奮により脱分極し，活動電位を発する（図1-22B）．すると，活動電位のプラトー相で細胞外から流入するカルシウムイオン（Ca^{2+}）と細胞内で合成したATPにより，ただちに収縮を開始する．以上を興奮 - 収縮連関という．

ミトコンドリアでのATP合成には，動脈血からの酸素の供給とエネルギー源となる栄養素が欠かせない（動脈血が途絶えると心筋梗塞を発症する）．心臓はエネルギー源として脂肪酸やケトン体も利用できるので，空腹で低血糖状態になっても動き続ける．

房室弁は先端（弁尖）から腱索と呼ばれる結合組織のヒモが何本も伸び出し，乳頭筋という心室の内腔に突き出た心筋の小柱に結合している（図2-7）．心室が収縮するとき，乳頭筋も収縮して腱索を引っ張ることで，弁が心房側へめくれ返って翻転するのを防ぐ．

6 刺激伝導系

心臓が休みなく規則的に収縮を繰り返すしくみは，刺激伝導系と呼ばれる特殊心筋が，自らのリズムで規則正しく電気的興奮（活動電位）を発し，それを心筋組織に伝えて電気的興奮と収縮を起こしているのである．すなわち，心臓には自動能がある．

刺激伝導系は上意下達の指令系統をもち，洞房結節（洞結節）→心房内伝導路→房室結節→ヒス束→右脚と左脚→プルキンエ線維で構成される（図2-7）．最上位の洞房結節は心拍のリズムを

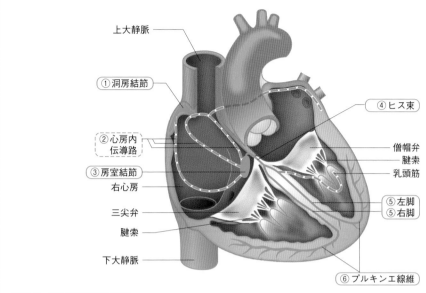

上大静脈

① 洞房結節

② 心房内
　 伝導路

③ 房室結節

右心房

三尖弁

腱索

下大静脈

④ ヒス束

僧帽弁
腱索
乳頭筋

⑤ 左脚
⑤ 右脚

⑥ プルキンエ線維

図 2-7　刺激伝導系の構造
刺激伝導系による心筋の興奮と収縮：洞房結節（ペースメーカー）の興奮（①）はただちに左右の心房に伝わる（②）．すると両心房は同期して収縮し，血液を左右の心室に送り込む．両心室は房室結節（③）での伝導の遅れの間（房室伝導時間），拡張したままこの血液を受け入れる．心室に刺激が伝わると（④⑤⑥），心室が興奮・収縮して，肺動脈・大動脈へ血液を駆出する．このとき，僧帽弁・三尖弁は逆流を防ぐため閉鎖して心音のⅠ音を発する．

決めるペースメーカー（歩調とり）で右心房内にあり，規則正しく活動電位を発している．洞房結節の活動電位はただちに心房に伝わってその興奮と収縮を引き起こし，さらに房室結節を通って心室へと伝導される．洞房結節のリズムは，自律神経によって調節されている（p.148）．

　房室結節は心房と心室をつなぐ唯一の組織で，興奮の伝導が際立って遅く，心室に伝わるまでの間（房室伝導時間），心室は弛緩したまま心房から流入する血液を受け入れる．興奮が房室結節を通過すると速やかに心室に伝わり，心室は活動電位（**図1-22B**参照）を発して収縮を引き起こし，十分量の血液を動脈から送り出すことができる．

7　心電図（ECG[*2]）

　心臓が発する電気活動を体表面から記録したものが心電図である（**図2-8**）．人体の60%は体液で電気をよく通す電解質溶液のため，心臓が発する微弱電流は体内を流れて手首・足首等に取り付けた電極から心電計に到達し，電極間の電位差が記録できる．心電図の横軸は時間，縦軸は電位変化である．

洞房結節（洞結節）
SA node．Sinus（サイナス）node ともいう．nodeは結節の意味．

房室結節
房室結節は発見者にちなんで田原の結節ともいう．
AV node．Aはatrium（**心房**）の頭文字，Vはventricle（**心室**）の頭文字．

房室伝導時間
心室に伝わるまで0.12～0.2秒かかる．心電図のPQ間隔に相当する．

[*2]：ECG＝Electrocardiogram

心電図
心電図は，不整脈や心筋梗塞など心臓の異常だけでなく，血漿の電解質異常（特に高カリウム血症は心停止をきたす）に気づくきっかけとなる．

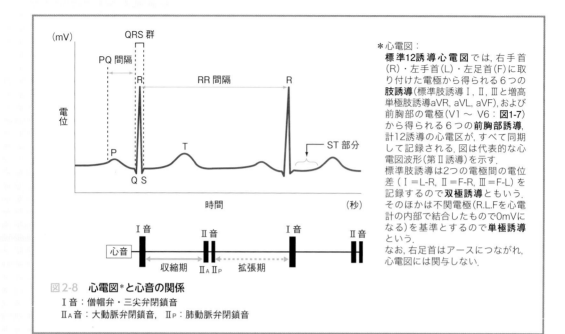

図 2-8　**心電図*と心音の関係**
　Ⅰ音：僧帽弁・三尖弁閉鎖音
　ⅡA音：大動脈弁閉鎖音，ⅡP：肺動脈弁閉鎖音

*心電図：
標準12誘導心電図では，右手首（R）・左手首（L）・左足首（F）に取り付けた電極から得られる6つの**肢誘導**（標準肢誘導Ⅰ，Ⅱ，Ⅲと増高単極肢誘導aVR, aVL, aVF），および前胸部の電極（V1 ～ V6：**図1-7**）から得られる6つの**前胸部誘導**，計12誘導の心電区が，すべて同期して記録される．図は代表的な心電図波形（第Ⅱ誘導）を示す．
標準肢誘導は2つの電極間の電位差（Ⅰ＝L-R, Ⅱ＝F-R, Ⅲ＝F-L）を記録するので**双極誘導**ともいう．そのほかは不関電極（R.L.Fを心電計の内部で結合したもので0mVになる）を基準とするので**単極誘導**という．
なお，右足首はアースにつながれ，心電図には関与しない．

表2-1　**心臓弁の開閉時期（左心系）**

	収縮期	拡張期
僧帽弁	閉鎖	開放
大動脈弁	開放	閉鎖

心臓弁膜症の収縮期雑音は僧帽弁閉鎖不全症（閉鎖すべきときに十分閉鎖しない）・大動脈弁狭窄症（開放すべきときに十分開放しない）で聞かれる．一方，拡張期雑音は，僧帽弁狭窄症・大動脈弁閉鎖不全症で聞かれる．

✏️心音

正常な心臓弁は閉鎖するときに心音を発する（ドアが閉まるときと同じ）．
Ⅰ音＝僧帽弁と三尖弁の閉鎖音で収縮期の始まり．
Ⅱ音＝大動脈弁閉鎖音（ⅡA）と肺動脈弁閉鎖音（ⅡP）で収縮期の終わり．
聴診器で心音を聞くと，心拍数・心拍のリズムがわかる．なお，心尖ではⅠ音のほうが大きく聞こえ，心基部ではⅡ音のほうが大きく聞こえる．正常な心音のほかに，心臓から発する音には，過剰心音（短い音でⅢ音・Ⅳ音がある），心雑音（持続性の音で心臓弁膜症や先天性心疾患で聞かれる），心膜摩擦音等があり，心疾患の診断に役立つ．

　心電図の最初に現れるのは心房の興奮をあらわすP波で，これが心房の収縮を起こす．続いて，房室伝導時間（PQ間隔）の遅れのあとに，心室の興奮開始を示すQRS群がシャープな棘波として現れる．最後に心室の興奮終了を示すなだらかなT波が現れて心室が弛緩し，心臓の1周期，すなわち心周期が完了する．なお，刺激伝導系自体の活動はとても小さいので心電図には現れない．

　心室が収縮する時期を心臓の収縮期と呼び，心音✏️のⅠ音とⅡ音の間に相当する．心室の収縮はQRS群とともに始まり，その直後に房室弁が閉鎖するⅠ音が聴かれる．心室の拡張はT波とともに始まり，大動脈弁と肺動脈弁が閉鎖するⅡ音が聴かれる．このように，刺激伝導系のはたらきにより心周期が生まれ，心電図と心房・心室の収縮・弛緩，心音が規則正しく密接に連関して，生涯にわたり繰り返されていく（**図2-8，表2-1**）．

🫀 8 心臓のポンプ機能と大動脈の補助ポンプ機能

　洞房結節から伝えられる規則的な電気的興奮によって心臓は規則正しく収縮・弛緩を繰り返し，血液を循環させるポンプの役割を果たしている．これにより，血液循環を前進させる．心室が1回の収縮（＝心拍）で送り出す血液の量を1回心拍出量といい，右心室と左心室が等量（安静時には約70mL）を肺動脈と大動脈に送り出す．その結果，心臓の1拍ごとに肺・体循環の血流が約70mLずつ前進する．心臓が1分間に収縮する回数を心拍数🫀という．心拍数の正常範囲は成人で安静時60〜100（90）／分でリズムは規則的（整）である（これを正常洞調律という）．それ以外を不整脈🫀という．心臓が1分間に送り出す血液の量を心拍出量といい，1回心拍出量と心拍数を掛け合わせた値になる．安静時における心拍出量は4〜5L／分で，これは循環血液量に相当し，全身の血液が1分間で全身をひとめぐりすることになる．運動時には心拍数，1回心拍出量ともに増加し，心拍出量が安静時の数倍にも達する（**図2-2**参照）．

　大動脈の壁は弾性線維が多く弾力性に富むため，収縮期に心臓が拍出した血液によって押し広げられると弾性によって反射的に収縮し，血液を前方へ送り出す補助ポンプとしての役割を果たしている．また，こうして生じた大動脈壁の拍動は，送り出された血液の流れよりもずっと速く壁伝いに波動（脈波）として末梢動脈まで伝わり，心拍に連動した脈拍🫀となる（**図2-9**）．

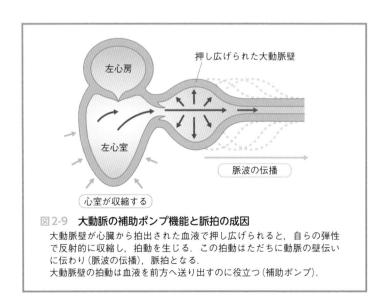

図2-9　大動脈の補助ポンプ機能と脈拍の成因
大動脈壁が心臓から拍出された血液で押し広げられると，自らの弾性で反射的に収縮し，拍動を生じる．この拍動はただちに動脈の壁伝いに伝わり（脈波の伝播），脈拍となる．
大動脈壁の拍動は血液を前方へ送り出すのに役立つ（補助ポンプ）．

図中のラベル：
- 左心房
- 押し広げられた大動脈壁
- 左心室
- 脈波の伝播
- 心室が収縮する

🫀**心拍数と脈拍数**
心拍数は心音を聴診器で聴くことによりわかる．正常では心拍数＝脈拍数であるが，不整脈があると心拍が正確に脈拍を生じないことがある（心拍数≧脈拍数）．不整脈は脈拍の触診でわかるが，詳しくは心電図で解析する．なお，心拍数はheart rate（HR），脈拍数はpulse rate（PR）ともあらわす．

🫀**代表的な不整脈**
洞房結節が機能停止すると（洞不全），房室結節など下位レベルが代わってペースメーカーとしてはたらくが，そのリズムは非常に遅い．房室結節の機能不全（房室ブロック）も徐脈性不整脈をきたす．これらは脳への血流が低下して失神発作を起こすので人工ペースメーカーで治療する．心房細動・心室細動は，それぞれ心房・心室のあちこちが勝手に興奮してまとまった収縮ができない状態である．**心房細動**では心室はまったく不規則なリズムで収縮する（**絶対性不整脈**）．一方，**心室細動**は心拍出量ゼロ（＝心停止），脈拍を触れず，意識なし，呼吸なし，心臓突然死となる．至急，胸骨圧迫（**図2-3**参照）を開始して脳への血流を確保し，AED（自動体外式除細動器）で除細動する．AEDで心臓に直流電流を流すことにより，心室細動の興奮がリセットされて正常洞調律が回復する．

9　自律神経による心機能の調節

　交感神経と副交感神経を合わせて自律神経といい，中枢神経から発して，心臓をはじめとするさまざまな内臓に分布し，互いに拮抗する正反対の調節作用を及ぼしている（p.145）．心臓交感神経は心機能の促進作用，心臓副交感神経*3は抑制作用をもつ．

　身体運動や精神的緊張，感情の高まりで心臓がドキドキすることはよく経験するが，これは交感神経の作用が強まるためで，心拍数が増加して頻脈となり，心収縮力も増強する結果である．逆にリラックスしているときは副交感神経が優位となり，心拍がゆっくり（徐脈）になって房室結節の伝導も遅くなる．

　交感神経と副交感神経への出力バランスを調節している司令部が，延髄にある循環調節中枢である．循環調節中枢には，体内や環境からのさまざまな情報が入力されており，これらを総合して，状況に応じて交感神経と副交感神経への出力を調整し，循環を調節している．なお，交感神経は血管も支配している（p.145）．

*3：心臓副交感神経は迷走神経（第X脳神経）の枝（p.146）.

交感神経の心臓への作用
神経伝達物質はノルアドレナリンで，心臓のβ1受容体に作用し，心拍数増加（頻脈）・1回心拍出量増大により，心拍出量を増大させる．房室伝導時間も速くなる．

副交感神経の心臓への作用
神経伝達物質はアセチルコリンで，洞房結節と房室結節のアセチルコリン（ムスカリン性）受容体に作用し，心拍数低下（徐脈）・房室伝導遅延により，心拍出量を減少させる．

Ｄ　血　管

1　動脈・静脈・毛細血管の構造

　血液の循環回路を形成する血管は，心臓から送り出される血液を通す動脈，心臓にもどる血液を通す静脈，そして動脈と静脈の間で網目状に枝分かれして全身に分布する毛細血管からなる．血液は動脈に20％，静脈に75％，毛細血管に5％程度の割合で分布しており，特に下肢の静脈には重力の影響で大量の血液がゆったりと流れている．血流のスピードは総断面積が最大の毛細血管が最も遅く，1秒あたり0.5mmのゆっくりとしたスピードで流れながら組織との間で物質交換を行っている．

　動脈と静脈の壁は3層構造で，内側から順に，血管内皮細胞と基底膜からなる血管内膜，血管平滑筋細胞と弾性線維からなる血管中膜，そして丈夫な結合組織からなる血管外膜である．一方，物質交換を行う毛細血管の壁は内膜1層と基底膜のみからなる．

　動脈は高い血管内圧（血圧）に耐えるために血管壁が厚くできている．特に末梢の細い動脈は中膜平滑筋が収縮して血流抵抗を上げ，血圧や血流の配分を変化させるので抵抗血管と呼ばれる．一方，静脈は内圧（静脈圧）が低いので壁は薄く，代わりに大量

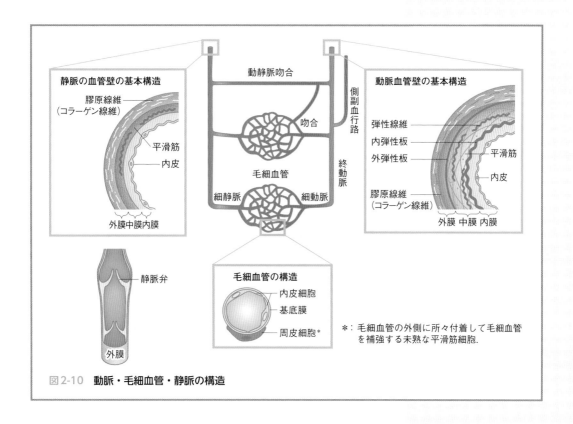

図2-10 動脈・毛細血管・静脈の構造

の血液を収容できるように内腔が広くできており，容量血管と呼ばれる．また，静脈には内膜がポケット状に内腔にせり出した静脈弁があり，血液の逆流を防いでいる（図2-10）．

2 血管の吻合と側副血行路

　毛細血管の手前で動脈の枝どうしが互いに連絡していると，どこか1ヵ所が詰まってもほかの枝から血液が流れこみ，血流が途絶えることはない．このような血管の枝の連絡を吻合という．太い血管が詰まると，吻合を通じてこれまで細かった枝に血液が流れ込んで太くなり，代替経路となって組織へ酸素を供給する．この代替経路のことを側副血行路という．

　一方で，脳や心臓，肺，腎臓，網膜などの動脈は吻合がなく，動脈の枝が詰まるとその先の領域では血流が途絶え，組織が酸素不足によって死んでしまう（梗塞）．このような動脈を終動脈という．

📖終動脈
冠状動脈は終動脈である．

3 体循環の主要な動脈（図2-11）

　大動脈は最初の枝として左右の冠状動脈を分岐したのち上に向かい（上行大動脈），ついで左の気管支の上を乗り越えて後方へ弧

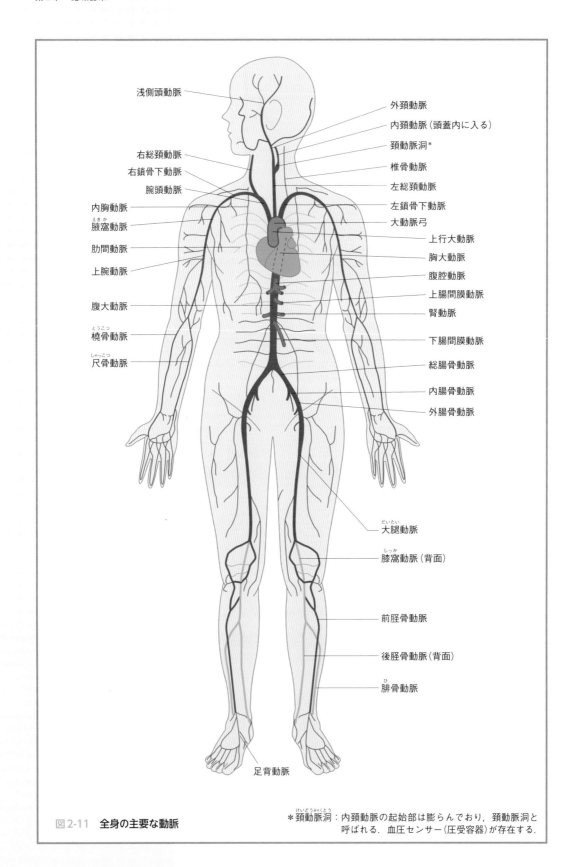

浅側頭動脈

外頚動脈

内頚動脈（頭蓋内に入る）

頚動脈洞*

椎骨動脈

右総頚動脈

右鎖骨下動脈

腕頭動脈

左総頚動脈

左鎖骨下動脈

内胸動脈

腋窩（えきか）動脈

肋間動脈

上腕動脈

大動脈弓

上行大動脈

胸大動脈

腹腔動脈

上腸間膜動脈

腹大動脈

橈骨（とうこつ）動脈

尺骨（しゃっこつ）動脈

腎動脈

下腸間膜動脈

総腸骨動脈

内腸骨動脈

外腸骨動脈

大腿（だいたい）動脈

膝窩（しっか）動脈（背面）

前脛骨動脈

後脛骨動脈（背面）

腓骨（ひ）動脈

足背動脈

図2-11　**全身の主要な動脈**

＊頚動脈洞（けいどうみゃくとう）：内頚動脈の起始部は膨らんでおり，頚動脈洞と呼ばれる．血圧センサー（圧受容器）が存在する．

を描き（大動脈弓），Uターンして下へ向かい，胸大動脈（下行大動脈）となって脊柱の左側を下行する．さらに，横隔膜を貫いて腹大動脈となり，骨盤の入り口で左右の総腸骨動脈に分かれ，その先で鼠径靭帯の下をくぐって左右の大腿動脈になり，下肢へ向かう．

❶ 大動脈弓から分岐する動脈

大動脈弓からは頭部と上肢を養う重要な動脈が左右非対称に3本分岐する．すなわち，腕頭動脈*4，左総頚動脈，左鎖骨下動脈の3本である．腕頭動脈は右鎖骨下動脈と右総頚動脈に分かれる．総頚動脈は左右ともに，胸鎖乳突筋の内側で気管の両側に拍動を触れる．総頚動脈は外頚動脈と内頚動脈に分かれ，前者は頭蓋の外側を養い，後者は頭蓋内に入って脳を養う．

鎖骨下動脈は，上肢に向かい，腋窩動脈，上腕動脈と名前を変えて，肘窩で橈骨動脈と尺骨動脈に分かれる．手首で触れる脈は橈骨動脈の拍動である．橈骨動脈と尺骨動脈は手掌でループ状に連なり，指をめぐる動脈を分岐する．

❷ 胸大動脈から分岐する動脈

胸大動脈からは肋間動脈が左右に出て，肋骨の下縁に沿って前方に向かい，胸壁を養う．また，食道を養う枝や気管支動脈を分岐する．

❸ 腹大動脈から分岐する動脈

胸大動脈は横隔膜を貫通すると腹大動脈になり，脊椎の左前面に接して後腹膜を下行し，腹部の消化器と腎臓・性腺を養う枝を分岐する．これらは上から順に，腹腔動脈，上腸間膜動脈，左右の腎動脈，左右の精巣（卵巣）動脈，下腸間膜動脈である．

腹腔動脈は左胃動脈，総肝動脈，脾動脈の3本に分岐し，胃・十二指腸と膵臓の一部，肝臓，脾臓を養う．上腸間膜動脈は栄養を吸収する小腸全体と大腸の右半分を養い，下腸間膜動脈は大腸の残り左半分を養う（**図4-21A**参照）．

腎動脈は上腸間膜動脈の下で左右に出て，合わせて心拍出量の1/5に相当する動脈血を左右の腎臓に送る（腎血流量）．腎臓はこの血液の血漿成分から1日1〜1.5Lの尿をつくり，その中に不要な水分・電解質と老廃物を排泄することにより，血漿の量と組成を一定に保つ（p.115）．

腹大動脈からは腰部の体壁を養う枝も出ている．

❹ 総腸骨動脈とその枝

腹大動脈は左右の総腸骨動脈に分岐して骨盤内を下降し，骨盤

*4：腕頭動脈は右側にのみ存在する．

📖 **内頚動脈**
内頚動脈の起始部にある**頚動脈洞**（膨らんだところ）には血圧センサー（**圧受容器**）がある．また，内頚動脈と外頚動脈の分岐部には頚動脈小体（酸素センサー）がある．これらは動脈血が脳へ行く直前にデータ収集して舌咽神経を介して脳へ送信し，それぞれ血圧と動脈血酸素分圧の恒常性維持にはたらいている．

内臓器（膀胱，女性の子宮・卵巣）や骨盤底を養う内腸骨動脈と下肢へ向かう外腸骨動脈に分かれる．外腸骨動脈は，大腿の根元で鼠径靭帯の下を通過し，大腿に入って大腿動脈と名称を変える．大腿動脈は膝窩で膝窩動脈となり，その下で前・後の脛骨動脈に分岐する．前脛骨動脈は足背をループ状にめぐる足背動脈となり，足趾への枝を出す．後脛骨動脈は腓骨動脈を分岐したのち，足首の内果（うちくるぶし）へ下降して後ろから回り込む．

4 体循環の主要な静脈（図2-12）

静脈には，体の深部を動脈に並走する深部静脈と，皮膚の直下で動脈と無関係に走る皮静脈がある．採血は一般に肘窩にある肘正中皮静脈で行う．

❶ 上大静脈・下大静脈

横隔膜の上と下からもどる静脈血はそれぞれ上・下大静脈（中心静脈✎）を通って右心房に流入する．

　ⓐ 上大静脈に合流する上半身の静脈　　上大静脈には，頭頚部・上肢・胸部からの静脈がすべて合流する．このうち特に重要なのは，頭蓋内からの静脈血を通す内頚静脈と，上肢からの静脈血を通す鎖骨下静脈で，これらは合流して腕頭静脈となり，さらに左右の腕頭静脈が合流して上大静脈になる．内頚静脈・鎖骨下静脈の合流点は静脈角といい，ここには後述するようにリンパ管も合流する．内頚静脈は胸鎖乳突筋の深層を総頚動脈に沿って下降し，外頚静脈は胸鎖乳突筋の表面を下降して，それぞれ鎖骨下静脈に合流する．前腕深部の橈骨静脈・尺骨静脈は上腕静脈に合流し，腋窩静脈を経て鎖骨下静脈となる．

　胸壁には肋間静脈が横に走り，胸椎の左右にある半奇静脈・奇静脈に合流する．奇静脈は左側の半奇静脈と合流後，上大静脈に合流する．

　ⓑ 下大静脈に合流する下半身の静脈　　下大静脈には，腹部と下肢のすべての静脈血が合流する．

　大腿の深部を走る静脈は大腿動脈に並走する大腿静脈で，皮静脈（大伏在静脈）が合流したのちに鼠径靭帯の深部を貫いて腹腔に入り，外腸骨静脈となる．外腸骨静脈は内腸骨静脈と合流して総腸骨静脈になり，左右の総腸骨静脈が合流して下大静脈になる．腹部・腰部の体壁の静脈血も下大静脈に注ぐ．

　下大静脈は腹大動脈の右側を上行し，左右の腎静脈が合流した

✎**中心静脈**
臨床では上大静脈と下大静脈を合わせて中心静脈という．中心静脈の内圧（**中心静脈圧**）はあらゆる血管の内圧のうち最も低い（3〜6mmHg）．また，中心静脈は血流が豊富なので，すべての栄養素を含む濃厚な栄養液を中心静脈に無菌的に点滴することができる（**中心静脈栄養法**）．

✎**外頚静脈**
外頚静脈は，中心静脈圧を反映して膨らんだり平坦になったりする．健常人では外頚静脈は仰臥位で血液が充満して見ることができるが，坐位では虚脱して平坦になり，見えない．しかし，怒責して胸腔内圧が上昇すると坐位でも怒張して見ることができる．心臓のポンプ機能が低下したうっ血性心不全や，心嚢に液体が貯留した心タンポナーデでは，坐位でも頚静脈の怒張が観察される．

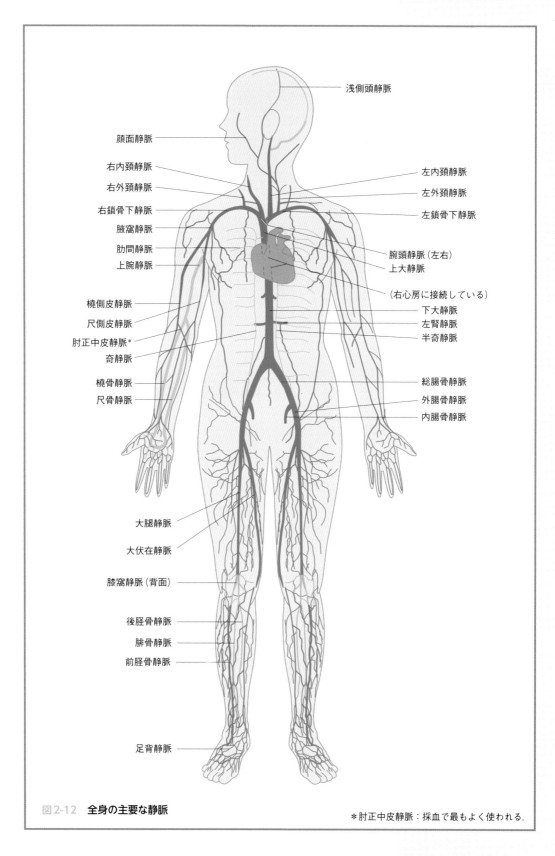

浅側頭静脈

顔面静脈

右内頸静脈

右外頸静脈

右鎖骨下静脈

腋窩静脈

肋間静脈

上腕静脈

橈側皮静脈

尺側皮静脈

肘正中皮静脈＊

奇静脈

橈骨静脈

尺骨静脈

左内頸静脈

左外頸静脈

左鎖骨下静脈

腕頭静脈（左右）

上大静脈

（右心房に接続している）

下大静脈

左腎静脈

半奇静脈

総腸骨静脈

外腸骨静脈

内腸骨静脈

大腿静脈

大伏在静脈

膝窩静脈（背面）

後脛骨静脈

腓骨静脈

前脛骨静脈

足背静脈

図2-12　**全身の主要な静脈**

＊肘正中皮静脈：採血で最もよく使われる.

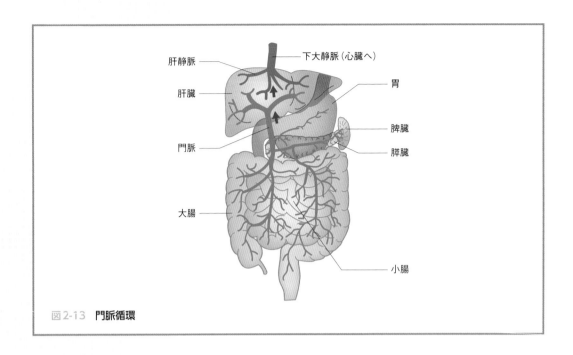

肝静脈 — 下大静脈（心臓へ）

肝臓 — 胃

門脈 — 脾臓

膵臓

大腸

小腸

図2-13 門脈循環

後，肝臓の後面で3本の肝静脈が合流し，その直後に横隔膜を貫いて胸腔に入り，すぐに右心房に接続する．

❷ 門脈

肝臓を除く腹部の消化器（食道下端から直腸上部までの全消化管と膵臓・胆嚢・胆道），および脾臓（脾臓は免疫組織）からの静脈血はすべて1本の門脈という静脈に合流して，肝門部から肝臓に入る．すなわち，門脈は小腸で吸収された栄養素を肝臓に直接送る太いパイプの役割を果たしている*5．門脈は肝臓に入ると枝分かれして洞様毛細血管（類洞）（図4-23参照）となり，肝細胞に栄養素を与える．その後再び集合して肝静脈となり，肝臓の後面から下大静脈に合流する（図2-13）．

5 静脈還流を増やすしくみ

運動時には心拍出量が安静時の数倍に増える．これは，交感神経の活動性亢進により心拍数が増え，心収縮力も増大することに加えて，静脈から心臓にもどる血液（静脈還流）が増えるためである．静脈還流が増えれば，心拍出量が増加する．運動時に静脈還流を増やすはたらきが筋ポンプ🏊と呼吸ポンプで，これらのはたらきは心臓のポンプ機能を補助することから補助ポンプとも呼ばれる（図2-14）．

*5：栄養素のうち脂質は例外的に毛細リンパ管から吸収され，リンパ管を通って左の静脈角から左鎖骨下静脈に合流する（図2-17）．

🏊筋ポンプ

下肢を長時間動かさないでいると筋ポンプがはたらかず，深部静脈に血液がうっ滞する．すると血液が凝固しやすくなり，血栓（凝血塊）ができる（**深部静脈血栓症**）．下肢の静脈にできた血栓が血流で流されて下大静脈から右心房・右心室を経て肺動脈の枝に詰まると，突然の呼吸困難・胸痛をきたし，急死することもある（**肺血栓塞栓症**）．長時間のフライトや手術後に歩き始めたときや，災害での避難生活者に起こりやすい．

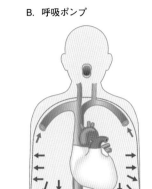

A. 筋ポンプ

B. 呼吸ポンプ

弁
筋
静脈

筋収縮時　　　　筋弛緩時

横隔膜

図2-14　筋ポンプと呼吸ポンプ
A. 運動時は骨格筋が静脈をしごいて静脈還流が増え（筋ポンプ），心拍出量増大につながる.
B. 深呼吸の吸気時には，胸腔内圧がさらに下がり，深い陰圧になるため静脈還流が促進され（呼吸ポンプ），心拍出量増大につながる（運動時は呼吸も促進される）.

6 肺循環の動脈と静脈

　体循環からもどった静脈血は右心室から肺動脈幹に送り出される．肺動脈幹は左右2本の肺動脈に分かれて気管支とともに肺門から肺に入る．肺動脈圧は大動脈圧の1/5程度である．気管支と肺動脈は並走しつつ何回も枝分かれを繰り返して肺の隅々に至り，それぞれが肺胞と肺胞壁に分布する肺胞毛細血管となり，両者の間で酸素と二酸化炭素が交換される．その結果，静脈血は肺胞毛細血管で酸素化されて動脈血になり，左右2本ずつ4本の肺静脈を通って左心房にもどる（**図2-4, 5**）.

Ｅ 血圧とその調節機構

1 血　圧

　動脈内圧を血圧といい，心臓から送り出される血流と動脈壁の適度な緊張（血管抵抗）によって維持されている．血圧は心拍に同期して変動し，心室が収縮して血液を送り出す収縮期に高くなり，脈拍の山で最高血圧（収縮期血圧）に達したあと，拡張期に低くなり，脈拍の谷で最低血圧（拡張期血圧）になる．両者の差を脈圧という.

📖血圧
血圧は，最高血圧・最低血圧をスラッシュ（/）で区切って表記し，動脈壁1cm²あたりの面積にかかる圧を水銀（Hg）の柱の高さmmHg（ミリメートル水銀柱）であらわす．水銀は常温で液体の金属で，1cm³あたり13.6gの重さがある．例えば100mmHgの場合，1cm²あたり10cmの高さの水銀柱（＝136g）をのせた状態の圧がかかっていることを意味する．水の柱の場合，これは136cm＝1.36mに相当する．手術で誤って動脈を傷つけると1m以上の血柱が噴出するわけである．動脈壁はこの血圧に抗して，同じ圧で血液を圧し返し，内径を保っている．血圧は英語でblood pressure（BP）.

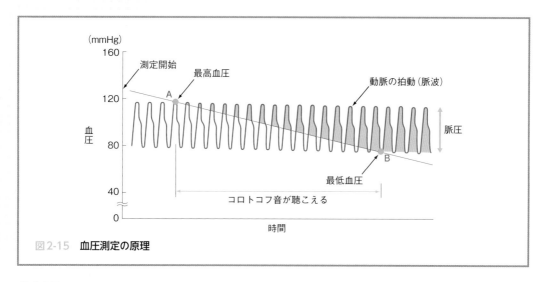

図2-15　血圧測定の原理

図中テキスト：
（mmHg）
160
120
血圧
80
40
0
測定開始
最高血圧
A
動脈の拍動（脈波）
脈圧
B
最低血圧
コロトコフ音が聴こえる
時間

最高血圧（収縮期血圧）＝最低血圧（拡張期血圧）＋脈圧

　脈圧は心臓の1回拍出量を反映し，最低血圧は末梢動脈の収縮状態を反映している．心拍による血圧増加分を最低血圧に上乗せしたものが最高血圧と考えるとわかりやすい（図2-15）．

　血圧は重要なバイタルサインの一つで，正しく測定することが基本的に重要である．最高血圧／最低血圧のいずれかが140/90mmHg以上は高血圧📖であり，放置すると心血管疾患のリスクを増大させるので治療が必要である．一方，心臓・脳・腎臓などの主要臓器に十分な酸素を送り届けられない急激な循環不全を伴う低血圧はショック📖といい，ただちに治療が必要である．

2 血圧を決める要因

　血圧は心拍出量と末梢血管抵抗の両者によって決まることから以下のようにあらわされる．

血圧＝心拍出量×全末梢血管抵抗

❶ 心拍出量

　心拍出量は循環血液量と心機能で決まる．例えば，大量出血や重症の脱水で循環血液量が低下すると心拍出量が低下し，その結果血圧が低下する．逆に，腎臓で尿がつくられなくなると循環血漿量が増加して血圧が上昇する．重症の心不全では心拍出量が低下する結果血圧が低下する．交感神経は心臓に対して心拍出量を増大させ，血圧を上げる．逆に，副交感神経は心拍出量を減少さ

せ，血圧を下げる．

❷ 末梢血管抵抗

末梢の動脈が交感神経の作用で細く収縮し，内腔の血液を圧迫して強い抵抗（血管抵抗🖋）を与えるほど血圧が高くなる．逆にさまざまな要因で血管が拡張し血管抵抗が弱まると血圧は低くなる．

3　脈波の伝播と脈拍

前述のように，心拍によって大動脈壁に生じる拍動が脈波となって瞬時に壁伝いに末梢動脈まで伝わり，心拍に連動した脈拍となる（図2-9参照）．脈波の伝播速度（脈波伝播速度🖋）は心臓から送り出された血液の流れの10倍以上も速く，心臓の収縮とほぼ同時に心音のⅠ音の直後に脈を触れる．なお，年齢とともに動脈壁の弾性線維が減り，代わりに伸縮性のないコラーゲン線維が増えて動脈のしなやかさが失われ，固くなると収縮期血圧が高くなり，拡張期血圧は低くなる．また脈波伝播速度は速くなる．

脈拍は心拍に伴う血圧の変動を反映するため，心拍出量の低下・血圧低下によって脈拍微弱となる．収縮期血圧が60mmHg以下になると，橈骨動脈の脈拍をほとんど触知できなくなる．また，脈のリズムの乱れから不整脈の存在がわかり，さらにさまざまな疾患で特徴的な脈拍の変化が現れることから，脈拍のアセスメント🖋は大変重要である．

4　血圧測定のしくみ

正常な動脈を流れる血液は層流で血管音を発しないが，動脈に圧を加えて狭窄を起こすと乱流を生じ，血管音（コロトコフ音）を発する．動脈が強く圧迫されて血流が完全に途絶えたときは血流が消失して血管音が聞こえない．腕に巻きつけるマンシェット（空気を入れるゴム製の扁平な袋）の内圧を上げて上腕動脈を完全に閉塞させた状態（血管音消失）から徐々に圧を下げていき，血管音が聞こえ始めた点は動脈の内圧（最高血圧）がマンシェット内圧より少しだけ高くなった瞬間で，閉塞が解除され乱流が開始したときである．一方，血管音が聞こえなくなった点は，マンシェット内圧が動脈内圧（最低血圧）より少しだけ低くなった瞬間で，狭窄が解除され乱流から層流へ移行したときである．

血圧測定は安静時に，心臓と同じ高さに合わせた上腕動脈において聴診法で行う（図2-16）．手術時や重症患者では橈骨動脈を

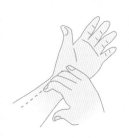

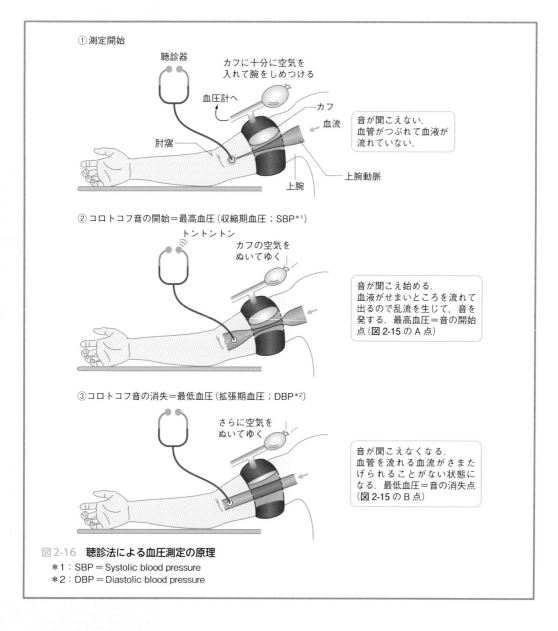

① 測定開始

聴診器

カフに十分に空気を
入れて腕をしめつける

血圧計へ

カフ

血流

肘窩

上腕

上腕動脈

音が聞こえない.
血管がつぶれて血液が
流れていない.

② コロトコフ音の開始＝最高血圧（収縮期血圧；SBP[*1]）

トントントン

カフの空気を
ぬいてゆく

音が聞こえ始める.
血液がせまいところを流れて
出るので乱流を生じて，音を
発する.　最高血圧＝音の開始
点（図 2-15 の A 点）

③ コロトコフ音の消失＝最低血圧（拡張期血圧；DBP[*2]）

さらに空気を
ぬいてゆく

音が聞こえなくなる.
血管を流れる血流がさまた
げられることがない状態に
なる.　最低血圧＝音の消失点
（図 2-15 の B 点）

図 2-16　聴診法による血圧測定の原理

＊1：SBP＝Systolic blood pressure
＊2：DBP＝Diastolic blood pressure

穿刺して直接血圧センサーを挿入し，持続測定を行う（直接法ま
たは観血法という）.

5　血圧を調節する3つのしくみ

　生体の血圧は一定ではなく，活動や休息に応じて適切に調整さ
れる．また，急に立ち上がったときや，出血や脱水で血圧が低下
したときには回復させる方向へ調節が行われる．血圧を調節する
しくみには，① 自律神経（p.145）による神経性調節，② ホルモン
による体液性調節[*6]，③ 一酸化窒素やその他の生理活性物質に

＊6：ホルモンは体液を介し
て作用するので体液性（液性）
調節と呼ばれる.

Column 血圧測定時の注意点

- 血圧は体動や交感神経緊張状態（寒冷・疼痛や精神的緊張・不安・恐怖・怒り）で上昇する．部屋の温度・湿度に配慮し，歩いてきた人には5分ほど安静にしてもらう．
- 血圧測定する血管の位置は心臓と同じ高さになるよう注意する．
- マンシェットに空気を送り込むチューブがよじれたり「く」の字に折れ曲がっていないことを確かめる．マンシェットの幅は測定値に影響を与える．小児には小児用，下肢には下肢用のものを用いる．
- 10mmHg以上の血圧の左右差があれば，低いほうの動脈の上流に狭窄がある可能性がある．初診時（再診時も時々）は必ず左右を測定することが必要である．
- 高血圧患者では，最高・最低血圧の間にコロトコフ音が聞こえなくなる聴診間隙がある場合があるので注意が必要である．マンシェットの圧を上げるときに触診法で最高血圧（＝マンシェットの圧を上げていき，脈拍が触れなくなった点）を確認する習慣をつけておくとよい．
- ショックで血圧が低すぎて聴診法で測定できない場合，触診法を試みる（最高血圧のみ測定可）．

よる局所性調節，の3つがある．

❶ 自律神経による血圧の神経性調節（表2-2, 3）

交感神経は心臓に加えて血管平滑筋も支配し，血管を常にほどよい収縮状態に保ち，血圧を維持している．交感神経の活動性が亢進すると，心拍出量増加（p.145）に加えて皮膚・内臓の血管収縮を増強し，血圧が上昇する．一方，副交感神経が優位になると徐脈により心拍出量が低下し，血圧が低下する．これらを自律神経による血圧の神経性調節という．

血圧の神経性調節で重要な役割を果たしているのが，頚動脈洞（図2-11）と大動脈弓にある血圧センサー（圧受容器）である．すなわち，血圧が低下すると，圧受容器→延髄の循環調節中枢→交感神経の経路を介して昇圧反射を起こし，起立性低血圧🖊を予防する．逆に血圧が上昇したときは心臓副交感神経を介して血圧を低下させる（降圧反射）．両方をまとめて圧受容器反射という．

❷ ホルモンによる血圧の体液性調節

ホルモンは内分泌細胞でつくられ，血流に乗って標的細胞まで運ばれ，標的細胞のもつ受容体に作用して効果を発揮する生理活性物質である．アドレナリンとレニン-アンジオテンシン-アルドステロン系が重要であり，血圧が下がったときに分泌が増加し，血圧を上げるように作用する．これらの作用を抑制するものが降圧薬🖊として使用されている．

ⓐアドレナリン　アドレナリンは交感神経緊張状態で副腎髄質から分泌されるホルモンである．アドレナリンは交感神経の神経伝達物質ノルアドレナリン等とともにカテコールアミンと呼

表2-2　血圧の神経性調節

交感神経⇒血圧上昇
心拍数↑
心収縮力↑ ⇒心拍出量↑
血管収縮 ⇒血管抵抗↑
副交感神経⇒血圧低下
心拍数↓ ⇒心拍出量↓

表2-3　圧受容器反射による血圧の恒常性維持

血圧低下⇒圧受容器反射
⇒交感神経↑
⇒血圧上昇（昇圧反射）
血圧上昇⇒圧受容器反射
⇒副交感神経↑
⇒血圧低下（降圧反射）

🖊起立性低血圧

起立時や起立中に，ふらつきや失神（一時的な意識消失）が起こるのは，昇圧反射が迅速に起こらず，血圧が低下して脳への血流が低下することによる．高齢者では，入浴で血管が拡張した状態で湯舟から立ち上がったときや，食事や排泄に伴って副交感神経が優位となった状況（徐脈による心拍出量の減少）で起こりやすく，注意が必要である．特に糖尿病などによる自律神経の機能不全があると起こりやすい．循環血液量減少（消化管出血や脱水）が原因のこともある．

🔖降圧薬

高血圧の薬には以下のものがある.

・カルシウム拮抗薬
　（血管平滑筋の収縮に必要なCa²⁺流入を抑制する）
・アンジオテンシンII受容体遮断薬（ARB）またはアンジオテンシン変換酵素阻害薬（ACEインヒビター）
・利尿薬
　（ナトリウムと水の排泄を促して循環血漿量を減らす）
・β受容体遮断薬（βブロッカー）
　（心臓への交感神経の作用を抑制する. 心臓の負担を減らすので, 利尿薬とともに心不全治療薬としても使用される）

🔖頻脈

ショックの患者は交感神経緊張状態となり, 頻脈, 顔面蒼白で四肢は冷たく（皮膚の血管収縮による）冷汗を呈する. （これらの特徴は「カテコラミン・リリース（放出）の状態」と呼ばれる.）また, ショックの初期は血管収縮による拡張期血圧の上昇がみられる. ショックの治療が遅れると収縮期・拡張期ともに血圧がどんどん低下していく.

🔖一酸化窒素

ストレッチやウォーキングのような軽い運動で血流が速くなると, 血管内膜からの**一酸化窒素**産生を刺激して血管が拡張し, 血圧が低下する. また, 動脈硬化を抑える作用もある. 狭心症治療薬の**ニトログリセリン**は, 体内で**一酸化窒素**を出し, 全身の血管を拡張させて狭心症の胸痛発作を解消する. ニトログリセリンは肝臓で不活化されるので飲み込まず, 舌の裏側に入れて溶かして使う. 血圧が下がるので立ったままではなく, 臥位か座位で使用する.

表2-4　アドレナリンとノルアドレナリン（＝交感神経）の作用

●心拍数↑・心収縮力↑（心臓のβ受容体を介するβ作用）
●血管収縮（血管平滑筋のα受容体を介するα作用）＊

＊：交感神経の作用により, 皮膚・内臓に分布する血管は収縮し（α作用）, 血圧上昇にはたらく. ただし, 心筋・骨格筋に分布する血管の平滑筋は例外的にβ受容体をもち, 交感神経・アドレナリンの作用で血管拡張する. これは, 交感神経が緊張する場面（闘争や逃避, 激しい運動）で心筋・骨格筋に血流を増大させる目的にかなったしくみといえる. 血流の再分配が起こるのである.

ばれ, アドレナリンα受容体・β受容体に作用して交感神経と同じ作用（α作用・β作用）を発揮する. 激しい運動時は心臓へのβ作用と血管へのα作用が協働して血圧を上げる（**表2-4**）. また, ショックに陥ると, ただちに交感神経とアドレナリンの作用により頻脈🔖になる.

ⓑ レニン-アンジオテンシン-アルドステロン系　レニンは, 血圧低下・腎血流量の低下や交感神経の緊張によって腎臓から血中に分泌される酵素で, アンジオテンシン変換酵素（ACE）という第2の酵素と協働してアンジオテンシンII（昇圧ホルモン）を血管内でつくらせる. アンジオテンシンIIは血管平滑筋に作用して収縮させ, 数分以内に血圧を上げ, さらに副腎皮質に作用してアルドステロンをつくらせる. アルドステロンは腎臓に作用してナトリウム（Na）と水の排泄を減らし, 血漿中に貯めこませて循環血漿量を増加させることにより血圧をさらに上昇させる.

❸ 一酸化窒素による局所性調節

一酸化窒素🔖（NO＊⁷）は血管内皮でつくられる血管拡張物質で, 血管中膜平滑筋に作用して血圧を低下させる. 内皮は常時NOを少量産生しているが, 血流が速くなるとNO産生が増え, 増加した血流が速やかに流れるように血管が拡張する.

🔰 6　血管の調節に関わるその他のしくみ

❶ 脳と腎臓の動脈がもつ自動調節能

脳と腎臓の血管では, 血圧が変化しても血流量が一定範囲に収まるように, 血管自体が適切に反応して収縮・弛緩し, 血流量を調節するはたらきが備わっており, これを自動調節能（オートレギュレーション）という.

❷ 代謝産物による血管拡張と血流増加

脳血管は過換気による二酸化炭素低下で収縮し, 血流が減るため, 意識障害が起こる. 逆に二酸化炭素の過剰では拡張する. また, 活発に神経活動を行っている脳の部位は血流が増加すること

がよく知られている．これは神経細胞から出る代謝産物が局所性に血管を拡張させ，血流を増やすためと考えられている．また，運動時は骨格筋の血流量が激増する．これは交感神経のβ作用（心拍出量増加と骨格筋の血管拡張），筋ポンプによる静脈還流増加，血管内皮の一酸化窒素産生増大に加えて，骨格筋から出る乳酸などの代謝産物が血管拡張を起こすためと考えられている．

❸ 血管に作用するその他のホルモンや生理活性物質

ⓐ **バソプレッシン（抗利尿ホルモン）**　脱水時に血漿の浸透圧が高くならないように腎臓での水再吸収を増加させ尿を濃縮するホルモンであるが，著しい血圧低下でも分泌が増加し，血管を収縮させて血圧を上げるように作用する．

ⓑ **ヒト心房性ナトリウム利尿ペプチド（hANP ＊8）**　心房筋から分泌されるホルモンで，循環血液量が過剰になると心房の壁が伸展され，その刺激で血中に分泌される．血管平滑筋を拡張させるとともに，腎臓から尿中へのNaと水の排泄を促進し，血圧を下げる．

ⓒ **エンドセリン**　血管内皮から分泌され，血管を収縮させる．

ⓓ **トロンボキサンA2**　血管が傷ついたとき，活性化された血小板から放出され，血管を収縮させて止血にはたらく．同時に血小板を凝集させ，止血を促進する．

ⓔ **プロスタサイクリン（プロスタグランジンI2）**　血管内皮から出て血管を拡張させる（トロンボキサンA2と逆の作用）．

ⓕ **ヒスタミン**　アレルギーや炎症で組織肥満細胞から放出され，血管内皮細胞からのNO産生を増大させる．その結果，血管拡張・血管透過性亢進をきたし，じんましんや花粉症，重症ではアナフィラキシーショック✍を起こす．

F　リンパ管系

リンパ管は組織に分布する毛細リンパ管から起こり，間質液を回収してリンパ液として静脈へ戻す脈管である（図2-17）．リンパ管の内腔には弁があって逆流を防ぎ，リンパ管壁が周期的に収縮してリンパ液を徐々に中枢側へ送る．リンパ管は免疫組織のリンパ節と連結しながら血管に並走し，しだいに集まって最終的に2本の太いリンパ管（胸管と右リンパ本管）となり，左右の静脈角✍

＊7：NO = nitric oxide
「ノー」ではなく「エヌ・オー」と読む

＊8：hANP = human atrial natriuretic peptide
（急性心不全の治療薬として使用される）

✍**アナフィラキシーショック**
即時型アレルギーの最重症型で，過剰なNOの作用で血管拡張（血圧低下）と血管透過性の亢進が起こり，ショックに陥る．頻脈はみられるが，大量出血や心筋梗塞などによるショックと異なり，血管拡張のため手足は温かい．なお，重症細菌感染症で起こる敗血症性ショックもNOが関与し，手足は温かい．これらはwarm shockと呼ばれる．

✍**静脈角**
内頚静脈と鎖骨下静脈の合流点．

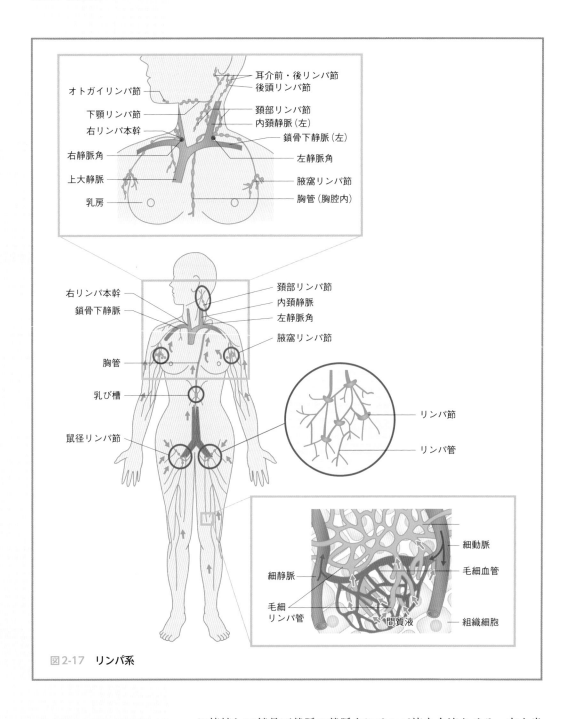

図2-17　リンパ系

乳び
胸腔・腹腔内で何らかの原因でリンパ管が傷つくと，リンパが漏れて乳び漏が胸腔・腹腔に溜まる．

に接続して鎖骨下静脈の静脈血にリンパ液を合流させる．右上半身のリンパ管は右リンパ本幹に集まり右の静脈角に合流する．一方，腹部・下肢のリンパ管は合流して1本の胸管と呼ばれる人体最大のリンパ管となり，脊柱の前を上行して左の静脈角に接続する．胸管の起始部には乳び槽と呼ばれる膨らみがある．乳びは小腸から吸収された脂質で白濁したリンパの状態をいう．左の静

脈角には左の上半身・胸腔内のリンパ液も合流する. リンパ液の流量は1日に4L程度とゆっくりであるが, リンパ管が閉塞すると, リンパ液が中枢へ流れなくなり, その部位より末梢の組織の間質に水分が溜まり, リンパ浮腫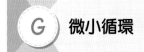が起こる.

リンパ管は免疫系にも属し, リンパ液にはリンパ球(白血球に属する免疫細胞)も流れている(p.132). リンパ液はリンパ節の中を流れて「検疫」を受けながら中枢へ送られている. リンパ節はリンパ球が集合した免疫組織であり(p.139), 流入したリンパ液に異物・病原体やがん細胞が混じっていると, これらを排除しようとして免疫反応を起こし, 大きく腫れる(リンパ節腫脹^{しゅちょう}). リンパ節は体内・体表のリンパ管が並走する血管に沿ってたくさん存在しており, 体表では頸部・腋窩・鼠径部に多く集まっている(表在リンパ節).

リンパ液には小腸から吸収した脂質もリポタンパクに結合して流れており, 乳び槽を通過して胸管を上行し, 鎖骨下静脈から血流に入る. このため, 食後のリンパ液は白濁する.

G 微小循環

毛細血管を中心として, その前後の細動脈から細静脈の循環を

リンパ浮腫
間質液の過剰によるむくみを「浮腫(ふしゅ)」という. その原因の一つがリンパ浮腫であり, 末梢からのリンパ還流が障害された場合に起こる. がんが転移したリンパ節を取り除くリンパ節郭清^{かくせい}を行うと, リンパの流れが途絶するのでリンパ浮腫を起こす. 特に乳がんでは腋窩リンパ節郭清によって患側の上肢がパンパンに腫れるほどのリンパ浮腫が起こることがある.

リンパ節腫脹
リンパ節は, 感染症(局所の細菌感染, 全身性ウイルス感染, 結核など), がんのリンパ行性転移, 悪性リンパ腫(リンパ球のがん化), 膠原病などさまざまな原因で腫脹する. 胃がんなど腹腔内のがんがリンパ行性に転移すると, 最終的に左静脈角の胸管合流部位に達し, 左鎖骨上窩のリンパ節が腫脹する(同部位は正常ではリンパ節を触れない). これは Virchow(ウィルヒョウ)のリンパ節と呼ばれる. Virchowは有名なドイツの病理学者(1821-1902年).

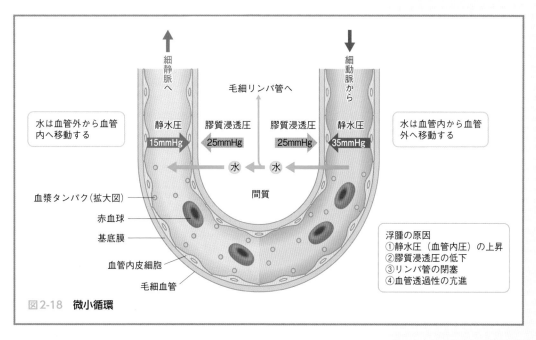

図2-18 微小循環

水は血管外から血管内へ移動する

静水圧 15mmHg　膠質浸透圧 25mmHg　膠質浸透圧 25mmHg　静水圧 35mmHg

水は血管内から血管外へ移動する

細静脈へ　毛細リンパ管へ　細動脈から

水　水　間質

血漿タンパク(拡大図)
赤血球
基底膜
血管内皮細胞
毛細血管

浮腫の原因
①静水圧(血管内圧)の上昇
②膠質浸透圧の低下
③リンパ管の閉塞
④血管透過性の亢進

膠質浸透圧

血漿はタンパク質が7%も含まれ，水は93％しかない（p.113）．このため，水の「濃度」が高い間質から低い血管内へ水が移動する（水の移動を浸透という）．すなわち，血管内の血漿タンパクが，間質の水を血管内へ移動（浸透）させる作用を及ぼすのである．この作用は静水圧と拮抗するほどの圧に相当し，膠質浸透圧と名付けられた．
なお，膠（ニカワ）はゼラチンタンパクのことで，湯に溶かして冷やすと，**水を保持して固まる**（ゼリー）．

*9：動脈側の毛細血管から出て間質液に加わった水分の9割は静脈側の毛細血管に回収され，残り1割は毛細リンパ管に回収される（**図2-18**）．

微小循環という（**図2-18**）．全身組織に網目状に分布する毛細血管は，1層の内皮細胞と基底膜のみからなり，この薄い壁を介して接する血液と組織の間質液（内部環境）の間で，O_2・CO_2，栄養素・老廃物が濃度の高いほうから低いほうへ移動して交換される．こうして，細胞周囲の間質液が最適な状態に維持される．

　毛細血管では，血液と間質液との間で水分の授受も行われる．毛細血管の内圧を静水圧という．静水圧は間質液の圧より高いので血管から外向きにはたらき，毛細血管の動脈側では少量の水分が間質へ移動する．一方，毛細血管の中を流れる血漿には血漿タンパクが高濃度（7%）含まれており，タンパク質をほとんど含まない間質液から水分を血管内へ吸い上げる内向きの圧力を及ぼす．この血漿タンパクが及ぼす内向きの圧力を膠質浸透圧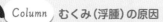といい，正常では25mmHgほどもある．

　このように，毛細血管の薄い壁には，静水圧（外向き）と膠質浸透圧（内向き）がバランスよく作用している（毛細血管のスターリングの法則）．その結果，水分が毛細管血と間質の間を出入りし，間質液がゆっくりと置き換わっているのである（**図2-18**）*9．

> #### Column　むくみ（浮腫）の原因
>
> 　むくみ（浮腫，エデーマ edema）は間質液の過剰により生じる．**図2-18**を見ると，大きく3つの原因が考えられる．① 静水圧（毛細血管内圧）の上昇，② 膠質浸透圧の減少，③ リンパ管の閉塞（リンパ浮腫）の3つである．そして4つ目の要因は ④ 血管透過性の亢進である．①②④ の原因をみてみよう．
>
> ① 静水圧（毛細血管内圧）上昇：下肢深部の静脈が血栓によって閉塞すると患側下肢が浮腫によってパンパンに腫れる（深部静脈血栓症）．また，全身性の要因としては，心不全による血流のうっ滞や，腎不全による循環血液量の増大（尿をつくれなくなるため）で全身性の浮腫が起こる．
> ② 膠質浸透圧低下：膠質浸透圧は血漿タンパク（特にアルブミン：p.113）のはたらきによる．血中アルブミンが低下した状態（低アルブミン血症：大量のタンパク尿や低栄養で起こる）で浮腫が生じる．
> ④ 血管透過性亢進：じんましんや花粉症など即時型アレルギーで起こる．血管内皮細胞どうしの結合がゆるみ，血漿成分が間質に漏れ出る．気道粘膜に浮腫が起こると，気道が狭窄し呼吸困難になる（気道粘膜の浮腫は，アレルギーの最重症型であるアナフィラキシーや，熱い外気を吸入した場合の気管熱傷で起こり，気管挿管・人工呼吸が必要である）．

第 **3** 章

呼吸器系

A　呼吸とは何か？

　私たちは無意識のうちにも常に呼吸し，酸素（O_2）を大気🍃から取り入れ，体内で生じた二酸化炭素（CO_2）を大気中に排出している．O_2は，食物から得た栄養素（エネルギー源）を細胞内で生物学的に燃焼させるために必要である．その結果，あらゆる生命活動に必要なエネルギー分子ATP（アデノシン三リン酸，p.14）と老廃物であるCO_2が生じる．ATPは細胞内で生命活動のために使われ，一方，二酸化炭素は血流によって肺へ運ばれ，酸素と交換に外気へと排出される．

　酸素と二酸化炭素を合わせて呼吸ガスという．呼吸ガスは拡散という物理現象によって，濃度（分圧）の高いほうから低いほうへ濃度勾配🍃に従って移動する．

1　外呼吸と内呼吸

　酸素と二酸化炭素を交換する「ガス交換」を呼吸といい，肺において行われる肺呼吸🍃と組織で行われる組織呼吸🍃がある．肺呼吸は外気と血液の間で行われるガス交換で外呼吸ともいい，一般に呼吸といえば肺呼吸を指す．一方，組織呼吸は体内の細胞と血液の間でのガス交換で内呼吸ともいう（図3-1）．

　酸素が欠乏すると細胞は生命活動のエネルギーを得ることができず，生命の危機に陥る．また，二酸化炭素が過剰になると体液に溶解して炭酸を生じ，体液が酸性に傾くため，二酸化炭素は絶えず体外へ排出する必要がある（体液pH🍃の恒常性維持）．

2　呼吸における血液循環の役割

　肺呼吸と組織呼吸には，それぞれ肺循環，体循環の血流が密接に関わっている．

　肺呼吸によって肺循環の血液は酸素化🍃され，動脈血となる．組織呼吸では体循環に送られてきた動脈血から酸素を受け取って細胞が酸素化され，血液は脱酸素化されて静脈血となる．このように，生命活動に必須の酸素の取り入れは，肺呼吸でまず血液を酸素化し，ついで組織呼吸で組織を酸素化する，という2段階で達成されている．血流が途絶えれば，肺呼吸も組織呼吸もできなくなる．

🍃**大気の組成**
酸素 O_2 20.9%
窒素 N_2 78.0%
二酸化炭素 CO_2 0.04%
二酸化炭素は長らく0.03%だったが，人類による化石燃料（石油・石炭）の消費に伴って大気中に蓄積し，現在は0.04%を超えている．二酸化炭素は地球から宇宙空間への熱放散を妨げるので，地球温暖化を引き起こし，さまざまな環境問題が起こっている．

🍃**濃度勾配**
酸素：
外気＞肺胞気＞血液＞組織
二酸化炭素：
組織＞血液＞肺胞気≫外気

🍃**肺呼吸（外呼吸）**
外気⇔血液の間のガス交換

🍃**組織呼吸（内呼吸）**
血液と細胞の間のガス交換

🍃**体液pH**
体液は弱アルカリ性で，細胞外液のpHは7.35〜7.45に保たれている．体内に二酸化炭素が蓄積すると炭酸が過剰となり，pHは酸性に傾く．その結果，酵素などの構造が変化してうまくはたらかなくなり，生命活動を維持できなくなる．

🍃**酸素化と酸化のちがい**
酸素化とは，酸素分子（O_2）の供給や結合をいう（例：酸素化ヘモグロビン）．これに対し，酸素原子（O）の結合は酸化という（例：鉄のサビ，リンゴの切り口が茶色になる現象）．体内でも酸化が起こり（＝酸化ストレス），老化，がん，動脈硬化のすべてに関与している．

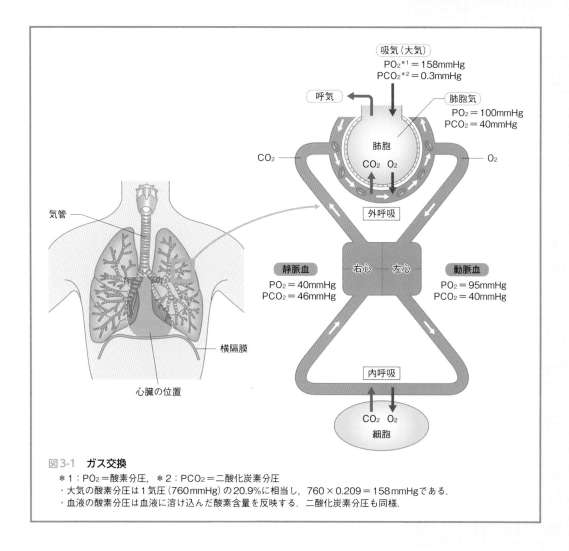

図3-1　ガス交換

＊1：PO_2＝酸素分圧，＊2：PCO_2＝二酸化炭素分圧
・大気の酸素分圧は1気圧（760mmHg）の20.9%に相当し，$760 × 0.209 ＝ 158$ mmHgである．
・血液の酸素分圧は血液に溶け込んだ酸素含量を反映する．二酸化炭素分圧も同様．

3　呼吸運動

　息を吐いたり吸ったりする呼吸運動は延髄の呼吸中枢からの指令に基づく呼吸筋（横隔膜と肋間筋）の運動である．呼吸筋の収縮時に胸腔が広がり，肺が受動的に膨らんで外気を受け入れ，吸息が起こる．

B　呼吸器系の構成と呼吸のしくみ

　呼吸器はガス交換の場である肺と，肺と外気を結ぶ気道からなり，血液の肺循環との緊密な連携によって生命維持に不可欠な肺呼吸を行っている．

左右の肺は胸膜に包まれて胸腔内にあり，心臓・食道や大血管のある縦隔の両側で横隔膜の上に載っている．気道は外鼻孔^{がいびこう}から始まり，鼻腔^{びくう}・咽頭^{いんとう}・喉頭^{こうとう}を経て気管・気管支が連続して肺に至る．気管は胸腔内に入ると胸骨角の高さで左右に分岐して気管支となり，肺動脈・肺静脈と一緒に肺の縦隔面にある肺門から肺に入る．気管支は肺内で約20回枝分かれを繰り返して肺の隅々にまで至り，その末端に肺胞が接続している．肺動脈は気管支の枝にそって分岐を繰り返し，肺胞壁で肺胞毛細血管となり，その中を流れる血液と肺胞気との間で酸素・二酸化炭素が拡散によって移動し，ガス交換が行われる．これにより，血液は動脈血となり，肺静脈を通って心臓へもどる（肺循環）．

　気道を通じて古い肺胞気が外気へ排出され，新鮮な外気が肺胞に入って肺胞気が入れ替わる（肺胞換気）．肺は自ら広がることができないので，肺胞換気には呼吸運動が必要である．すなわち，呼吸筋（横隔膜と肋間筋）が収縮して胸腔を広げ，肺は受動的に広がって外気が気道を通って肺胞へ流入する（吸息）．呼吸筋が弛緩すると胸腔がもとの容積に戻り，肺は自らの弾性で縮み肺胞気を外気へと送り出す（呼息）．呼吸筋は，延髄の呼吸中枢の指令で呼吸運動を行い，普段は意識されないが，意識的に（大脳皮質の指令で）動かすこと（随意運動）もできる．

　このように，肺呼吸は，肺胞換気（呼吸運動と気道の開存），ガス交換（呼吸ガスの拡散），肺の血流（肺循環）の3つの要素からなり，呼吸器系，循環器系，呼吸筋と神経系の協働のもとに円滑に行われ，生命が維持されているのである．

Ⓒ　呼吸器系の構造

◤ 1 気　道

　気道は鼻腔・咽頭・喉頭・気管・気管支からなり，喉頭にある声門までを上気道といい，声門以下を下気道という．気管支は分岐を繰り返して肺全体に分布し，肺胞へと接続する（図3-2）．

　気道の役割は，取り入れた外気を体温で温め（加温），湿り気を与え（加湿），かつ，外気に含まれる異物・病原体を排除することである．このため，鼻腔・喉頭・気管・気管支の内面を覆う気道粘膜は運動能をもつ線毛を備えた線毛上皮からなり，さらにそ

✍拡散

酸素の拡散速度は二酸化炭素よりずっと遅く，20倍近く時間がかかる．そこで肺には拡散の遅い酸素を最大限多く取り込むためのしくみが備わっている．すなわち，両肺には合わせて3億個の肺胞があってガス交換の表面積を最大限大きくし，かつ肺胞気と肺胞毛細血管は至近距離で隣接し，拡散距離を最小限にしている．

✍肺呼吸の3ステップ
① 外気と肺胞での**換気**
② 肺胞気と血液での**ガス交換**
③ 肺循環の**血流**

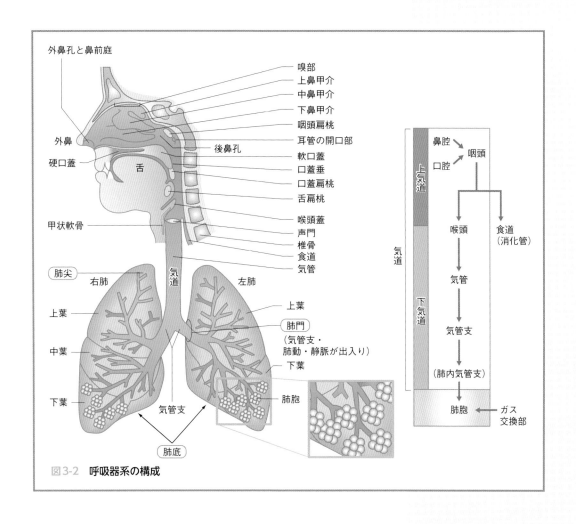

図3-2 呼吸器系の構成

の上を粘液●が覆っている．気道粘膜が冷気や侵入した異物によって刺激を受けるとくしゃみ反射●（鼻腔粘膜）や咳反射●（喉頭・気管・気管支粘膜）を起こし，異物を排除する．感染が起こると粘液が増量して痰となる．

❶ 鼻と鼻腔・副鼻腔（図3-3）

鼻は顔面の中央に突き出た**外鼻**と，その奥で口腔の上に位置する鼻腔からなり，外気を取り入れて加温・加湿し，またにおいをかぐ役割をもっている．

外鼻は上方の付け根部分である**鼻根**，鼻の稜線である**鼻背**，鼻の尖端である**鼻尖**，鼻の穴である左右の**外鼻孔**とこれを取り囲む**鼻翼**の各部位からなり，鼻根の鼻骨と鼻背の鼻軟骨が骨組みを形成している．鼻翼には内部に**鼻翼筋**があり，著しい呼吸困難では収縮・弛緩して外鼻孔の大きさが変化するのが観察される（鼻翼呼吸）．外鼻孔の入り口付近には**鼻毛**が生えており，粗大な異物

●粘液
粘液は，線毛上皮の間に散在する杯細胞や，粘膜下組織にある粘液腺が分泌する．

●くしゃみ反射
鼻腔粘膜に異物や冷気で刺激が加わると，くしゃみ反射が起こる．

●咳反射
喉頭・気管・気管支の粘膜や末梢気道には迷走神経（第Ⅹ脳神経）が分布しており，異物や炎症による刺激を脳幹に伝えて咳反射を惹起する．
咳は咳嗽ともいう．咳のみで痰がない乾性咳嗽と痰もある湿性咳嗽に分類され，原因が違う．

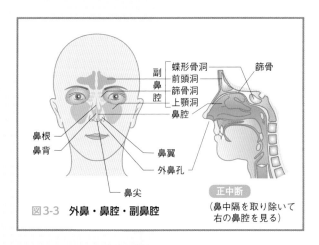

図3-3　**外鼻・鼻腔・副鼻腔**

蝶形骨洞／篩骨／副鼻腔／前頭洞／篩骨洞／上顎洞／鼻腔／鼻根／鼻背／鼻翼／外鼻孔／鼻尖

正中断
（鼻中隔を取り除いて右の鼻腔を見る）

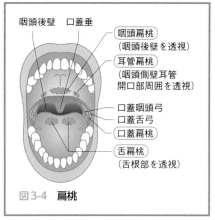

図3-4　**扁桃**

咽頭後壁／口蓋垂／咽頭扁桃（咽頭後壁を透視）／耳管扁桃（咽頭側壁耳管開口部周囲を透視）／口蓋咽頭弓／口蓋舌弓／口蓋扁桃／舌扁桃（舌根部を透視）

✎鼻中隔

鼻中隔の前下方は**キーゼルバッハ部位**といい，血管網が豊富で鼻出血がよく起こる．鼻出血の止血は，坐位で鼻翼の上から親指で圧迫止血すると良い．

✎副鼻腔炎

副鼻腔の粘膜の炎症が副鼻腔炎で，慢性副鼻腔炎は俗に蓄膿症と呼ばれている．副鼻腔の壁の高いところに鼻腔と交通する孔があるため，副鼻腔に溜まった分泌物は頭を下げたり後ろへのけぞったりしないと鼻腔に出てこない．

✎粘膜関連リンパ組織

気道や消化管の粘膜にはリンパ球がたくさん集まった免疫組織があり，粘膜への病原体の侵入を防いでいる．扁桃や回腸粘膜のパイエル板で特に発達している．口蓋扁桃・耳管扁桃・咽頭扁桃・舌扁桃は，まとめて**ワルダイエルのリンパ咽頭輪**と呼ばれ，口・鼻から侵入する病原体に対する生体防御機構の一翼を担う．

の侵入を防いでいる（**図3-3**）．

　鼻腔は，正中にある**鼻中隔**✎と側面から張り出した上・中・下3対の**鼻甲介**に挟まれて狭い洞窟のような空間となっている．鼻腔の天井部分には**嗅上皮**（**図9-12B**参照）があり，吸気中のにおい分子（化学物質）を受容体でキャッチしてその情報を**嗅神経**を通じて脳へ伝え，脳でにおいとして感じる（嗅覚）．それ以外の鼻腔内面は線毛上皮からなる**鼻粘膜**で覆われている．外鼻孔から入った外気は狭い鼻腔を通過中に鼻粘膜によって温められ，湿り気を与えられて**後鼻孔**から咽頭鼻部に流入する．

　外気は口からも入り，口腔を通って咽頭口部に流入する．鼻腔と口腔は，口腔の天井をなす**口蓋**で仕切られている．口蓋の前半分は上顎骨がある硬口蓋で，後ろ半分は骨の代わりに筋肉がある**軟口蓋**である．

　ⓐ副鼻腔　鼻腔の左右（上顎洞）・上方（前頭洞など）には**副鼻腔**✎という骨の中の空洞がいくつもあり，鼻腔側壁にあいた孔で鼻腔と通じている．副鼻腔も鼻粘膜と同じ粘膜で覆われている．副鼻腔は顔面を軽くし，声を共鳴させる役割をもっている．

❷咽頭

　咽頭は横紋筋でできた管で，空気と食物の共通の通路であり，呼吸器と消化器の双方に属する．鼻腔，口腔，咽頭の関係を建物に例えていえば，1階（口腔）と2階（鼻腔）が後ろで吹き抜け（咽頭）に通じている構造となっている．咽頭鼻部の天井は頭蓋底に接している．咽頭の粘膜には，**扁桃**と呼ばれる粘膜関連リンパ組織✎があって外敵の侵入を防いでいる（**図3-4**）．左右の**口蓋扁桃**（俗にいう扁桃腺）や，咽頭鼻部にある**咽頭扁桃（アデノイド）**など

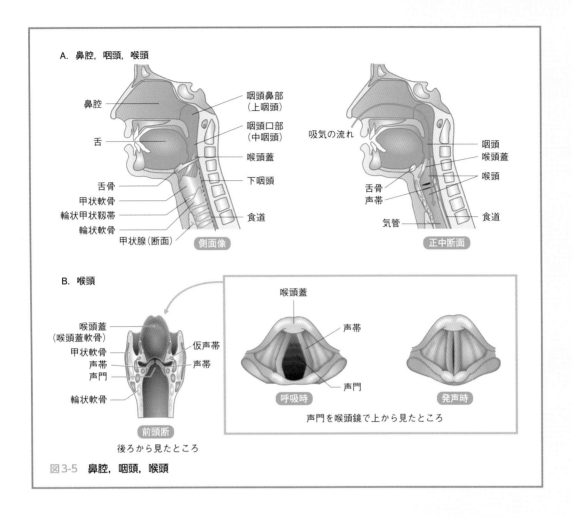

A. 鼻腔，咽頭，喉頭

鼻腔
舌
咽頭鼻部
（上咽頭）
咽頭口部
（中咽頭）
喉頭蓋
下咽頭
舌骨
甲状軟骨
輪状甲状靱帯
輪状軟骨
甲状腺（断面）
食道
側面像

吸気の流れ
咽頭
喉頭蓋
喉頭
舌骨
声帯
気管
食道
正中断面

B. 喉頭

喉頭蓋
（喉頭蓋軟骨）
甲状軟骨
声帯
声門
輪状軟骨
仮声帯
声帯
前頭断
後ろから見たところ

喉頭蓋
声帯
声門
呼吸時

声帯
発声時

声門を喉頭鏡で上から見たところ

図3-5　鼻腔，咽頭，喉頭

である．咽頭鼻部の側壁には，左右の中耳と咽頭を結ぶ耳管 の開口部がある（**図3-2**）．

咽頭の下端は前後に分かれ，前方に喉頭，後方に食道が位置している．食道は普段入り口が閉じていて，外気は咽頭から前方の喉頭に入る．一方，食物は嚥下運動によって後方の食道に入る．嚥下時には，軟口蓋が咽頭後壁に密着して鼻腔への逆流を防止すると同時に，誤嚥 が起こらないように喉頭が引き上げられ，後述の喉頭蓋が喉頭に被さって誤嚥を防止する（**図3-5A**）．

③ 喉頭

喉頭は甲状軟骨（ノドボトケ）とその下にある輪状軟骨に囲まれた部分で，内部に左右の声帯というヒダをもち，気道と発声器官の両方の役割をもつ．声帯の上方には喉頭蓋が斜めに張り出している．喉頭の内外には筋肉（横紋筋で随意筋）があり，嚥下時には喉頭を引き上げて誤嚥を防ぎ，発声時には左右の声帯を正中

耳管
耳管は普段は閉じているが，トンネルの中などで外気圧が変化して中耳と圧差が生じたときは，つば（唾液）を飲み込むと耳管が開き，中耳の内圧が外気圧と同じに調整される．子どもは耳管が短く，中耳まで水平に近く伸びているため，咽頭から細菌が入り込みやすく**中耳炎**を起こしやすい．

誤嚥
食物，唾液・口腔内常在菌や逆流した胃液など，食道へ嚥下すべきものが気道に入ることをいう．高齢者では，誤嚥性肺炎を起こしやすい．

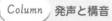

> **Column　発声と構音**
>
> **(1) 発声のしくみ**
>
> 　声門は普段は開いていて，吸息・呼息の空気が通っている．発声時は声帯やその周囲の筋肉が収縮して声帯を正中に引き寄せて声門を狭め，ここを通過する呼気が声帯を高速で振動させることにより声を出す．声の高さは声帯の長さと張り具合によって決まり，思春期以降の男性は甲状軟骨が前方に突出して声帯が長くなるので声が低音になる（声変わり）．声の大きさは呼気の強さによる．発声は，反回神経（迷走神経の枝）に含まれる運動神経のはたらきによる．片側の反回神経の麻痺や切断により，かすれ声（嗄声）になる．両側の麻痺・切断では声門が閉じて窒息してしまうので気道確保が必要である．
>
> **(2) 構音のしくみ**
>
> 　構音とは，舌・口唇・軟口蓋の筋や口の開閉を起こす筋を動かして，声帯から発する声をさまざまな子音・母音を組み合わせた発音にすることであり，発音が連続して意味のある言葉となる．構音障害は，これらの筋や筋を支配する運動神経の神経伝達が障害されて起こる運動障害であり，ふがふがとはっきりしない発音になる．

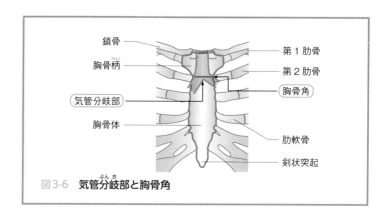

図3-6　**気管分岐部と胸骨角**

🔖急性上気道炎

かぜ（普通感冒）はウイルスによる鼻腔・咽頭・喉頭の炎症で，くしゃみ・鼻水・鼻詰まり（鼻炎），のどの痛みや咳（咽頭炎・喉頭炎），声のかすれ（嗄声：喉頭炎）などの局所症状が起こる．

🔖気管支

下気道に炎症が広がって気管支炎になると，上気道炎に比べて痰が増え咳もひどくなり全身性症状の発熱や倦怠感，食欲不振も強くなる．細菌感染が加わっていることが多い．気管支が痰や異物・がんなどで閉塞するとその先に空気が入らない無気肺となり，X線写真で白い影が映る．右中葉は**無気肺**を起こしやすい．

🔖胸骨角

胸骨体と胸骨柄の接続部位で隆起している．胸骨角の左右には第2肋骨が接続する．

に引き寄せて狭いすき間から出る呼気で振動させ，声を出す（**図3-5B**）．甲状軟骨と輪状軟骨の間には結合組織（輪状甲状靱帯）があり，上気道🔖に餅などが詰まって窒息したときには，この部分に太い注射針を刺して救命する（**図3-7**）．

❹ 気管・気管支

　喉頭の下には気管と気管支🔖が続く．気管は10cmほどの長さで，頸部から胸腔に入ると胸骨角🔖（**図3-6**）の裏側で左右の主気管支に分岐する（**図3-7**）．右主気管支のほうが左主気管支より垂直に近く分岐し，かつ太いので，誤嚥物は右に入りやすい．主気管支は左右の肺門から肺に入り，右主気管支は上・中・下の3本の，左主気管支は上・下2本の葉気管支に分岐し，それぞれの肺葉に向かう．葉気管支はさらに各肺葉内で区域気管支に分岐して，右肺は10個，左肺は8個の肺区域に向かう．気管と太い気管

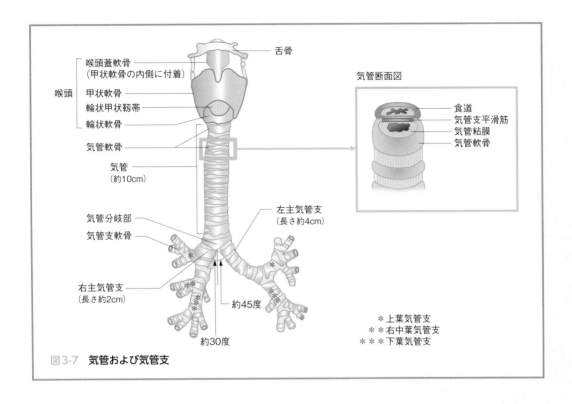

図3-7 気管および気管支

右主気管支
（長さ約2cm）

＊上葉気管支
＊＊右中葉気管支
＊＊＊下葉気管支

支は外壁にU字形の気管軟骨がはしご状に付着し，前面と側面を補強している．後面は軟骨がなく気管・気管支平滑筋に覆われた膜様部で，食道や心臓の前面と接している．気管支はさらに分岐を繰り返して肺の全域に至り，内径2mm以下の細気管支となる．この領域は末梢気道と呼ばれ，壁は気管支軟骨と粘液腺を失い，粘膜と気管支平滑筋のみとなっているので閉塞しやすい．細気管支はさらに枝分かれして終末細気管支・呼吸細気管支を経て肺胞のみからなる肺胞嚢（ガス交換部）に接続する．

　ⓐ**気道の浄化作用**　気道は，自らの浄化作用をもっている．

　第一に，気道粘膜の表面は粘液で覆われ，外界から侵入した異物や病原体を絡め取る．粘液は杯細胞や粘液腺が分泌し，気道上皮から分泌される分泌型抗体（IgA，p.137）を含んでいる．

　第二に，気道粘液は気道上皮の線毛運動で絶えず上方へ送り出され，普段は無意識に嚥下されている（**図3-8**）．かぜなどによって気道に炎症が起こると，気道粘液の分泌が増加して痰となる．

　第三に，気道上皮が刺激されると咳反射が起こり，痰や異物を勢いよく喀出する（咳や痰は，気道浄化作用のあらわれである）．

　このような気道の浄化作用によって，吸息相で吸い込んだ清浄

気管支平滑筋と気管支喘息
発作性に気道が狭くなって呼吸困難となる病気が**気管支喘息**である．子どもの気管支喘息はアレルギーが原因で起こり，ダニ・ハウスダストなどのアレルギーの原因となる物質が気管支平滑筋の収縮を引き起こすことで，気道が狭窄し，呼吸困難の発作を起こす．狭い気道を通る呼気が笛の音のような高調で長く続く異常呼吸音（喘鳴：ぜんめい，ぜいめい）を引き起こす．重症では低酸素・高二酸化炭素のため意識消失し，治療しないと死に至る．発作時は起坐位・前傾姿勢が安楽である．

痰
喀痰ともいう．細菌感染が加わると黄色や緑色になる．細菌と戦った白血球の死骸や分解産物が含まれる．

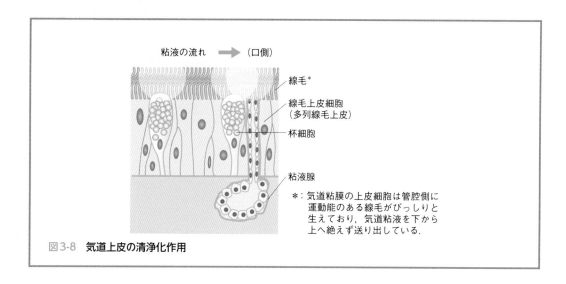

粘液の流れ ━━▶ （口側）

線毛*

線毛上皮細胞
（多列線毛上皮）

杯細胞

粘液腺

＊：気道粘膜の上皮細胞は管腔側に
運動能のある線毛がびっしりと
生えており，気道粘液を下から
上へ絶えず送り出している．

図3-8 気道上皮の清浄化作用

な大気が肺胞へ送り込まれる．

ⓑ気管支平滑筋 気管・気管支の平滑筋は，副交感神経（迷
走神経）刺激で収縮し，交感神経刺激で弛緩（拡張）する．

2 肺（図3-9, 10）

❶ 肺の肉眼的構造（図3-9, 10）

右肺は3つの肺葉（上葉・中葉・下葉）に，左肺は2つの肺葉（上
葉・下葉）に分かれている．肺葉は大葉とも呼ばれ，個別に肺胸
膜で覆われているので，手術では，それぞれをまとめて切除する
ことができる．左右の上葉の上端部を肺尖といい，鎖骨より上方
に位置している（図3-9）．横隔膜に載った下葉の底部を肺底部と
いう．肺門からは，気管支，肺動脈，肺静脈のほか，肺組織を養
うための気管支動脈，肺組織の細胞外液を回収するリンパ管，肺
内気管支に分布する自律神経が出入りしている．なお，気管支動
脈は肺の栄養血管で体循環に属する．これに対し，肺循環に属す
る肺動脈は肺の機能血管である．肺門には肺門リンパ節，縦隔に
は縦隔リンパ節があり，肺がんの転移で問題となる．

❷ 末梢気道と肺胞

気管支と肺動脈は肺内で一緒に枝分かれを繰り返し，肺の隅々
までそれぞれの枝を広げる．1本の細気管支から先は肺の小葉と
呼ばれ，薄い結合組織で包まれた肺の機能単位となっている．小
葉の中で細気管支はさらに枝分かれして終末細気管支，呼吸細気
管支を経て，肺胞管・肺胞嚢に接続する．呼吸細気管支には壁の

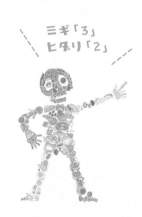

ミギ「3」
ヒダリ「2」

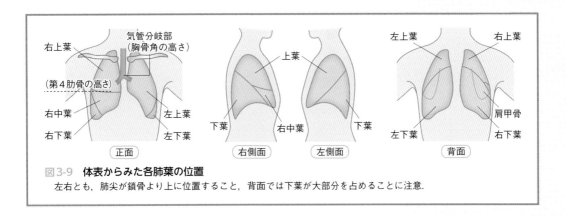

図3-9 体表からみた各肺葉の位置
　左右とも，肺尖が鎖骨より上に位置すること，背面では下葉が大部分を占めることに注意.

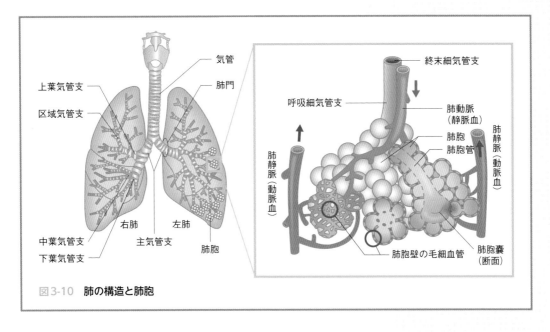

図3-10 肺の構造と肺胞

Column　肺　炎

　肺炎は肺の感染症で，高熱と咳・痰・呼吸困難をきたす．高齢者の死因で最も多いのは肺炎である．胸部X線写真やCT画像では空気を含んで黒く映る正常な肺の中に炎症による白い影が生じる．病院や介護施設以外で発症する肺炎（市中肺炎）の起因菌は肺炎球菌が多く，65歳以上はワクチン接種が推奨されている．一方，入院後に院内感染で発症する肺炎は医療者や人工呼吸器を介した黄色ブドウ球菌の耐性菌などが多い．介護施設では口腔内常在菌による誤嚥性肺炎が多い．新型コロナウイルスによる肺炎は急速に重症化することが多く，社会問題となった．なお，感染以外の原因による肺の炎症（間質性肺炎など）もあり，注意が必要である．

所々に肺胞が出現しはじめ，その先は肺胞のみからなるガス交換部になる（**図3-10**）．肺動脈は細気管支の分岐に沿って小葉内で分岐を繰り返し，肺胞毛細血管となって肺胞壁に分布する．

🔖肺胞壁

肺胞壁が余分な膠原線維（肺線維症）や水分（肺水腫）で厚くなったり，肺胞の数が減少すると，肺胞から肺胞毛細血管に酸素を十分取り込めない（酸素拡散能の低下）．このような状態でも二酸化炭素の拡散はあまり変化しない．

🔖肺胞上皮

臨床では，肺胞上皮と肺胞内の気腔をまとめて肺実質という．肺実質以外の肺組織を肺の間質といい，肺胞壁の肺胞上皮に挟まれた部分や末梢気道周辺の結合組織が含まれる．

🔖表面活性物質

未熟児はまだ表面活性物質をつくれない状態で生まれてくるため，肺胞が広がらず，低酸素血症（新生児呼吸窮迫症候群）をきたす．

🔖静脈血

手術やフライトで長時間下肢を動かさないでいると下肢の**深部静脈血栓**ができやすい．血栓は，下肢を動かし始めたときに静脈血に乗って流され，肺動脈の枝に詰まる．すると**肺血栓塞栓症**を発症し，突然呼吸困難となる．術中は下肢マッサージ器を装着，術後は弾性ストッキングを着用し早期離床に努める．

🔖赤血球

赤血球とその中のヘモグロビンが減少する**貧血**では酸素運搬能が低下し，労作時に呼吸困難を感じる．

> *Column*　喫煙の害
>
> 　　　　喫煙者の肺が真っ黒になるのは，マクロファージという食作用をもつ細胞が有害物質を取り込むためである．タバコの煙には数百種類の有毒化学物質が含まれ，喫煙・受動喫煙によって，肺がんをはじめあらゆるがんになるリスクが増大する．喉頭がんのリスクは喫煙しない人の20倍近くになる．タバコは，がんだけでなく，粥状動脈硬化による心血管疾患（心筋梗塞や脳梗塞），進行性の呼吸困難をきたす慢性閉塞性肺疾患（COPD）のリスクを増大させる．医療者の喫煙は厳に戒めなければならない．

❸ 肺胞の組織構造とガス交換

　肺胞は，直径0.2mm以下の袋状で，肺胞どうしはきわめて薄い**肺胞壁**🔖（肺胞隔壁）を介して隣接し，肺胞壁にあいた孔（肺胞孔）で相互に交通している．肺胞の表面は，きわめて薄い**肺胞上皮**🔖（Ⅰ型）で覆われ，その直下に肺胞毛細血管が接している．Ⅰ型肺胞上皮の表面は，特殊な脂質からなる**表面活性物質**🔖（サーファクタント）で覆われ，小さい肺胞が表面張力で縮んでしまわないよう維持されている．表面活性物質はⅡ型肺胞上皮が産生・分泌している．肺胞内には肺胞マクロファージという食作用をもつ細胞が待機しており，肺胞まで侵入した病原体や異物を細胞内に取り込んで処理し，感染防御にはたらいている．

　肺胞壁には肺動脈から分岐した肺胞毛細血管が密に分布している．肺動脈から肺胞毛細血管に流れ込む**静脈血**🔖は，組織から運んできた二酸化炭素を肺胞気へ拡散させ，これと交換に，肺胞気から拡散してきたO_2を受け取って赤血球中のヘモグロビンに結合し，動脈血となって流れ去り，心臓（左心房）にもどる．左右の肺には合計3億個もの肺胞があり，その表面積を合計すると$100m^2$近くにも及び，また，肺胞毛細血管の長さを合計すると数百kmにもなるといわれる．このようにして，拡散の遅い酸素分子が，最大限の効率で血液中に移動できるように，肺は広大な拡散面積と最短の拡散距離を備えているのである．

Ⓓ　血液による呼吸ガスの運搬

1 **赤血球**🔖による酸素運搬

酸素は血漿にわずかしか溶けない（100mLに0.3mL）ため，大

部分は赤血球中のヘモグロビンに結合して運ばれる．これにより，血液100 mLあたり20 mL以上の酸素を結合して運搬できる．

ヘモグロビンは，ヘムという鉄結合パーツがグロビンタンパクにくっついたヘム・グロビン複合体が4個集まった4量体を形成している（図3-11）．ヘムの中央にある鉄が酸素分子O_2を結合して運搬し，ヘモグロビン1分子はO_2 4分子まで結合できる．肺循環で十分O_2を取り込んだ動脈血は酸素飽和度が97.5%であり，ヘモグロビンはほとんどがO_2 4分子を結合した酸素化ヘモグロビン（オキシヘモグロビン）である（p.26）．その色を反映して動脈血は鮮やかな赤色（鮮血色）をしている．体循環で細胞にO_2 1分子を与えると，ヘモグロビンは脱酸素化ヘモグロビン（デオキシヘモグロビン）となり，血液は静脈血になる．静脈血の酸素飽和度は75%（ヘモグロビン1分子あたりO_2 3分子を結合）で，脱酸素化ヘモグロビンの色を反映して暗赤色になる．

ヘモグロビンの酸素解離曲線は，さまざまな酸素分圧📖（横軸）におけるヘモグロビンの酸素飽和度📖（縦軸）をグラフにあらわしたもので，S字状の曲線になる（図3-12）．酸素分圧95 mmHg（Torr）は動脈血，40 mmHgは静脈血に相当し，それぞれの点で酸素飽和度は97.5%，75%である（両者の差が組織に与えられた酸素の量になる）．動脈血の酸素飽和度が90%以下は，酸素分圧60 mmHg以下の重症の低酸素血症である（p.75）．

ヘモグロビンは，酸素分圧の低いところ（＝組織の毛細血管）

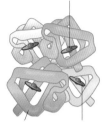

図3-11　ヘモグロビンの構造

鉄原子（Fe^{2+}）
グロビン　ヘム部分

📖 **酸素分圧と酸素飽和度**
酸素O_2は大気中に約20%含まれている．1気圧（＝760 mmHg）の大気の場合，酸素分圧は$760 \times 0.2 = 152$ mmHgとなる．実験的に血液を1気圧の大気と接触させ，酸素が十分血液中に拡散して平衡状態となったとき，その血液の酸素分圧は152 mmHgである．大気を呼吸しているヒトの体内ではそれより低い値になり，動脈血で測定した値が動脈血酸素分圧PaO_2（Pは圧pressureのP，aは動脈血arterial bloodのa）である．また，それぞれの酸素分圧において血液に含まれるO_2が，最大値の何パーセントかを測定した値が酸素飽和度SaO_2（Sは飽和度saturationのS）である．

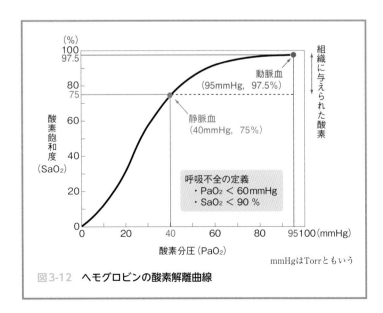

図3-12　ヘモグロビンの酸素解離曲線

組織に与えられた酸素

動脈血
（95mmHg，97.5%）

静脈血
（40mmHg，75%）

呼吸不全の定義
・$PaO_2 < 60$ mmHg
・$SaO_2 < 90$ %

酸素飽和度（SaO_2）

酸素分圧（PaO_2）

mmHgはTorrともいう

で酸素を離しやすい（＝酸素親和性が低い）．また，酸素需要が増大する発熱時や代謝が亢進して血液が酸性に傾いたときに酸素を離しやすくなり，組織への酸素運搬が増大する．

2　赤血球による重炭酸イオン生成

　赤血球中の炭酸脱水酵素は，組織で生じた二酸化炭素と水を反応させて炭酸（H_2CO_3）に換える酵素である．炭酸はすぐに重炭酸イオンになり，血漿に溶け込んで肺まで運ばれる．このようにして，二酸化炭素の約9割は重炭酸イオンとして血漿中を運ばれ，肺で再び二酸化炭素にもどって呼気の中へ排出される．

E　胸郭・胸腔・縦隔と胸膜・胸膜腔

1　胸郭・胸腔・縦隔

　胸部の中にある体腔を胸腔といい，横隔膜の上で胸郭に取り囲まれ，心臓・肺などの重要臓器を収めている．胸郭とは胸腔を取り囲む骨格のことで，12個の胸部脊椎（胸椎），胸骨，そしてこれら両者をつなぐ12対の肋骨・肋軟骨（肋骨下部と胸骨をつなぐ）からなる．上下の肋骨の間には内外2層の肋間筋がすきまなく張りわたされている．胸郭の外側にはいくつもの骨格筋が付着し，さら

📖 **重炭酸イオン（HCO_3^-）**
重炭酸イオンは2つの重要な顔をもつ．すなわち，①組織で生じた大量の二酸化炭素を安全に肺まで運ぶための仮の姿，という側面に加えて，②体液で最も重要な弱アルカリであり，過剰な酸を中和して体液のpHを一定に保つ（酸-塩基平衡）という重要な役割をもつ．重炭酸イオンは動脈血にも含まれており（24mEq/L），組織で静脈血に加わった二酸化炭素の分だけ肺から排出されるのである．炭酸水素イオンともいう．

📖 **二酸化炭素**
二酸化炭素の9割は重炭酸イオンの形で運ばれる．残る1割の内訳は，血漿に溶解し炭酸として運ばれるものと，ヘモグロビンに結合（カルバミノ結合）して運ばれるものがある．

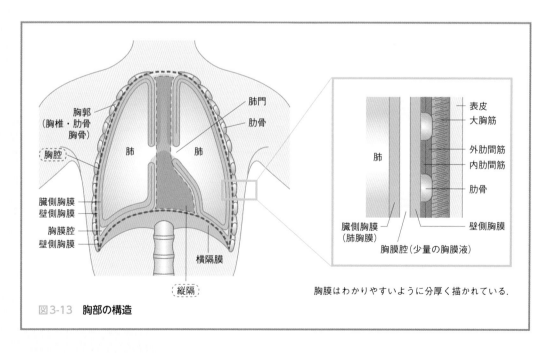

図3-13　**胸部の構造**

胸膜はわかりやすいように分厚く描かれている．

に皮下組織，皮膚が覆って胸壁を構成している．胸腔内で左右の肺に挟まれた中央部分を縦隔といい，ここに，心臓と心臓から出入りする大血管，気管・主気管支，食道，胸管がある（**図3-13**）．

2 胸膜・胸膜腔

　胸腔の内面と肺の表面はひと続きの胸膜で覆われている．胸膜は腹膜と同様，中皮細胞からなる丈夫な漿膜である．胸膜は各肺葉を覆って肺門に達すると折り返して肺に面した縦隔の表面を覆い，さらに横隔膜の上面と胸壁の内面を覆ってひと続きの閉じた袋を形づくり，肺を外側からすっぽりと包み込んでいる（**図3-13**）．左右の肺を覆う胸膜を肺胸膜（臓側胸膜）といい，縦隔・横隔膜・胸腔内面を覆う胸膜を壁側胸膜という．壁側胸膜には感覚神経が分布し，炎症や外傷によって鋭い痛みが生じる．

　胸膜の狭い袋の中を胸膜腔という．胸膜腔内圧（胸腔内圧）は常に大気圧より陰圧で，吸息時にさらに陰圧が深くなる（**図3-14**）．胸膜腔に空気はなく，ごく少量の間質液（胸膜液）があるのみで，これを介して臓側・壁側の2枚の胸膜が吸い付くように接している．つまり，肺と胸壁，肺と横隔膜は，向かい合う2枚の胸膜と，その間を潤滑油のように潤す胸膜液を介して，密接に，しかも，滑らかな可動性をもって接し，呼吸運動によって肺と胸壁がこすれ合わないしくみになっている．肺組織には弾性線維が分布しているので，肺は本来，縮もうとする性質をもっている．しかし，胸壁内面と横隔膜に密着した胸膜に包まれているため，肺は胸腔内でいつも膨らんだ状態に保たれているのである．

縦隔
縦隔は心臓がある**中縦隔**とその前上方の**前縦隔**，後ろの**後縦隔**に分けられる．上縦隔には小児期に大きな胸腺がある．後縦隔には食道，胸大動脈，上大静脈，胸管がある．

胸膜腔
胸膜に孔が開いて胸膜腔に空気が入り込んだものを**気胸**という．すると胸腔内圧となり，肺は自らの弾性によって肺門に向かって縮み，突然の胸痛と呼吸困難をきたす．一方，何らかの原因で胸膜腔に液体が溜まったものを**胸水**という．

Column　吸息・呼息時の肺胞内圧（図3-14）

　肺は胸膜腔を介して胸壁内面と横隔膜に接しているので，胸腔の容積に従って広がったり縮んだりする．吸息時は，呼吸筋が収縮することにより胸腔が広がり，肺も受動的に広がる．すると，肺の中の肺胞が広げられて肺胞内圧が低下する．その結果，肺胞内圧＜大気圧となるので，この圧勾配に従って外気が気道を通って肺胞内へ流入し，吸息が起こる．やがて肺胞内圧が大気圧と同じレベルに達すると外気の流れがなくなり吸息相が終わる．ついで，呼吸筋が弛緩して胸腔がもとの容積に戻ると，肺と肺胞も同時に縮んで肺胞内圧は大気圧より高くなり，肺胞気は気道を通って外気へ出ていき，呼息が起こるのである．

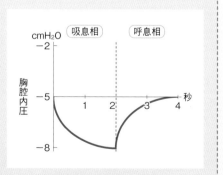

図3-14　胸腔内圧の呼吸に伴う変化

F　呼吸運動（換気運動）のしくみ

1　呼吸筋・補助呼吸筋と呼吸運動

　肺は自らの力で広がることができない．そこで，横隔膜と外肋間筋の収縮によって胸腔を広げ，肺が受動的に広がることによって大気を受け入れ，吸息を起こす．一方，これらの筋が弛緩すると胸郭がもとにもどり，肺は自らの弾性で縮み，呼息が生じる（**図3-15**）．このように，安静時の呼吸は横隔膜と外肋間筋の収縮・弛緩による呼吸運動によって生じており，横隔膜と外肋間筋をまとめて呼吸筋という．呼吸運動は肺胞気を入れ替えるための運動なので換気運動ともいう．

　ⓐ **横隔膜**　　横隔膜は胸腔と腹腔の境界にあるドーム状の横紋筋（骨格筋）で，腹式呼吸ではたらく呼吸筋である．胸郭下部の肋骨・肋軟骨と下部胸椎・上部腰椎から起こり，ドームの天井部分に腱（腱中心）がある（**図10-22**参照）．横隔膜が収縮（短縮）するとドームの高さが低くなって胸腔が広がり，肺が受動的に広がって吸息が起こる（腹式呼吸の吸息時には横隔膜が下がるので腹腔内圧が上がり，お腹が出っ張る）．横隔膜が弛緩するとドームが伸びてもとの高さに上がり，胸腔容積と肺が縮んで呼息が生じる．

　ⓑ **肋間筋**　　肋間筋は上下の肋骨の間に張られた骨格筋で内外2層ある．このうち外肋間筋が収縮すると斜めに位置していた肋骨が水平にもち上がり，胸腔が前後左右に広がる．その結果，肺が受動的に広がり，吸息が起こる．外肋間筋が弛緩すると呼息が起こる．これが胸式呼吸である．通常は横隔膜と外肋間筋の両

📖**肋間筋**
外肋間筋と内肋間筋の筋線維の向きは交差する関係になっている．内肋間筋は補助呼吸筋であり，安静時呼吸でははたらかないが，安静呼気位よりさらに息を吐き出す努力呼出においてはたらき，内肋間筋が収縮して肋骨がさらに下方へ引き下げられ，胸腔容積が縮まって安静呼気位からの呼息が起こる．

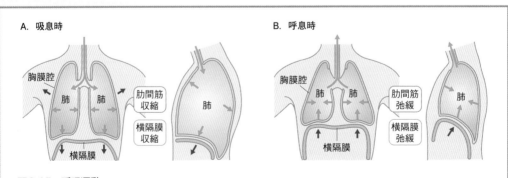

図3-15　呼吸運動
　肺は自力で拡張ができないため，吸息には呼吸筋の収縮によって胸腔を広げる（胸腔は肋骨が上がり，横隔膜が下がる）ことにより広がる．

Column 術後肺炎を予防するために

　術後肺炎は手術の重大な合併症である．これを予防するために，術前にはできるだけ大きく息を吸ったり吐いたりする訓練をして横隔膜を鍛える．喫煙者には3ヵ月前から禁煙を励行してもらう．術後の疼痛で呼吸が抑制されると痰が溜まり，肺炎を起こしやすくなるので，術後は除痛を徹底するとともにときどき腹式呼吸での深呼吸や創部を押さえて痰を出すための咳をしてもらう．また仰臥位（あおむけ）のままでは下葉の肺胞が広がらないのでときどき体位変換を行う．横隔膜を大きく動かすと，下葉の肺胞が十分に広がり，効果的である．また，口腔内の細菌を無意識に気道へ誤嚥（ごえん）して肺炎を起こすため，口腔ケアを行って清潔を保つ．

者を使った胸腹式呼吸を行っている．

　ⓒ**補助呼吸筋**　　激しい運動時や呼吸困難時は，呼吸筋がさらに大きな呼吸運動を行うとともに，補助呼吸筋である内肋間筋と頚部・胸部・腹部の筋肉も動員され，**努力呼吸**が行われる．

2　呼吸中枢

　生命維持に不可欠な呼吸の中枢（呼吸中枢）は延髄にあり，呼吸運動は無意識に，睡眠中も休まずに行われている．一方，私たちは意識的に深呼吸したり，逆に息をこらえたりすることもできる．

　1分間の呼吸運動の回数を**呼吸数**といい，健常成人の安静時の呼吸数は12〜20/分である．新生児では40〜50/分と多く，乳児で30/分，幼児は20/分以上，年齢とともに減少する．高齢になると肺活量が低下するので壮年期よりやや増加することがある．

　延髄呼吸中枢から横隔膜・肋間筋への呼吸運動の指令は，延髄から脊髄の中を通る神経伝導路を下降し，脊髄の頚髄と胸髄から発する**横隔神経**と肋間神経に伝達される．なお，しゃっくりは横隔神経の周期的な興奮による横隔膜のけいれんである．

Ⓖ　呼吸機能の検査

　古い肺胞気と新しい外気を入れ替える換気機能は呼吸の第一歩である．換気機能の異常（肺胞低換気）は換気機能検査（スパイロメトリー）で明らかになる．第二のステップは血液の酸素化であり，その異常は酸素拡散能の異常として現れる．

補助呼吸筋と咳嗽（がいそう）
気道粘膜が刺激されて起こる咳は，呼吸筋や腹筋などの補助呼吸筋の反射的な収縮で起こり，強い呼息で異物や病原体を排出しようとする反応である．
咳が出るときは腹筋が収縮して腹圧が上がり，胸腔が狭められるため胸腔内圧と肺胞内圧が上がり，急な呼息（咳）が起こる．

努力呼吸
慢性的に努力呼吸が続くと頚部の胸鎖乳突筋が発達する．最も重症な呼吸困難の状態では，鼻翼が吸気時に開く鼻翼呼吸がみられる．

延髄
延髄には呼吸中枢や循環調節中枢など，生命維持に必須の中枢がある．直接・間接に延髄がダメージを受けると呼吸停止に至り，救命することはできない．（p.56）

呼吸停止の前段階で出現する異常呼吸に**チェーン・ストークス呼吸（図3-16）**がある．これは，呼吸がだんだん大きくなった後にだんだん小さくなり無呼吸になるサイクルを繰り返すもので，重症心不全の患者にもみられる．

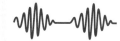

図3-16　チェーン・ストークス呼吸

横隔神経
重篤な神経疾患・筋疾患や，横隔膜を支配する横隔神経が脊髄から発する部位（頚髄のC3〜C5）より上位での頚髄損傷が起こると，横隔膜も肋間筋も動かせなくなり（呼吸筋麻痺），人工呼吸器による呼吸管理が必要となる．

換気機能の異常
（肺胞低換気）

・息を十分吸い込めない（肺活量の低下：拘束性障害）
・息を速く吐き出せない（気道の狭窄：閉塞性障害）
低酸素に加え，二酸化炭素が蓄積して高二酸化炭素になる．

酸素拡散能の異常
酸素の拡散（血液の酸素化）が低下しているが，二酸化炭素の拡散は速いので正常である．

＊1：VC = vital capacity

残気量の測定法
残気量は通常のスパイロメトリーでは測定できない．一般的な大気は21％の酸素と78％の窒素からなることを利用して，100％酸素を吸入後に，呼気に含まれる窒素の量から残気量を計算する．

＊2：FVC = forced vital capacity

1　換気機能の検査（スパイロメトリー）

スパイロメーターという検査機器のマウスピースを口にくわえ，息を漏らさないように鼻に専用クリップをして，安静呼吸の後に最大限の吸息と最大限の呼息を行う．その結果はスパイログラムとして記録され，安静時の1回換気量と，予備吸気量，予備呼気量，およびこれらの総和である肺活量（VC＊1）がわかる．肺活量の基準値（正常値）は身長，性別，年齢によって決まり，高身長の男性の壮年期で最大値となる．健常成人の肺活量は女性で2〜3L，男性で3〜4Lである．

肺活量のすべてを呼出した後にも肺内に残る気量を残気量といい，肺活量と残気量を合わせたものが全肺気量になる．また，残気量と予備呼気量を合わせて機能的残気量という．

以上の各分画の量を肺気量分画という（**図3-17**）．

安静時の1回換気量は成人で500mL前後だが，そのうちの約150mLは気道を満たすだけで肺胞でのガス交換に関与しない死腔である．ガス交換に関与する肺胞換気量はこれを差し引いた350mL程度となる．毎分肺胞換気量＝肺胞換気量×呼吸数になる．

さらに，最大吸息位から最大呼息位まで最大スピードで呼出する努力呼出によって努力性呼出曲線（**図3-18A**）が得られ，

・努力性肺活量（FVC＊2）
・％FVC（基準値に対する実測値の割合，正常値は80％以上）
・1秒量（1秒間に呼出できる量）
・1秒率（1秒量÷努力性肺活量実測値，正常値は70％以上）

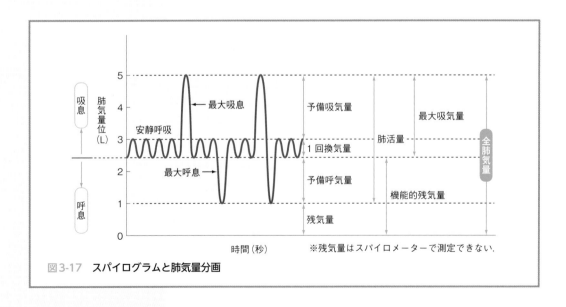

図3-17　**スパイログラムと肺気量分画**

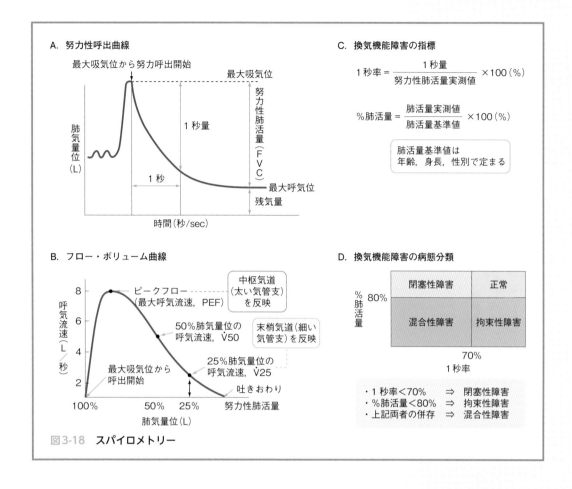

図3-18　スパイロメトリー

などがわかる．その結果，換気の障害の有無とその病態，すなわち，肺活量が減少する拘束性障害✍︎，気道に狭窄や閉塞があって1秒率が低下する閉塞性障害✍︎，その両者が合併した混合性障害の存在の有無がわかる（ただし，呼吸困難のある重症患者にはスパイロメトリーを行えない）．

　努力呼出において肺気量位（ボリューム）と呼気流速（フロー）の関係をグラフにしたものをフロー・ボリューム曲線といい，その形から拘束性・閉塞性の換気障害が読み取れる（図3-18）．また，呼気流速の最大値をピークフロー（PEF＊3）といい，気管支喘息の患者の自己管理の指標として活用される．

2　酸素拡散能（血液の酸素化）の検査

　肺胞から肺胞毛細血管の血流への酸素拡散能を調べるためには，ごく微量の一酸化炭素を吸入して血液にどれだけ拡散して入ったかを測定する．拡散能が低下するのは，①拡散距離の増

✍︎拘束性障害
　（努力性肺活量の低下）
・肺線維症や肺水腫により，肺が硬く膨らみにくくなった状態．そのほか，呼吸筋麻痺（神経・筋疾患），呼吸筋疲労（呼吸困難の持続）や，肺葉切除などが原因となる．

✍︎閉塞性障害（1秒率の低下）
気管支が狭窄・閉塞する気管支喘息や慢性閉塞性肺疾患（COPD）．後者は，喫煙による慢性的な炎症により末梢気道と肺胞が破壊され，末梢気道は呼息時に周辺組織に圧迫されて閉塞し，肺は縮まず残気量が増す．COPDの患者は呼息時に口すぼめ呼吸を行って末梢気道の内圧を高め，閉塞を防いでできるだけ長く呼息が続くよう工夫する．

＊3：PEF = peak expiratory flow

換気血流比不均等
血流が非常に少ない肺胞や換気が非常に少ない肺胞がある．肺血栓塞栓症，肺炎や，気管支喘息，左心不全による肺うっ血など，気道・肺胞系，肺血管系の異常をきたすさまざまな原因で起こる．

シャント
静脈血の一部が酸素化されずに動脈血に混入する．**無気肺・肺炎**など，肺に空気が入らない状態で起こる．

呼吸の神経性調節
延髄呼吸中枢は神経系によっても調節されている．
・意識的（自発的）な深呼吸や息こらえ，発熱や運動に伴う呼吸促進などは，大脳・視床下部・小脳など上位の脳からの情報が橋で統合されて延髄呼吸中枢を調節する結果である．これにより橋を呼吸中枢に含めることもある．
・吸気相で肺が膨らむと，肺の伸展受容器が刺激され，迷走神経を介して延髄呼吸中枢で吸気ニューロンが抑制され，呼気相への切り替えが促進される（**肺伸展反射**，**ヘーリング-ブロイヤー反射**ともいう）．

大：肺胞壁に水分やコラーゲン線維が蓄積して厚くなっている場合（肺うっ血・肺水腫や肺線維症），②拡散面積の減少：肺葉切除後や，肺胞の破壊が起こる慢性閉塞性肺疾患（COPD）がある．さらに，③換気血流比不均等や④シャントがある場合も拡散能が低下する．

H　呼吸の化学調節

1　呼吸運動の化学調節

　何らかの理由で酸素の欠乏，あるいは二酸化炭素の過剰が起こると，それぞれ別の体内センサーによって感知され，延髄の呼吸中枢が刺激されて呼吸運動が激しくなる．この反応は意識障害のために呼吸困難を感じなくても起こる．これは酸素・二酸化炭素（炭酸）という化学物質によって起こるので呼吸の化学調節と呼ばれ，これらの体内センサーを化学受容器という．

　鋭敏なのは，二酸化炭素のセンサーであり，延髄にあって中枢の化学受容器（受容野）と呼ばれる．二酸化炭素の上昇を脳脊髄液のpH低下（酸性化）として感知し，すぐそばの呼吸中枢を刺激する．炭酸以外のさまざまな酸が体内に蓄積して，体液が酸性に傾いたときも中枢の化学受容器が感知して呼吸を促進させる．

　酸素のセンサーは内・外頸動脈分岐部にある微小な組織（頸動脈小体）が重要である．頭蓋の外にあるので末梢の化学受容器とも呼ばれ，酸素欠乏を感知すると舌咽神経を通して呼吸中枢に伝え，呼吸を促進させて酸素の取り込み増大にはたらく（図3-19）．

I　酸-塩基平衡

1　酸-塩基平衡のしくみ

　体液には，二酸化炭素が水に溶け込んで弱い酸となった炭酸と，弱いアルカリ（塩基）である重炭酸イオンが，ちょうど適量ずつ溶け込んでおり，動脈血で測定するといつもpH=7.35〜7.45という狭い幅の正常範囲に保たれている．このしくみを酸-塩基平衡といい，炭酸（酸）と重炭酸イオン（塩基）は細胞外液で最も重要なpH緩衝物質（バッファー）としてはたらいている．体内の

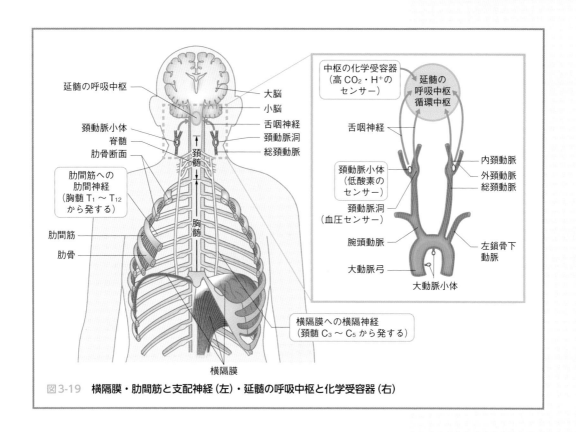

図3-19　横隔膜・肋間筋と支配神経（左）・延髄の呼吸中枢と化学受容器（右）

Column **CO₂ナルコーシス**

　　　慢性的に低酸素血症と高二酸化炭素血症がある患者に高濃度の酸素を投与すると呼吸停止をきたす．このような患者では中枢の化学受容器が麻痺した状態で，低酸素のみが呼吸促進のシグナルとしてはたらいている．もしこの患者に高濃度の酸素を与えると，低酸素のシグナルまではたらかなくなり，呼吸が抑制されて意識障害に陥る．これを CO_2 ナルコーシスといい，死に至る．予防するために低濃度の酸素から徐々に上げ，必要があれば人工呼吸管理を行う．

二酸化炭素は肺からの排出によって調節され，重炭酸イオンは腎臓での再吸収によって調節されている．また，体内に二酸化炭素（炭酸）以外の酸が蓄積すると腎臓から排泄される．このように，肺呼吸と腎機能が酸-塩基平衡を正常に保っている（図3-20）．

　体液pHの異常は体内のさまざまなタンパク分子の構造を変化させ，意識障害などの重篤な状態をきたす．

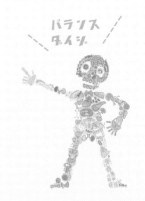

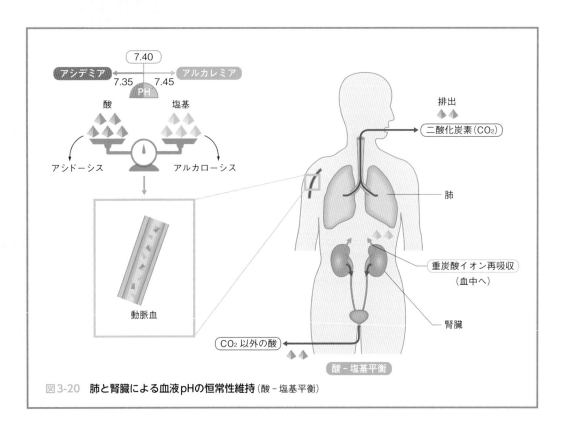

図3-20　肺と腎臓による血液pHの恒常性維持（酸 − 塩基平衡）

（図中のラベル）
7.40
アシデミア　アルカレミア
7.35　7.45
PH
酸　塩基
アシドーシス　アルカローシス
動脈血
排出
二酸化炭素（CO₂）
肺
重炭酸イオン再吸収
（血中へ）
腎臓
CO₂以外の酸
酸 − 塩基平衡

---

*4：アシデミア
acidemia = acid（酸）と -emia
（…血症）合成語

📖呼吸性アシドーシス
主に換気の障害（閉塞性・拘束性）で起こる

📖代謝性アシドーシスの原因
・重症糖尿病（インスリン作用の欠乏によるケトン体蓄積）や腎不全における酸性物質の蓄積
・重篤な酸素欠乏による乳酸の蓄積（乳酸アシドーシス）
・激しい下痢でアルカリ性の腸液を大量に失った場合
・アスピリン（アセチルサリチル酸）中毒
これらの状態では激しい呼吸（呼吸性代償）がみられ、これをクッスマウル大呼吸という。

*5：アルカレミア
alkalemia = alkali（アルカリ）と -emia（…血症）合成語

2 酸血症（アシデミア*4）とアシドーシス

　体液のpHが正常範囲より酸性側（＜7.35）に傾いた状態を酸血症（アシデミア）という。その原因として、呼吸の異常によって二酸化炭素が過剰な状態を呼吸性アシドーシス📖といい、それ以外の酸が過剰となった場合を代謝性アシドーシス📖という。代謝性アシドーシスにおいても中枢の化学受容器を介して延髄の呼吸中枢が刺激され、呼吸が激しく促進される。これは二酸化炭素排出を増やして酸性化した体液pHを正常域にもどそうとする反応で、これを代謝性アシドーシスの呼吸性代償という。

3 アルカリ血症（アルカレミア*5）とアルカローシス

　体液のpHが正常範囲よりアルカリ側（＞7.45）に傾いた状態をアルカリ血症（アルカレミア）という。その原因として、過換気が原因で体液に溶け込んだ二酸化炭素が欠乏し、体液がアルカリ性に傾いたものを呼吸性アルカローシス📖という。過換気以外の原因（嘔吐による胃液の喪失など）によって体液pHがアルカリに傾いた場合を代謝性アルカローシスという。代謝性アルカローシスの場合は呼吸が抑制される。つまり、体内に二酸化炭素を溜め

こんでアルカリに傾いたpHをもとにもどそうとする反応であり，これを代謝性アルカローシスの呼吸性代償という．

 血液（動脈血）ガス分析とSpO₂

呼吸器疾患に限らず，重症患者で酸素分圧の低下や二酸化炭素の過剰・体液pHの異常が推測される患者では，無菌的に動脈血を採取して酸素・二酸化炭素の状態，pH，重炭酸濃度について明らかにする．基準値は**表3-1**．

動脈血の酸素分圧・酸素飽和度が低下した状態を低酸素血症という．低酸素血症では，① 換気の障害（閉塞性・拘束性・混合性），② 血液酸素化の障害のいずれかまたは両方があり，心不全やショックのような ③ 循環不全が原因のことも多い．動脈血の酸素分圧が60mmHg以下の重度の低酸素血症は呼吸不全🍃といい，酸素飽和度は90%以下に相当する（**図3-12**）．重度の低酸素血症では口唇や指先が青紫色になるチアノーゼ🍃が出現する．これは，動脈血の脱酸素化ヘモグロビンが増加（5g/dL以上）して静脈血に近い暗赤色を帯び，その色を反映する結果である．低酸素血症によるチアノーゼは，先天性心疾患で静脈血が動脈血に混入する右-左シャントが生じている場合にも認められる．

動脈血二酸化炭素分圧が上昇した状態（＞45mmHg）は高二酸化炭素血症🍃といい，呼吸性アシドーシスを伴っている．高二酸化炭素血症を伴う呼吸不全の患者に高濃度の酸素を投与すると呼吸停止に至るので厳重注意が必要である（CO₂ナルコーシス）．人工呼吸器による呼吸管理が必要なことも多い．

1 経皮的動脈血酸素飽和度の測定

パルスオキシメーターという器械を用い，酸素飽和度の違いに

表3-1 **動脈血ガス分析の基準値**（室内気呼吸時）

酸素分圧（PaO₂）	＝95mmHg（Torr）
二酸化炭素分圧（PaCO₂）	＝40mmHg（Torr）
酸素飽和度（SaO₂）	＝97.5%
pH	＝7.35～7.45
重炭酸濃度	＝24mEq/L

Pは pressure（圧），Sは saturation（飽和度），aは
動脈血（arterial blood）をあらわす．mmHgは Torr
（トル）であらわすこともある．

🍃**呼吸性アルカローシス**
心因性の原因（極度の緊張・不安）や激しい疼痛などがきっかけとなって呼吸中枢が過度に刺激された状態が**過換気症候群**で，二酸化炭素の排出が促進されて体液のpHがアルカリ側に傾く．

🍃**呼吸不全と呼吸困難**
呼吸不全は呼吸困難（息苦しいという自覚症状）と意味が違う．過換気症候群は低酸素血症がなく呼吸不全ではないが，呼吸困難感を強く訴える．急性の呼吸不全では脳への酸素供給が不足し重篤な意識障害をきたす．

🍃**チアノーゼ**
口唇や指先が青紫色になった状態をチアノーゼといい，呼吸不全や右-左シャントがある先天性心疾患では低酸素血症による**中心性チアノーゼ**が出現する．一方，プールで寒くなったときに口唇が紫色になるのは，末梢組織の血管収縮によって血流がゆっくりになり，酸素が組織により多く拡散して赤血球中の脱酸素化ヘモグロビンが増加するためで，末梢性チアノーゼという．この場合は全身性の低酸素血症はない．

🫁 高二酸化炭素血症

肺胞低換気により二酸化炭素が蓄積して起こる．気管支喘息発作時・COPD増悪時のほか，**睡眠時無呼吸症候群**でも起こる．後者は睡眠時に舌根が沈下して気道が閉塞し，無呼吸となった期間に二酸化炭素蓄積が起こり，呼吸の化学調節が働いて呼吸が復活することを何度か繰り返す．睡眠の質が悪く，日中の強い眠気で交通事故を起こしやすい．夜間，気道内を陽圧に保つ持続陽圧呼吸療法を行う．

🫁 一酸化炭素中毒

不完全燃焼で発生する一酸化炭素（CO）は，微量でもヘモグロビンの酸素結合部位に強く結合して酸素運搬能を激減させ，重度の低酸素血症から不可逆的な脳損傷や死に至らしめる．一酸化炭素が結合したヘモグロビンは動脈血と同様の鮮紅色を呈するため，皮膚はバラ色でチアノーゼはなく，SpO_2では酸素飽和度の低下を検出できない．

よるヘモグロビンの色調変化を検出することにより，毛細血管を脈打ちながら流れる動脈血の酸素飽和度を指の爪床や耳朶の皮膚を通して（経皮的に）簡便に測定できる．これによって得られる経皮的動脈血酸素飽和度はSpO_2と記載し（pはpulse-oximetryの頭文字），動脈血で直接測定した酸素飽和度（SaO_2）と区別する．SpO_2は低酸素血症を容易に検出できるのでバイタルサインの観察と同様，日常的にベッドサイドで測定される．ただし，末梢循環不全や爪の汚れがあると正確に測定できないことや，一酸化炭素中毒🫁による低酸素血症は検出できないなど，注意点を知っておこう（高二酸化炭素血症もわからない）．

第 **4** 章

消化器系

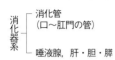

消化器系 ┌ 消化管
　　　　 │ （口～肛門の管）
　　　　 └ 唾液腺，肝・胆・膵

図4-1　消化器系

📖**胆道**

肝臓でつくられた胆汁が十二指腸まで流れ下る道筋をまとめて胆道という．

📖**上部消化管**

上部消化管からの出血は，**吐血**（口から）や**下血**（肛門から）として体外に出る．急激で大量の吐・下血は赤色だが，血液が胃液と長時間反応した場合は，赤血球中のヘモグロビンに含まれる鉄が褐色から黒色に変化するため，吐血はコーヒー残渣状，下血は黒色で海苔のつくだ煮やコールタール状になる（＝**黒色便，タール便**）．
黒色便に対し，便に暗赤色の血液が混じったものや大便周囲に血液が付着したものは**血便**といい，下部消化管からの出血による．後者は痔核や直腸がんからの出血によるものが多い．

📖**盲腸**

盲腸は回盲部から数cm下方に突出した部分で，下端に**虫垂**という細い盲管が付属している．虫垂は粘膜にリンパ組織が発達しており，炎症を起こしたものが一般に「モウチョウ」と呼ばれる**虫垂炎**である．

A　消化器系とは

　私たちは，生命活動のためのエネルギーや体の構成要素となる原料を食物から得ている．食物を摂取し，消化酵素のはたらきで栄養素の最小単位にまで消化（分解）して体内へ吸収し，全身の細胞に安定的に供給する役割を担うのが消化器系である．消化器系は，口腔から肛門までつながった1本の消化管と，消化管に付属する唾液腺，肝臓・胆道📖・膵臓などから構成される（**図4-1**）．

B　消化管

1　消化管の概観（図4-2）

❶消化管の各部位の役割

　消化管は1本の管腔（中空）臓器で，口腔・咽頭に続いて，食道，胃，小腸（十二指腸・空腸・回腸），大腸（盲腸・上行結腸・横行結腸・下行結腸・S状結腸・直腸）が順番に接続し，肛門で終わる（**図4-3**）．十二指腸までを上部消化管📖といい，空腸以下の下部消化管と区別している．

　口腔に入った食物は，咀嚼によって歯で噛み砕かれ，嚥下運動によって咽頭から食道に入り，食道の蠕動運動によって胃に達する．

　胃は，強酸性の胃液を分泌し，食物をいったん溜めこんでドロドロの糜粥にしてから十二指腸に少しずつ送り出す．

　小腸は消化・吸収の主役である．十二指腸には，膵液と胆汁がファーター乳頭（大十二指腸乳頭）という開口部から流入する．胃から送られてきた糜粥は十二指腸で膵液・胆汁が加えられて液状の糜汁となり，空腸・回腸の管腔内を運ばれながら消化される（管腔内消化）．消化の最終段階は空腸・回腸の粘膜表面で行われ（膜消化），栄養素の最小単位にまで終末消化されてただちに吸収される．吸収された栄養素の大部分は門脈という1本の血管を通って肝臓に運ばれる．

　回腸末端は右下腹部で盲腸📖に接続する．この部位を回盲部といい，バウヒン弁という粘膜のヒダがあって逆流を防いでいる．盲腸には先端が盲端となった虫垂が付属している．

　大腸では，腸内細菌がビタミンKなどの有用物質を産生するほ

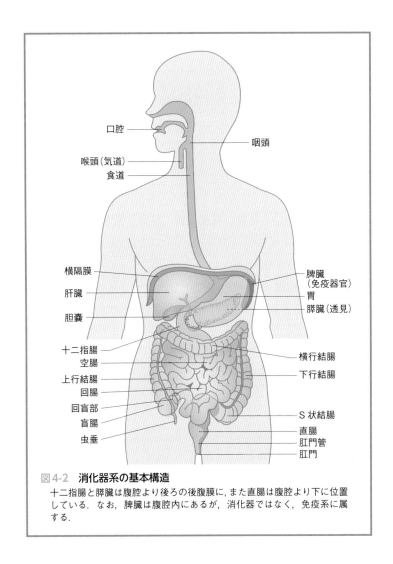

図4-2　消化器系の基本構造
十二指腸と膵臓は腹腔より後ろの後腹膜に，また直腸は腹腔より下に位置
している．なお，脾臓は腹腔内にあるが，消化器ではなく，免疫系に属
する．

図4-3　消化管の構成

上部消化管
食道
胃

小腸
十二指腸
空腸
回腸

大腸
盲腸
上行結腸
横行結腸
下行結腸
S状結腸
直腸

下部消化管

かは水分と電解質を吸収するのみである．そして大便を直腸から
肛門へと排泄する．

❷ 消化液とそのはたらき（表4-1）

　消化液はさまざまな消化酵素と酵素以外の重要な成分を含み，
消化管の管腔内に分泌されて管腔内消化を行う．

　唾液は糖質（でんぷん🍚）を消化するアミラーゼを含み，口腔
内で糖質の消化が開始する．

　食道は消化液を分泌しないが粘膜下の腺から粘液を分泌し，食
物が蠕動運動によりスムーズに輸送されるのを助ける．

　胃液はタンパク質分解酵素のペプシンと強酸性の塩酸を含み，
胃において食べ物を糜粥にするとともにタンパク質の消化が開始
する．

🍚でんぷん
植物が光合成でつくるでんぷ
んはグルコース（単糖）が枝
分かれした鎖状に連なった多
糖類で，ご飯・麺類・パンな
どの主食やいも類に含まれて
いる．唾液中のアミラーゼで
消化され，一部は麦芽糖（グ
ルコース2個がつながったも
の）にまで分解されるので，
ご飯をよく噛んでいると甘味
が感じられるようになる．

膵液は最も重要な消化液であり，三大栄養素のすべてに対する消化酵素と，胃液を中和するアルカリ（重炭酸ナトリウム）を含む．十二指腸に分泌され，胆汁とともに空腸，回腸の中で管腔内消化を行う．

胆汁📖は肝臓でつくられ胆嚢で濃縮された後，膵液とともに十二指腸に分泌される．

❸ 消化管の基本構造

食道から直腸までの消化管の壁📖は基本的に共通の層構造をもち，内側から順に，粘膜，粘膜下層，筋層，漿膜（食道は外膜）から構成される．粘膜と粘膜下層は薄い平滑筋からなる粘膜筋板（きんばん）で仕切られている（図4-4）．

粘膜は上皮組織で，口腔・食道と肛門管は摩擦に強い重層扁平上皮であるが，それ以外は円柱上皮で分泌機能をもつ．

📖胆汁

胆汁は消化酵素を含まないが，胆汁酸が脂質を乳化してミセルとし，膵液中のリパーゼが作用できるようにするという重要な役割を担う．十二指腸において脂質の消化が開始する．

📖消化管の壁

食道がん，胃がん，大腸がんなどの消化管のがんは粘膜上皮細胞から発生する．壁のどこまで深く達しているか（壁深達度）が，がんの進行度の判定（ステージ分類）の重要な判断材料となる（がんの直径ではない）．壁深達度，リンパ節転移，血行性転移の有無に基づいて治療方針が決定される．

表4-1　消化液の成分と役割

消化液[*1]（1日分泌量）	成　分	役　割
唾液（1.5L）	・アミラーゼ[*2]	糖質分解酵素
胃液（2L）	・ペプシン ・胃酸（塩酸）	タンパク質分解酵素 ペプシン活性化・殺菌作用
膵液（1.5L）	・アミラーゼ ・リパーゼ ・トリプシン・キモトリプシンなど ・重炭酸ナトリウム	糖質分解酵素 脂質分解酵素 タンパク質分解酵素 胃酸の中和
胆汁（0.5L）	・胆汁酸 ・ビリルビン ・コレステロール	脂質の乳化（ミセル化） （老廃物：老化赤血球ヘモグロビン由来） 胆汁酸を補助してミセル形成に役立つ
腸液（1.5L）	・二糖類分解酵素[*3] ・アミノペプチダーゼ[*3]	二糖類を分解して単糖類にする ペプチドを分解してアミノ酸にする

＊1：消化液は1日計数リットルも分泌されるが，その大部分は管腔から再吸収され，便中には1日100〜150mlの水分が含まれるのみである．
＊2：唾液のアミラーゼは，糖質を分解して中間消化物のアミロース（分岐のない直鎖型）とアミロペクチン（分岐がある）にする．
＊3：実際にははがれ落ちた小腸上皮細胞の微絨毛膜に存在する膜酵素．

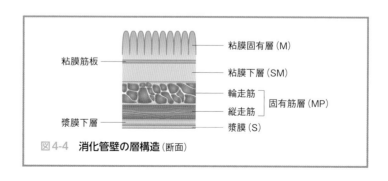

図4-4　**消化管壁の層構造**（断面）

筋層は，咽頭と食道上部は横紋筋で嚥下に関わり（随意運動），それ以外は平滑筋で収縮・弛緩して蠕動運動を行う（不随意運動）．平滑筋層は原則として内輪・外縦と呼ばれる2層からなり，内側の層では平滑筋が管腔を取り巻く輪状方向に（輪走筋），その外側では縦軸方向に（縦走筋）配列している．ただし胃の筋層は3層で最内層に斜走筋がある．

消化管の外側は漿膜🦪または外膜で覆われている．空腸・回腸と横行結腸・S状結腸は表面を覆った漿膜が縁から伸び出して腸間膜となっている（p.105）．外膜は漿膜のない部分を覆う結合組織で，胸腔内にある食道，後腹膜にある十二指腸と膵臓，それに腹腔より下の直腸は外膜で覆われている．

❹ 消化管の神経支配

消化管壁には粘膜下（マイスナー）神経叢と筋層間（アウエルバッハ）神経叢が備わっており，前者は粘膜の分泌機能を支配し，後者は平滑筋層の蠕動運動を起こす．これら神経叢の活動性は自律神経による調節を受け，副交感神経は促進，交感神経は抑制と，正反対の作用を及ぼす．

食後は副交感神経の活動が亢進し，消化液の分泌と蠕動運動を促進する．消化管を支配する副交感神経で最も重要なのは，延髄から発する迷走神経（第Ⅹ脳神経）で胃液の分泌をはじめとして，S状結腸までの広い範囲の消化管の分泌・運動機能を促進する．一方，直腸・肛門の排便反射を支配する副交感神経は，仙髄から発する骨盤神経である（図5-9参照）．

交感神経🦪は逆に消化管機能を抑制する．「闘争か逃避か」という状況で興奮する交感神経は，このようなピンチの場面でトイレに行きたくならないように消化管機能を抑制する（表7-1参照）．

🦷 2 口　腔

口の中を口腔といい，口唇と左右の頬，天井をなす口蓋，舌が付着した口腔底で囲まれ，奥の咽頭（のど）に続く．内面は重層扁平上皮の粘膜で覆われ，常に少量の唾液で潤されている（図4-5A）．口唇や頬の内部には横紋筋があって動き，咀嚼時に舌とともにはたらくばかりでなく，表情や会話などコミュニケーションにおいても重要な役割を担っている．

❶ 舌

舌は口腔底から起こる強大な横紋筋（随意筋）🦪を内部にもち，

🦪**漿膜**
消化管の外側を覆う漿膜は**臓側腹膜**ともいい，腹腔を裏うちする腹膜（**壁側腹膜**）からひと続きの中皮細胞からなる膜である．

🦪**交感神経**
交感神経は不安・恐怖・寝不足などでも活動性が亢進し，消化器の血管を収縮させて血流まで低下する．

🦪**横紋筋**
タンtongueシチューは，ウシの舌の横紋筋．

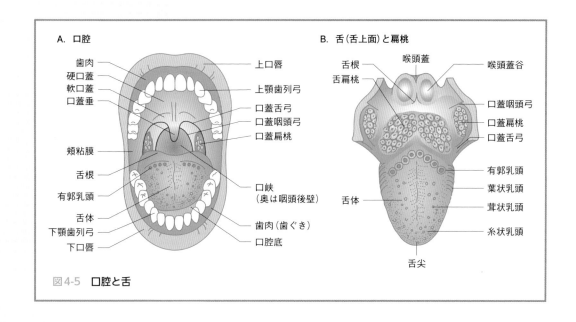

A. 口腔

歯肉
硬口蓋
軟口蓋
口蓋垂

頬粘膜
舌根
有郭乳頭
舌体
下顎歯列弓
下口唇

上口唇
上顎歯列弓
口蓋舌弓
口蓋咽頭弓
口蓋扁桃
口峡
（奥は咽頭後壁）
歯肉（歯ぐき）
口腔底

B. 舌（舌上面）と扁桃

舌根
舌扁桃

喉頭蓋

舌体

喉頭蓋谷
口蓋咽頭弓
口蓋扁桃
口蓋舌弓
有郭乳頭
葉状乳頭
茸状乳頭
糸状乳頭

舌尖

図4-5　口腔と舌

その外側は強固な結合組織で保護され，表面は重層扁平上皮の粘膜で覆われている．舌の先端を舌尖（ぜっせん）といい，裏返すと正中に舌の裏から口腔底に付着する舌小帯が見える．また，舌の奥を舌根（ぜっこん）といい，粘膜に舌扁桃（ぜつへんとう）というリンパ組織をもっている．

　舌の運動は，延髄から発する舌下神経（第XII脳神経）の支配を受け，食べ物をこねまわし唾液と混ぜ合わせ，嚥下を開始する．また言葉を発するときの子音の発音に必須である（構音（こうおん）機能）．舌の上面と側面の粘膜は，舌乳頭（ぜつにゅうとう）と呼ばれる多数の微小な突起をもち，食物をとらえる．舌乳頭の一部には味蕾（みらい）という味覚を感じる特殊感覚器が備わっている．味覚には5要素（甘味・塩味・苦味・辛味とうま味✍）がある（図4-5B，9-13参照）．

❷ 唾液腺

　唾液は，大唾液腺（左右1対ずつの耳下腺・顎下腺・舌下腺）と，広く口腔粘膜に直接開口する多数の小唾液腺から分泌される．耳下腺の導管は頬粘膜の上方に，顎下腺と舌下腺の導管は口腔底に開口している．唾液には，糖質の消化酵素であるアミラーゼ（プチアリン）が含まれ，口腔内で糖質の消化が開始される（表4-1，図4-6）．

❸ 歯・歯肉

　歯は骨と同様カルシウムを含み，生後数ヵ月から乳歯（20本）が生えはじめ，6歳ごろから永久歯に生え替わる．永久歯は上下合わせて32本で，上顎・下顎の左右に，それぞれ切歯2本・犬歯

✍うま味

第5の味覚としてうま味を発見したのは日本の研究グループである．世界遺産にも登録された伝統的な日本食は鰹節，昆布，干ししいたけなどを組み合わせて丁寧に出汁（だし）をとることが特徴的である．うま味はグルタミン酸やイノシン酸が受容体を刺激することで感じられる．

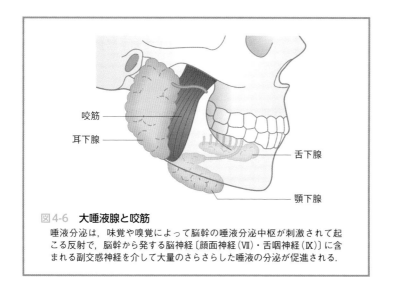

図4-6 **大唾液腺と咬筋**
唾液分泌は，味覚や嗅覚によって脳幹の唾液分泌中枢が刺激されて起こる反射で，脳幹から発する脳神経〔顔面神経（Ⅶ）・舌咽神経（Ⅸ）〕に含まれる副交感神経を介して大量のさらさらした唾液の分泌が促進される．

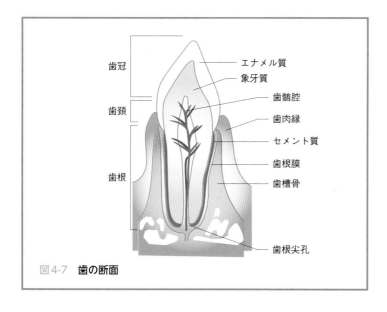

図4-7 **歯の断面**

1本・小臼歯2本・大臼歯3本ずつがあるが，一番奥の智歯（おやしらず）は歯肉に埋もれていることが多い．歯の表面は人体で最も硬く細胞成分のないエナメル質で覆われ，その下に生きた組織である象牙質があり，歯肉（歯ぐき）に包まれた歯槽骨の中へ長い歯根を伸ばしている．歯根はセメント質で覆われ，歯根膜と呼ばれる強固な結合組織で歯槽骨に固定されている（**図4-7**）．

❹ 咀嚼

咀嚼運動は，歯が食物を咬み切り，嚙み砕くために，咬筋が上顎と下顎をカスタネットのように嚙み合わせる運動である．上顎骨，下顎骨からなる顎関節が滑らかに動く必要があり，多少と

📖**エナメル質と象牙質**
エナメル質は人体で最も硬い組織だが，食べかす（特に糖質の）があると，口腔内の細菌（ミュータンス菌）によって乳酸がつくられ，酸性の環境下で簡単にカルシウムが溶け出して齲歯（むし歯）になる．エナメル質には神経が分布していないが，象牙質は歯髄の中へ神経が入り込んでいるため，齲歯が象牙質に達すると痛みを感じる．

📖**歯肉（歯ぐき）**
歯磨きが適切でないと口内細菌が増殖して歯垢（プラーク）を形成したり，これにカルシウムが沈着して歯石を生じたりする．特に歯と歯肉の間の隙間（歯肉溝）は細菌の溜まり場であり，細菌が繁殖して歯肉の炎症を引き起こしたものが歯周病である．初期には歯肉が腫れて歯肉溝が深くなり（歯周ポケット），進行すると歯肉出血を起こしたり歯槽骨を溶かして歯をぐらぐらにする．

📖**咀嚼**
咀嚼は咬筋・側頭筋など下顎骨に付く4つの筋（咀嚼筋群：p.265）の協調運動による．咀嚼は，消化機能ばかりでなく，脳の機能にもよい影響を与えることが知られている（30回嚙むのは消化によいばかりではない）．高齢者はできる限り口から食事を摂れるよう支援が必要である．

も障害があると咀嚼時に痛みをきたす（顎関節症）．咀嚼時には咬筋のみでなく，顔面表情筋が口唇を閉じて頬を緊張させ，舌が自在に動いて，噛みたい食塊を歯にもっていくことが必要である．

❺ 口蓋

口蓋は口腔の天井で口腔と鼻腔を上下に隔てている．口蓋の前2/3は内部に骨（上顎骨）をもつ硬口蓋で，後ろ1/3は骨がなく横紋筋をもつ軟口蓋である．軟口蓋や口蓋垂（のどちんこ）は，あくびをしたり，「アー」と声を出すと，収縮して上へもち上がる．軟口蓋の両側からは，前後二重のアーチが左右に下りてきて口腔底と連なっている（口蓋舌弓・口蓋咽頭弓）．前後のアーチの間に，リンパ組織の口蓋扁桃がある（図4-5参照）．

3 咽　頭

咽頭は鼻腔の奥の上咽頭（咽頭鼻部），口腔の奥の中咽頭（咽頭口部）と，喉頭の後ろで食道までの下咽頭（咽頭喉頭部）からなる（図4-8）．咽頭は食物の通り道で嚥下を担当する消化器であると同時に，呼吸器（上気道）にも属している．

咽頭の入り口には扁桃と呼ばれる粘膜関連リンパ組織が輪状に取り囲んでいる．すなわち，上咽頭の天井にある咽頭扁桃（アデノイド），耳管開口部周囲の耳管扁桃，いわゆる「扁桃腺」に相当する口蓋扁桃，そして舌根部にある舌扁桃である．これらはまとめてワルダイエルのリンパ咽頭輪と呼ばれ，外界から侵入する病原体の感染防御を担う．

咽頭の下方は前方の喉頭と後方の食道に分岐している．咽頭後壁に触れると，正常では「オエッ」となり吐き気を感じる．これは舌咽神経を介する咽頭反射である．

4 嚥下運動

嚥下（えんげ）は食塊を口腔から咽頭を経て食道へ送り込む過程で舌，軟口蓋，咽頭，食道上部の横紋筋が協調して行う反射運動であり，口腔相・咽頭相・食道相の3つの相からなる（図4-9）．舌が随意的に嚥下を開始すると（口腔相），延髄の嚥下中枢による反射で咽頭相が始まり，① 軟口蓋がもち上がって後鼻孔を塞ぎ，鼻腔への逆流を防ぐとともに，② 咽頭・喉頭がもち上げられ，③ 喉頭蓋が受動的に押し下げられて喉頭の上にフタをする．さらに声門が閉じて一瞬息を止めることにより，気道への誤嚥（ごえん）が防止さ

📖 **誤嚥**
誤嚥は空気以外のものが気道に入ること（なお，誤飲は食べてはいけないものを食道へ飲み込むこと）．誤嚥性肺炎は誤嚥によって肺炎を起こしたもので，明らかな誤嚥に気付かれなくても，口腔内の唾液や食べかす，逆流してきた胃液を知らず知らず誤嚥していることがある．嚥下障害のある患者には，とろみをつけた飲み込みやすい食事を提供すること，頭部を前傾姿勢にして食物が咽頭へ流れ込まないようにすること，口腔をきれいに保つこと（食後の口腔ケア）や，食後はすぐ横にならず，しばらく上体を起こすことなどが誤嚥性肺炎の防止につながる．

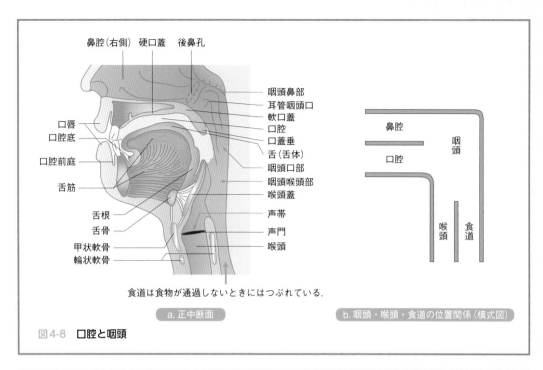

図中の名称：

鼻腔（右側）　硬口蓋　後鼻孔

咽頭鼻部
耳管咽頭口
軟口蓋
口唇
口腔底
口腔
口蓋垂
口腔前庭
舌（舌体）
咽頭口部
舌筋
咽頭喉頭部
喉頭蓋
舌根
声帯
舌骨
声門
甲状軟骨
喉頭
輪状軟骨

鼻腔
咽頭
口腔
喉頭　食道

食道は食物が通過しないときにはつぶれている.

a. 正中断面　　b. 咽頭・喉頭・食道の位置関係（模式図）

図4-8　口腔と咽頭

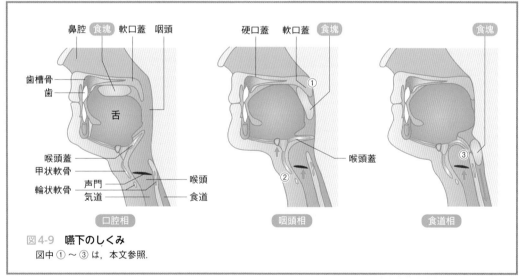

鼻腔　食塊　軟口蓋　咽頭　　硬口蓋　軟口蓋　食塊　　食塊

歯槽骨
歯
舌
①
喉頭蓋
甲状軟骨
声門
②
③
輪状軟骨
気道
喉頭
食道

口腔相　　　咽頭相　　　食道相

図4-9　嚥下のしくみ
図中①～③は，本文参照.

れる．一方，普段は閉じている食道上部が弛緩して開き，食塊が
食道に入って平滑筋の蠕動運動で胃へ送り届けられる（食道相）.
嚥下に必要なこれらの筋肉を支配する神経は，延髄から発する舌
咽神経（Ⅸ）・迷走神経（Ⅹ）・舌下神経（Ⅻ）である.

5　食　道

　食道は全長約25cmで，大部分が横隔膜の上の胸腔にあり（胸

食道

食道がんは，日本では胸部の
食道に発生する扁平上皮癌が
多い．食道がんの危険因子と
して，喫煙や大量の飲酒，熱
い食べ物の習慣的な摂取が知
られている．早期食道がん
（粘膜層に限られ，リンパ節
転移がないもの）は，食道内
に挿入した内視鏡で切除可能
である（内視鏡手術）.

部食道）, 気管と心臓の後ろの**後縦隔**を下降する. その後, 横隔膜の食道裂孔（れっこう）を通って腹腔内に入り（腹部食道）, すぐに胃の入り口（噴門）に接続する. 食道の粘膜は機械的摩擦に強い**重層扁平上皮**である. 食道の筋層は, 嚥下に関わる上部1/3は横紋筋で, 下部2/3は平滑筋で蠕動運動を行う. 液体は食道内を重力に従って急速に落下するが, 固形物は横臥位の姿勢や無重力状態でも, 蠕動運動（ぜんどう）によって胃まで送り届けられる. 食道下端で胃の入り口（噴門）に接続する部位の平滑筋（**下部食道括約筋**（かつやくきん）📖）は, 普段は閉じて胃液の逆流を防止しているが, 食物が蠕動運動で運ばれてくると弛緩して開き, 食物は胃に入る. これは**アウエルバッハ神経叢**のはたらきによるものである.

6　胃 📖

❶ 胃の概要

　胃はJ字形で, 入り口を**噴門**（ふんもん）, 出口を**幽門**（ゆうもん）という. 胃の左側から下縁にかけての長い辺縁を**大弯**（だいわん）, 右側の短い辺縁を**小弯**（しょうわん）という. 胃の天井部分を**胃底部**（穹窿部）（きゅうりゅう）といい, 続く広い領域を**胃体部**, 幽門の手前の狭まった部分を**幽門部**という. 胃の粘膜は, 上方から順に噴門腺・胃腺（胃底腺）・幽門腺の3領域からなる（**図4-10, 13**）. いずれも胃粘膜を保護する粘液を分泌するが, 胃腺は粘液

📖下部食道括約筋
締まりが悪いと**胃食道逆流**を起こす. 逆に開かないと胃に食物が降りていかず, 食道に溜まってしまう（**アカラシア**）. これらは下部食道粘膜に炎症を起こし, そこから食道がん（円柱上皮癌）が発生しやすくなる.

📖胃
胃は, 食道から送られてきた食べ物を数時間かけてどろどろの中間消化物（糜粥と呼ぶ）にしてから, 少しずつ十二指腸へ送り出すはたらきを担う. 胃を全摘出すると, この胃のはたらきがなくなり, 食物が急激に小腸に入るため, 腹痛や下痢, 高血糖に続く低血糖の症状などを引き起こす（ダンプカーが急激に荷下ろしをするのになぞらえて, **ダンピング症候群**と呼ばれる）.

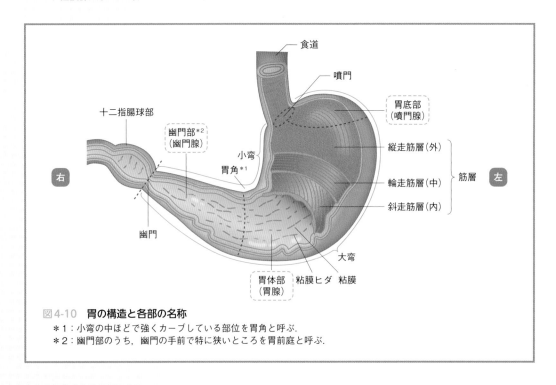

図4-10　胃の構造と各部の名称
＊1：小弯の中ほどで強くカーブしている部位を胃角と呼ぶ.
＊2：幽門部のうち, 幽門の手前で特に狭いところを胃前庭と呼ぶ.

に加えて胃液を分泌する．胃液にはpH＝1程度の強酸性の胃酸（塩酸）とタンパク質分解酵素のペプシン🔖が含まれ，タンパク質の消化が胃で始まる．

　食物が入ると胃液の分泌が増加し，胃壁の平滑筋の蠕動運動により機械的に胃液と食物を混ぜ合わせ，粘膜ヒダでこすり合わせて3時間ぐらいかけてドロドロの糜粥（びじゅく）にする（**図4-11**）．

　糜粥が十分こなれると，幽門括約筋が開いて，糜粥を少しずつ十二指腸球部へ送り出す．胃は水とアルコールをわずかに吸収するのみで，栄養素の吸収はできない．

❷ 胃液分泌

　胃体部の粘膜にはほぼ1mm間隔に深い井戸のように陥入した

🔖**ペプシン**
ペプシンは酸性環境下でのみタンパク質分解酵素活性を発揮する．

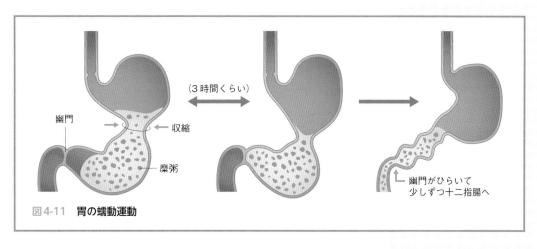

図4-11　**胃の蠕動運動**

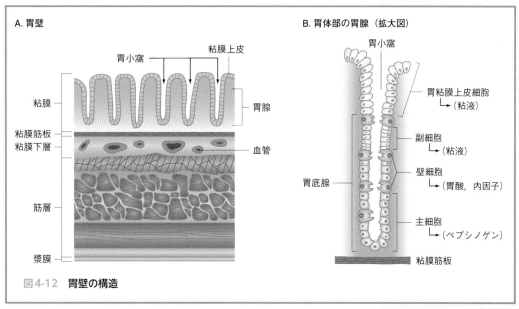

図4-12　**胃壁の構造**

📖 胃液

胃液は強酸性のため，ほとんどの細菌は胃で殺菌される．ただし，結核菌（抗酸菌に分類される）と胃・十二指腸潰瘍や胃がんの発症要因となりうるヘリコバクター・ピロリ菌は例外であり，胃液の中でも生存できる．

📖 プロトンポンプ

プロトンとは水素イオン（H⁺）のこと．すなわちプロトン＝H⁺＝酸である．プロトンポンプは酸を胃の管腔へ分泌する膜輸送体タンパク．プロトンポンプ阻害薬は，胃・十二指腸潰瘍の治療薬として頻用されている．

📖 迷走神経

第X脳神経．人体最大の副交感神経で，胸部・腹部の内臓を広く支配する．神経伝達物質はアセチルコリン（p.146）．

胃小窩があり，その奥に続く胃腺から分泌される胃液📖が出てくる．胃腺を構成するのは主細胞・副細胞・壁細胞の3種類で（図4-12），主細胞から分泌されるペプシノゲン（ペプシン前駆体）が壁細胞から分泌される塩酸（胃酸）によって活性化されてタンパク質分解酵素のペプシンになる．ペプシンもペプシノゲンをペプシンにする．胃酸は壁細胞の管腔側細胞膜にあるプロトンポンプ📖によって管腔へ分泌される．壁細胞はまた，ビタミンB₁₂を回腸末端で吸収するために必要な内因子を分泌する．一方，副細胞と粘膜表面の上皮細胞は粘液を分泌する．粘液は胃粘膜表面を覆って胃液による自己消化から守る．噴門腺・幽門腺も粘液を分泌する．

　胃液は，分泌が促進される脳相・胃相と抑制される腸相の計3段階で分泌調節が行われる．脳相では，食べ物を想像したり，おいしそうなにおいや実際の味わいを感じることで脳が刺激され，迷走神経📖を介して分泌が促進される．胃相では，胃に食物が入って粘膜が刺激されると，消化管ホルモン（p.167）のガストリンを介して胃液分泌が促進される．ガストリンは胃前庭の粘膜にある内分泌細胞（G細胞）から分泌され，血流に乗って壁細胞に到達して作用する．最後に，糜粥が十二指腸に出ると腸相に移り，消化管ホルモンのセクレチンが出てガストリン分泌を抑制し，役目を果たした胃液分泌は終了する（図4-13，表4-4）．

🐾 7　小腸（十二指腸・空腸・回腸）

　小腸は，消化と吸収の主役を担う．すなわち，十二指腸におい

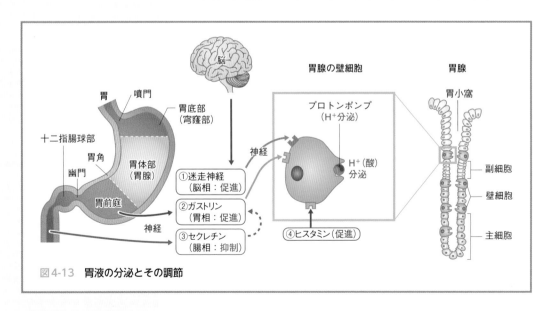

脳
胃腺の壁細胞
胃腺

胃　噴門
胃底部（穹窿部）
十二指腸球部
胃角
幽門　胃体部（胃腺）
胃前庭
プロトンポンプ（H⁺分泌）
H⁺（酸）分泌
胃小窩
副細胞
壁細胞
主細胞

神経

①迷走神経（脳相：促進）
②ガストリン（胃相：促進）
③セクレチン（腸相：抑制）
神経
④ヒスタミン（促進）

図4-13　**胃液の分泌とその調節**

て膵液と胆汁が加わり，スープ状になった糜汁（び じゅう）が空腸と回腸を蠕動運動で運ばれるうちに管腔内消化が進行し，さらに粘膜上皮の膜消化により最小単位の栄養素にまで終末消化され，粘膜上皮から体内へ吸収される．ビタミンやカルシウムも小腸で吸収される．

❶ 十二指腸

十二指腸は全長が12本分の指の幅を足した長さであることから名付けられたといわれている．十二指腸は腹腔の後ろの後腹膜に位置し，胃に接続する十二指腸球部に続いてC字形にカーブを描いて膵臓の頭部（膵頭部）を取り巻き，最後に左上へ上行して，トライツ靭帯の部位で再び腹腔内にもどって空腸に接続する．膵頭部に接する十二指腸の左側壁には，膵臓の主要な導管である主膵管と総胆管が合流して開口するファーター乳頭（大十二指腸乳頭）があり，周りをオッディ括約筋が取り巻いて開閉を制御している．胃から下りてきた強酸性の糜粥が十二指腸に入ると，膵液と胆汁がここから分泌されて加わる．糜粥はアルカリ性の膵液によって中和され，膵消化酵素がはたらき始める（図4-14）．

❷ 膵液と胆汁

膵液は最も重要な消化液であり，胃から下りてきた酸性の糜粥を中和する重炭酸ナトリウム（アルカリ性）と，三大栄養素のすべてに対応するさまざまな消化酵素 🗒️（① 糖質を消化するアミラーゼ，② 脂質を消化するリパーゼ，③ タンパク質を消化するトリプシン・キモトリプシン・エラスターゼなど）を含んでいる．

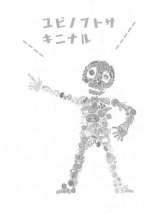

ユビノフトサキニナル

🗒️ 消化酵素

接尾辞に -アーゼ (-ase) が付くことが多い．
（例）
糖質分解酵素＝アミラーゼ amylase
脂質分解酵素＝リパーゼ lipase（脂質は lipid）
弾性線維（エラスチン）分解酵素＝エラスターゼ
乳糖（ラクトース）分解酵素＝ラクターゼ

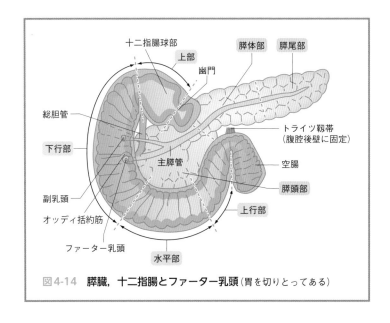

図4-14 膵臓，十二指腸とファーター乳頭（胃を切りとってある）

管腔内消化と膜消化
小腸では膵液に含まれる消化酵素によって，二糖類やペプチドのような**中間消化物**にまで分解される．しかし，そのままでは吸収されないので，空腸・回腸の粘膜上皮の微絨毛膜上で膜消化を受けて**終末消化物**の単糖類やアミノ酸になって吸収される．膜消化酵素には二糖類分解酵素やアミノペプチダーゼがある．

輪状ヒダ
ケルクリンクひだ（雛壁）ともいい，小腸に特徴的である．腹部単純X線写真で認められる場合，小腸の部位にガスが溜まっている．

胆汁は，肝臓でつくられ，胆嚢に運ばれて貯蔵・濃縮されたあと，総胆管を通ってファーター乳頭から十二指腸へ排出される緑褐色の消化液で，脂質の消化を助ける胆汁酸と老化赤血球に由来する老廃物のビリルビンを含んでいる．胆汁酸は消化酵素ではないが，脂肪を乳化して細かいミセルにすることでリパーゼが作用できるようにする．胆汁酸は肝臓でコレステロールから合成される．

❸ 空腸と回腸

空腸と回腸は合わせて6m程度あり，十二指腸で加わった膵液と胆汁のはたらきによる管腔内消化と，粘膜表面での膜消化（＝終末消化）を進め，生成した栄養素を粘膜面から体内へ吸収する．

消化・吸収を十分に行うために，空腸・回腸は長いだけでなく，粘膜が特殊な構造をもち，粘膜表面が漿膜表面の100倍ほど広くなっている．すなわち，粘膜面は輪状ヒダを形成し，その

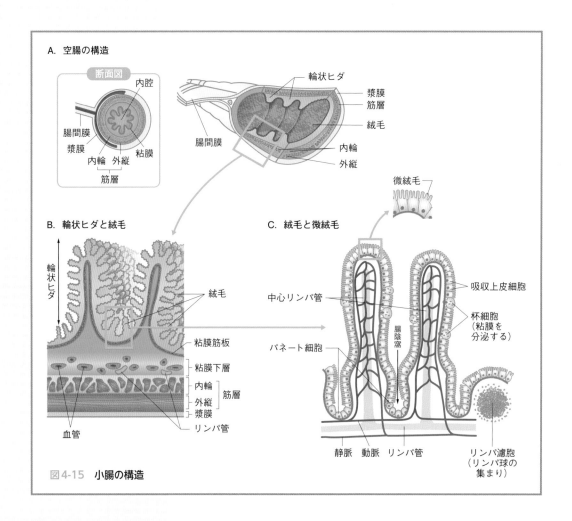

A. 空腸の構造

断面図

内腔
腸間膜
漿膜
内輪　外縦
筋層
粘膜

輪状ヒダ
漿膜
筋層
絨毛

腸間膜

内輪
外縦

微絨毛

B. 輪状ヒダと絨毛

輪状ヒダ

絨毛

粘膜筋板

粘膜下層

内輪
外縦　筋層

漿膜

血管

リンパ管

C. 絨毛と微絨毛

中心リンパ管

腸陰窩

パネート細胞

静脈　動脈　リンパ管

吸収上皮細胞

杯細胞
（粘膜を
分泌する）

リンパ濾胞
（リンパ球の
集まり）

図4-15　**小腸の構造**

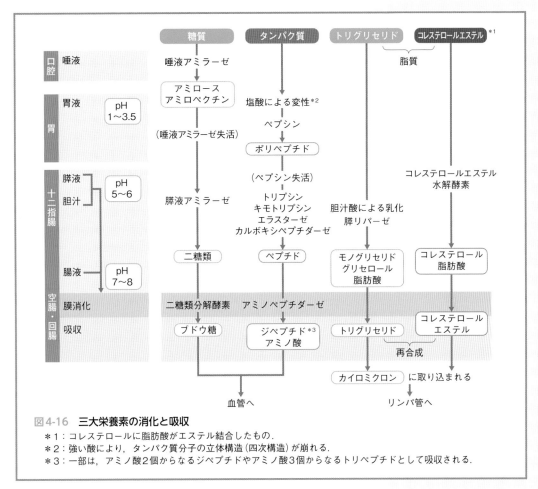

図4-16 三大栄養素の消化と吸収

＊1：コレステロールに脂肪酸がエステル結合したもの.
＊2：強い酸により，タンパク質分子の立体構造（四次構造）が崩れる.
＊3：一部は，アミノ酸2個からなるジペプチドやアミノ酸3個からなるトリペプチドとして吸収される.

上を絨毯の毛のように絨毛（腸絨毛）がびっしりと覆い，さらに腸絨毛の表面を円柱上皮が覆い，そしてその細胞膜には微絨毛と呼ぶミクロの突起が整然と密生している（図4-15）.

　微絨毛細胞膜には，終末消化を行う膜消化酵素（二糖類分解酵素やペプチド分解酵素）と，生成した終末消化産物を細胞内へ取り込む膜輸送体タンパクが多数組み込まれている．空腸・回腸の管腔内で生成した二糖類やペプチド（中間消化物）は，粘膜上皮の微絨毛の細胞膜上で膜消化を受けてグルコースやアミノ酸などの最小単位の栄養素（終末消化物）となり，ただちに吸収される.

　消化管内腔に分泌される消化液は合計すると1日7Lにも達し，口から摂取する水分と合わせると1日9L近くになる．その水分や電解質も，90％は空腸・回腸で吸収され，残り1L程度が大腸に入る.

❹ 栄養素の吸収と肝臓への輸送

　糖質とタンパク質の終末消化物（グルコースなどの単糖類とア

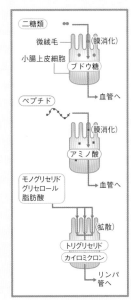

図4-17 空腸・回腸における膜消化と吸収

Column　炭水化物（糖質と食物繊維）

　　炭水化物はグルコースなどの単糖を構成単位とする構造をもち，① 糖質（消化・吸収され エネルギー源となる）と ② 食物繊維（ヒトではほとんど消化されずエネルギー源にならない） に分けられる.

　① 糖質には単糖類*1（グルコース・フルクトースなど），二糖類*2（ショ糖・麦芽糖など），多糖類（主食 となるでんぷんなど）がある.（単糖類と二糖類をあわせて糖類という.）糖質の終末消化産物の大部分はグ ルコースであり，吸収され細胞内で代謝されると1gあたり4kcalのエネルギーを生じ，ヒトの主要なエネ ルギー源になる. 食後はインスリンの作用により，骨格筋や脂肪組織にグルコースが盛んに取り込まれ， エネルギー源として利用される（脳はインスリンに関わらずグルコースをエネルギー源とする）. 肝臓では インスリンの作用でグルコースを連結させてグリコーゲンを合成し，空腹時の全身のエネルギー源として 蓄える. 骨格筋でもグリコーゲンを合成するが，これは骨格筋自身のエネルギー源にするためである. 空腹 時は一転してインスリンに対抗して血糖を上げるホルモンが作用し，肝臓のグリコーゲンは分解されてグ ルコースにもどり，全身の細胞へ供給される. 肝臓はまた，グルコースを新たにつくる（糖新生）.

　糖質の摂りすぎや運動不足では，余剰となったグルコースがトリグリセリドにつくり替えられて脂肪組 織を肥大させ，また，脂質異常症を引き起こす. その結果，肥満や糖尿病，メタボリック・シンドロームな ど生活習慣病を引き起こし，動脈硬化が進んで心筋梗塞や脳梗塞が起こりやすくなる.

　② 食物繊維には，不溶性食物繊維（水に不溶性：大部分は植物の細胞壁に含まれるセルロース）と，水溶 性食物繊維があり，種々の有益な作用を発揮する. 例えば，糖質の消化・吸収を穏やかにするので食後高 血糖を抑える. コレステロールやナトリウムの吸収も抑制する（食事はまず野菜から食べ始め，次にタンパ ク質，最後に糖質を）. 大便のカサを増し便通を良くする，有毒物質を吸着して排泄を促進する，腸内細菌 の善玉菌（ビフィズス菌など）を増やし悪玉菌を減らす，さらに善玉菌がつくる短鎖脂肪酸の原料になる等の 効果がある. 水溶性食物繊維に属する難消化性オリゴ糖は10個程度までの単糖が連結したもので（オリゴ は少数の意味），ビフィズス菌を増殖させる物質として母乳から最初に発見された. 食物繊維が豊富な食品 として海藻・寒天（海藻が原料）・キノコが有名だが，野菜全般・豆類・イモ類・果物にも含まれる. 穀類 は玄米や全粒小麦粉が良い. 食物繊維の1日摂取推奨量は20gであり，この観点からも野菜は1日350gが 必要である（加えて野菜にはビタミンや抗酸化物質が豊富. 野菜不足の人は大腸がんになりやすい）. なお， 食物繊維には炭水化物に属さないものもある（納豆菌はグルタミン酸が長く連結した食物繊維をつくる）.

---

*1：単糖類
　グルコース（ブドウ糖）
　フルクトース（果糖：果物に多く含まれる）
　ガラクトース　など
　　（DNA・RNAの構成要素に含まれるデオキシリボース・リボースも単糖に属する）
*2：二糖類（単糖が2個結合したもの）
　スクロース（ショ糖＝砂糖）：グルコース-フルクトース
　マルトース（麦芽糖）：グルコース-グルコース；水飴に多く含まれる糖
　ラクトース（乳糖）：グルコース-ガラクトース；乳汁に多く含まれる糖
　　乳糖分解酵素（ラクターゼ）がない人は牛乳を飲むと下痢になる（乳糖不耐症；日本人に多い）.

ミノ酸）は，空腸・回腸の粘膜上皮から吸収されると毛細血管に 入り，すべて門脈に集まって直接肝臓へ送られる. 一方，脂質で 最も多いトリグリセリド🍃は，空腸・回腸の管腔内で胆汁酸・リ パーゼの作用を受けてモノグリセリド🍃に，さらに構成要素のグ

リセロールと遊離脂肪酸へと分解される．これらは，粘膜上皮細胞の細胞膜脂質二重層を通過して吸収され，上皮細胞の中で再びトリグリセリドに合成され，カイロミクロンというリポタンパクに組み込まれる．カイロミクロンは毛細リンパ管に入り，リンパ液の流れに乗って乳び槽と胸管を経て，左の静脈角から静脈血に合流し，体循環を経て肝臓へ送られる（**図4-16，17，2-17参照**）．

ビタミン📖やミネラルも小腸から吸収される．カルシウムは，腎臓で活性化型になったビタミンD₃の作用により，十二指腸から吸収される．また，ビタミンB₁₂は，胃腺の壁細胞から分泌される内因子に結合して運ばれ，回腸末端部で吸収される．

📖 8 大　腸（図4-18）

大腸は，右下腹部の盲腸から肛門まで約1.5mの長さがある．上行結腸・横行結腸・下行結腸が空腸・回腸をぐるりと取り囲むように時計方向にめぐり，左下腹部からS状結腸が後方へ下りて直腸に接続する．横行結腸とS状結腸は結腸間膜をもっている．盲腸からS状結腸までは結腸膨起と呼ばれる膨隆部（ハウストラ）と，内腔に半月ヒダを突出させたくぼみを交互にもち，さらに表面に結腸ヒモと呼ばれる3条の縦走平滑筋の束を付着させている．大腸の粘膜には小腸のような絨毛はないが，粘液を分泌して蠕動運動による大便の輸送をスムーズにしている．

糜汁は回盲弁（バウヒン弁）を通って大腸の起始部である盲腸に入る．回盲弁は，腸内細菌を大量に含む大腸の内容物が回腸へ逆流するのを防いでいる．大腸の役割は，栄養素が吸収し尽くされた糜汁から残りの水分1L程度と電解質を吸収し，大便を形成して，結腸の蠕動運動と直腸・肛門の排便反射によって体外に排出することである．大便に含まれる水分は1日150mL程度になる．大腸の内腔には膨大な数の腸内細菌📖が常在し（常在細菌叢＝ノーマル・フローラ），病原性のある細菌を排除し，未消化の食物繊維などを分解する．また，肝臓で凝固因子を合成する際に必要なビタミンKを合成する．一方で，腸内細菌の種類によってはおならとなるメタンガスや，アンモニアや発がん性のある有害物質を産生し，大腸がん📖の一因となる．大便には，食物から栄養素を吸収した後の残りかすだけでなく，大量の腸内細菌や，寿命が尽きてはがれ落ちた消化管上皮細胞の残骸が含まれている（食事をしなくても大便が出るのはこのためである）．胆汁中に排泄

📖 トリグリセリドとモノグリセリド

トリグリセリド（トリグリセライド）は脂肪酸が3個（トリは3の意味），モノグリセリドは1個，グリセロールに結合したもの．

📖 ビタミン

・水溶性ビタミン

さまざまな酵素の補酵素としてはたらく．ビタミンB群のうち，ビタミンB₁・B₂・ナイアシン・パントテン酸・ビオチンはエネルギー代謝に，B₆はアミノ酸代謝に，葉酸・B₁₂は核酸代謝に必須．ビタミンCはコラーゲン合成に必須であり，また，抗酸化物質としてはたらく．妊娠初期の葉酸欠乏は神経系の異常をきたす．

・脂溶性ビタミン

ビタミンAは網膜視細胞の光受容体の構成要素であり，また，転写因子としてはたらく．ビタミンDはカルシウムの吸収と骨形成に必要．ビタミンEはリポタンパクに含まれ，脂質の酸化を防ぐ．ビタミンKは肝臓での凝固因子の合成に必要．

脂溶性ビタミンは脂肪組織に蓄積するので過剰摂取に注意．特にビタミンAの過剰摂取は胎児に奇形を起こすことがある．

📖 腸内細菌

健康な人の腸内細菌は，ビタミンKのほかにも，野菜に多く含まれる食物繊維を代謝して短鎖脂肪酸などの人体に有用な生理活性物質をつくっており，それが吸収されて健康増進にはたらいている．食事内容の偏りは腸内細菌の種類を大きく変化させ，心筋梗塞や脳卒中の危険因子の血中濃度に影響を与える．

> **Column** 脂質について
>
> 　脂質の大部分はトリグリセリド（略してTG；別名 中性脂肪）であり，少量のリン脂質とコレステロールも含まれる．リン脂質は細胞膜脂質二重層の主要な構成成分である．コレステロールも細胞膜の構成成分であり，かつ，ステロイドホルモン・ビタミンDや胆汁酸合成の原料になる．
>
> 　トリグリセリドの3本の脂肪酸は，1gあたり9kcalと，糖質・タンパク質の2倍以上のエネルギーを生じる．私たちの脂肪組織も1kgあたり9,000kcalものエネルギーをコンパクトに蓄えており，平均的な成人女性（体重50kg，体脂肪率25%；脂肪組織12.5kg，1日の消費エネルギー1,800kcal）では，体脂肪だけで2ヵ月分の消費エネルギーを賄うことができる．絶食時，血糖上昇ホルモンの作用により脂肪組織のTGが分解されて遊離脂肪酸を生じ，アルブミンに結合して骨格筋・心筋・腎臓などへ運ばれ，ミトコンドリアでβ酸化を受けてエネルギーを生じる（ただし脳は脂肪酸をエネルギー源にできない）．さらに絶食時は，肝臓で遊離脂肪酸からケトン体が生成され，骨格筋・心筋・腎臓などに運ばれエネルギー源となる．脳は通常グルコースのみをエネルギー源とする（ゆえに急激な低血糖で意識障害が起こる）が，ケトン体が慢性的に高濃度になると非常用エネルギー源として利用される．
>
> 　遊離脂肪酸以外の脂質は4種類のリポタンパクに組み込まれて血中を運ばれる．リポタンパクは，水に不溶性のTGやコレステロールエステルを，アポタンパク・リン脂質・ビタミンE・コレステロールからなるカプセルで包み込んだ構造をしている．最も比重が軽いカイロミクロンは小腸から吸収した食事由来のTGを全身へ分配する．次に軽いVLDL（超低比重リポタンパク）は肝臓で合成したTGを全身へ分配し，その結果LDL（低比重リポタンパク）に変化する．LDLはコレステロールを全身へ分配する役割を担うが，多すぎると変性して動脈硬化を引き起こすので，LDLコレステロール（LDL-C）は悪玉コレステロールと呼ばれる．最も重いHDL（高比重リポタンパク）は，肝臓で合成されて血中に出ると，血管内の過剰なコレステロールを回収して肝臓へ運ぶ．したがってHDLコレステロール（HDL-C）は善玉コレステロールと呼ばれる．
>
> 　脂質異常症は，基準値に比べTG高値，LDL-C高値，HDL-C低値のいずれかがある場合をいい，動脈硬化を悪化させて心筋梗塞・脳梗塞を引き起こす．動物の脂身など常温で個体の脂肪は飽和脂肪酸が多く，摂りすぎるとLDL-Cが増えて動脈硬化を悪化させる．これに対し，常温で液体の油（植物油・魚油）は不飽和脂肪酸に富み，なかでも魚油に含まれるドコサヘキサエン酸（DHA）・エイコサペンタエン酸（EPA）や，体内でこれらに変換されるα-リノレン酸（エゴマ油・アマニ油・オリーブ油に豊富）は，LDL-Cを低下させ動脈硬化を抑制するので，十分摂取すると良い．これらは構造からω（オメガ）-3不飽和脂肪酸に属する．一方，ω-6不飽和脂肪酸に属するアラキドン酸からはプロスタグランジン，ロイコトリエンなどエイコサノイドと総称されるさまざまな生理活性物質が生成する．ω-3，ω-6のバランスが重要である．
>
> 　なお，マーガリン・ショートニング等に含まれるトランス（型）脂肪酸は，植物油に水素を付加して人工的に固形油脂にしたもので，洋菓子・菓子パン・フライドポテトや外食産業でも頻用されているが，大量摂取すると天然の不飽和脂肪酸よりさらに動脈硬化を悪化させることから，欧米諸国では使用が禁止されている．
>
> 　ウォーキングなどの運動は，高血糖だけでなく脂質異常症も改善し，心筋梗塞を予防する効果がある．腹八分の野菜・魚を中心とした和食と，こまめに体を動かしたくさん歩くことが健康長寿の秘訣といえよう．

🍖 大腸がん

わが国でも欧米型食生活・車社会（＝運動不足）になってから増加している．血便や便秘，あるいは便秘と下痢を繰り返すなどの症状がある．大腸がんが大きくなり大腸内腔を閉塞させると腸閉塞を起こす．便通・排ガスが停止し，腹部は膨満し，腹痛と嘔吐を繰り返す（吐物はしだいに糞臭を帯びるようになる）．

　されたビリルビンは常在細菌叢によって代謝産物（ウロビリン体）になる．これが大便の茶色の正体である．その一部は再吸収されて腎臓から尿中に排泄され，尿の黄色になる（ウロビリノゲン）．

　大腸の最終部分である直腸は，腹腔の下端から出て骨盤内に入り，男性では膀胱と前立腺の後ろ，女性では子宮・腟の後ろを下降し，肛門に接続する（図4-28）．

　直腸は漿膜をもたず，外膜に包まれている．

> ### Column タンパク質について
>
> 　　　タンパク質は，消化・吸収で生じたアミノ酸が体タンパク合成の原料となるだけでなく，代謝されてクエン酸回路に合流し，1gあたり4kcalのエネルギーを生じる（運動時の骨格筋のエネルギー源の10%を占める）．タンパク質の摂取量は健常人で標準体重1kgあたり1〜1.2gである．体重60kgでは60g/日になり，これを三食まんべんなく摂取するのが良い．食後はアミノ酸の血中濃度上昇とインスリン作用により骨格筋のアミノ酸の取り込み・タンパク質の合成ともに増加する．一方，食間期（空腹時）は筋タンパクの分解が上回り，アラニンなど筋由来のアミノ酸が肝臓でグルコースにつくり替えられる（糖新生）．体重60kgの成人男性では，体タンパクの新陳代謝により，毎日約180gの体タンパクが役割を終えて分解され，食物タンパク60gに由来するアミノ酸とともに体内のアミノ酸プールに加わる．ここから，新たに180gのタンパク質が合成され，60g相当分が老廃物となり，尿中へ排泄される．タンパク質を過食するだけでは筋肉にならず，老廃物（尿素）が増え尿中に排泄されるのみである．筋トレにより，体タンパクの合成・分解ともに増加するが，合成が上回るので筋肉が肥大するのである．
>
> 　　　20種類のアミノ酸のうち必須アミノ酸9種類は体内で合成できないので食事からとる必要がある．（非必須アミノ酸はアミノ基転移酵素のはたらきにより体内で合成できる．）必須アミノ酸の中でも分枝型アミノ酸branched chain amino acids（BCAA：バリン・ロイシン・イソロイシンの総称）は骨格筋にとって特に重要である．肉・魚・卵・乳製品など動物性タンパクに加えて，必須アミノ酸に富む大豆製品を活用したい．高野豆腐のタンパク質含量はなんと50%近い．大豆粉やきな粉も40%近い（オリゴ糖と一緒にヨーグルトに）．

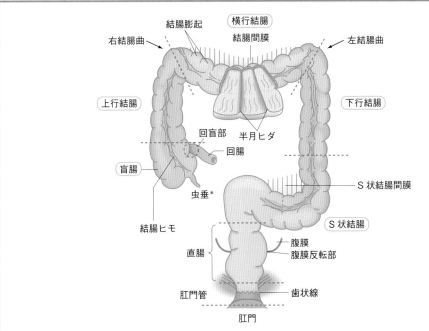

図4-18　大腸の区分と結腸間膜
＊：虫垂は盲腸の下端に付属する細い盲管で粘膜にリンパ組織が発達している．これが炎症を起こしたものが一般に「モウチョウ」と呼ばれる虫垂炎である．

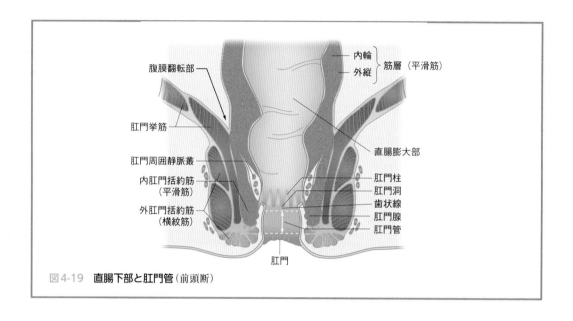

図4-19　**直腸下部と肛門管**（前頭断）

内輪／外縦　筋層（平滑筋）
腹膜翻転部
肛門挙筋
肛門周囲静脈叢
内肛門括約筋（平滑筋）
外肛門括約筋（横紋筋）
肛門
直腸膨大部
肛門柱
肛門洞
歯状線
肛門腺
肛門管

9　直腸・肛門と排便のしくみ

　直腸は全長おおよそ20cmで，排便前に便が溜まる直腸膨大部を経て，骨盤底を構成する骨盤隔膜の筋群（肛門挙筋など）を貫く．その下は肛門管というやや細い4cmほどの管となって肛門に終わる．肛門管は，直腸壁から移行する内肛門括約筋（平滑筋）と，肛門挙筋から移行する外肛門括約筋（横紋筋）からなる二重の肛門括約筋で囲まれ，普段はこれらが収縮して閉じている．肛門管の粘膜は歯状線と呼ばれる境界部で円柱上皮から重層扁平上皮の粘膜に移行する（図4-19）．歯状線付近の粘膜下には静脈が豊富に分布している（直腸静脈叢・肛門静脈叢）．大きく膨らんだ静脈瘤が痔核で，破れると痔核出血を起こす．

　普段，直腸には便が溜まっていない．大腸の蠕動運動によって，S状結腸から直腸内へ下りてくると，直腸壁の伸展刺激が仙髄にある排便反射の下位中枢を刺激し，大脳皮質に伝わって便意をもよおす．しかしながら，排便の準備が整うまでは，上位中枢（大脳皮質・延髄）からの指令が交感神経に伝わり，交感神経は排便反射を抑制する．準備が整うと，この抑制が解除され，仙髄の下位中枢から副交感神経（骨盤神経）を介して直腸の収縮と内肛門括約筋の弛緩が起こる．最後に，大脳皮質が排便のタイミングを判断することによって外肛門括約筋を随意的に弛緩させ，排便が開始される．同時に，怒責（いきむ）や腹筋群の収縮が起こり，腹腔内圧が上昇し，直腸からの排出を促進する（図4-20）．

痔核
痔核出血では便周囲に新鮮血が付着する．直腸がんでも同様の症状が起こるので注意が必要である．

大腸の蠕動運動
朝食後に便意が起こるのは，胃が刺激されたことで大腸に大きな蠕動（大蠕動）が起こり，便が直腸に押し出されるからである．
消化管の蠕動運動が弱かったり，腹圧を上げる腹筋の力が弱いと，**弛緩性便秘**と呼ばれる高齢者に多いタイプの便秘になる．また，便意をがまんしてやり過ごすことを繰り返していると直腸に便塊が下りてきても反応が起こりにくくなり，**習慣性便秘**になる（学校での排便をがまんする小学生にみられる）．なお，大腸がんが内腔を閉塞させた場合も便秘になったり，下痢と便秘を繰り返す場合がある．

外肛門括約筋
陰部神経（体性神経）により支配される随意筋．

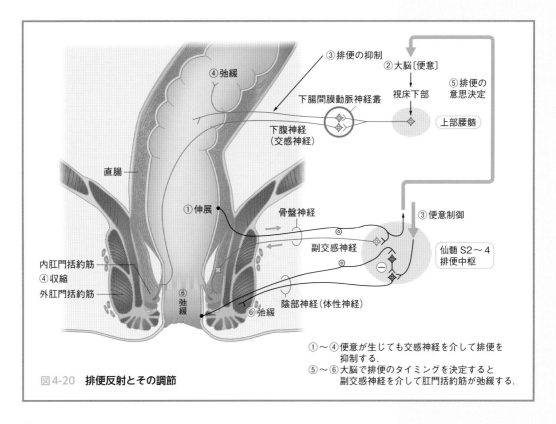

④弛緩

③排便の抑制

②大脳〔便意〕

⑤排便の
意思決定

視床下部

下腸間膜動脈神経叢

下腹神経
（交感神経）

上部腰髄

直腸

①伸展

骨盤神経

③便意制御

副交感神経

仙髄 S2～4
排便中枢

内肛門括約筋
④収縮
外肛門括約筋

⑥弛緩

⑥弛緩

陰部神経（体性神経）

①～④便意が生じても交感神経を介して排便を
　抑制する.
⑤～⑥大脳で排便のタイミングを決定すると
　副交感神経を介して肛門括約筋が弛緩する.

図 4-20　排便反射とその調節

10 免疫器官としての消化管

　消化管は外界と通じているため，消化管内腔は身体の内部にありながら体外とみなされる（したがって消化液の分泌も外分泌である）．消化管内腔は，胃から十二指腸にかけてはほぼ無菌状態であるが，常在細菌叢をもつ大腸に近づくにつれて細菌が増加し，粘膜は絶えず細菌の侵入の危険にさらされている．そこで，消化管粘膜には所々にリンパ球が集簇した粘膜関連リンパ組織と呼ばれる免疫組織が分布し，病原体の侵入を防いでいる．特に発達した消化管の免疫組織は，咽頭の入り口を取り囲む扁桃と，回腸粘膜のあちこちにあるパイエル板と呼ばれる小判状の固まりである．

11 消化管の血管支配と門脈

　腹部の消化管を養う動脈は，腹大動脈から分岐する3本の動脈である．すなわち，上から順に腹腔動脈（胃，十二指腸，肝胆膵と脾臓を養う），上腸間膜動脈（栄養素の消化・吸収を担う小腸全体と結腸前半を養う），下腸間膜動脈（結腸後半から直腸を養う）である．上・下腸間膜動脈は腸間膜の中を分岐しながら進み，腸

免疫組織
長大な消化管は人体最大のリンパ組織と考えられている．消化管を使わない中心静脈栄養が長期に及ぶと消化管粘膜が薄くなり，免疫能が低下して感染症にかかりやすくなる．

上腸間膜動脈
上腸間膜動脈は小腸全体に酸素を送っているので，これが閉塞すると小腸全域が壊死する（上腸間膜動脈閉塞症）．その結果，栄養素の消化・吸収がまったくできなくなるので，生存のためには中心静脈栄養（栄養素を溶かし込んだ濃厚な液体を上大静脈に留置したカテーテルから点滴注入する）が必要である．

A. 消化器系の動脈分布

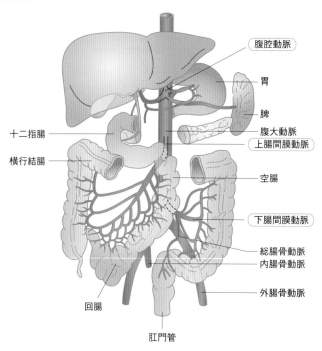

腹腔動脈

胃

脾

十二指腸

腹大動脈

上腸間膜動脈

横行結腸

空腸

下腸間膜動脈

総腸骨動脈

内腸骨動脈

外腸骨動脈

回腸

肛門管

B. 門脈

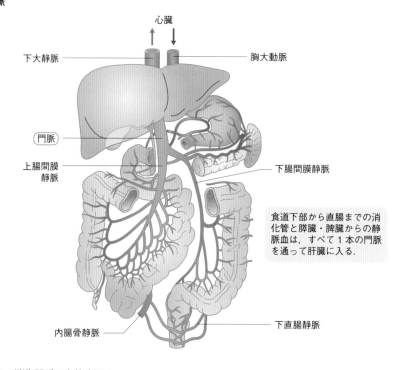

心臓

下大静脈

胸大動脈

門脈

上腸間膜
静脈

下腸間膜静脈

食道下部から直腸までの消
化管と膵臓・脾臓からの静
脈血は，すべて1本の門脈
を通って肝臓に入る.

内腸骨静脈

下直腸静脈

図4-21　**消化器系の血管支配**（空腸・回腸は短縮して描いている）

管壁の手前で枝どうしがループ状に吻合している（**図4-21A**）．

一方，食道下部から直腸に至る消化管と，膵臓・脾臓をめぐった静脈血はすべて門脈に集結して肝臓に入る（p.162）．肝臓を通過した血液は，肝臓の後面に付着する下大静脈に合流する（**図4-21B**）．

C 肝臓・胆道・膵臓

1 肝 臓

❶ 肝臓の構造

肝臓は肝細胞が集まった人体最大の実質臓器で，1〜1.5kgの重量がある．腹腔の右上部で横隔膜の下に付着し，前面から見える右葉・左葉と肝臓下面に見える方形葉・尾状葉に分かれ，薄い結合組織性の被膜で覆われている．肝下面に位置する肝門からは，肝臓に血液を送る門脈と肝動脈（固有肝動脈），それに，胆汁の流出路である肝管が出入りしている（**図4-22**）．肝右葉の下面には胆汁を濃縮する袋状の器官である胆嚢が付着している．

肝臓は肝細胞が放射状に配列した直径1〜2mmの肝小葉を構成単位としている．肝小葉はグリソン鞘と呼ぶ結合組織で囲まれ，ここに門脈・肝動脈と肝管の枝（肝内胆管）が分布している．

門脈・肝動脈の血液は肝小葉内の洞様毛細血管（類洞）という広い毛細血管を流れつつ肝細胞に栄養素や酸素を与え，小葉中心部の中心静脈に注がれる．中心静脈は合流して肝静脈となり，下大静脈に合流する（**図4-23**）．

門脈
毛細血管が集まって静脈となったあとに再び毛細血管に分かれる場合，その静脈を門脈という．門脈は人体にもう1ヵ所ある（下垂体門脈）．

固有肝動脈
一般に肝動脈と略す．腹大動脈から分かれる腹腔動脈の枝で，肝臓に酸素を送る栄養血管である．肝臓にできたがんの治療法の1つに肝動脈塞栓術がある．がんの栄養血管となっている肝動脈の枝に詰めものをしてがんを小さくする．

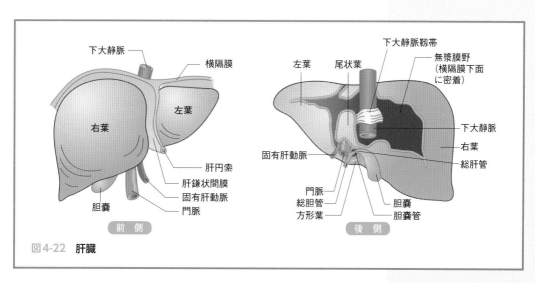

図4-22 **肝臓**

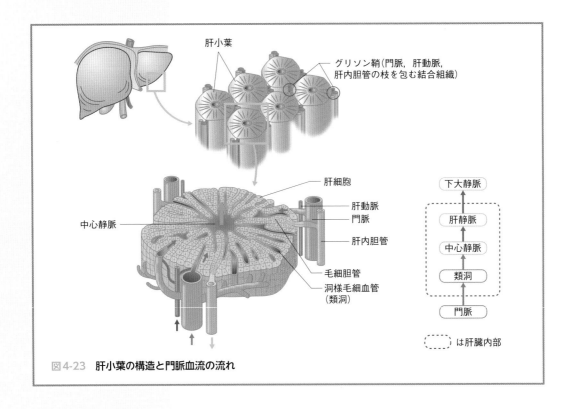

図4-23　肝小葉の構造と門脈血流の流れ

表4-2　肝臓の機能

ⓐ 栄養素の代謝・貯蔵・供給
ⓑ 胆汁の産生
ⓒ 毒物・薬物・老廃物やホルモンの代謝と処理

📖**代謝酵素**

肝臓の炎症（肝炎）で肝細胞が壊されると，細胞内のアミノ基転移酵素（トランスアミナーゼ：ALT，AST）などの代謝酵素が血中に逸脱し，これらの数値が高くなる（肝機能障害）．

📖**鉄**

鉄は肝臓でフェリチンという鉄貯蔵タンパクに結合して肝細胞内に貯蔵される（貯蔵鉄）．フェリチンは一部血液中を流れている．

　一方，肝細胞が産生した胆汁は，小葉内の毛細胆管に入り，血流とは逆向きにグリソン鞘の肝内胆管に流入する．肝内胆管は集合して肝門へ向かい，左右の肝管を経て1本の総肝管となって胆汁を排出する（**図4-23，24**）．

❷ 肝臓の機能

　肝臓は人体の化学工場とも呼ばれ，さまざまな代謝酵素📖を用いた生化学反応で多様な物質代謝を行っている．その機能を3つに分類すると次のようになる（**表4-2**）．

　ⓐ**栄養素の代謝・貯蔵・供給とビタミン・鉄📖などの貯蔵**　　肝臓は小腸で吸収された栄養素を原料として物質代謝（糖代謝・脂質代謝・アミノ酸代謝）を行う．また，グリコーゲンと鉄やビタミンA，D，K，B₁₂を貯蔵する．物質代謝は**表4-3**に示す．

　ⓑ**胆汁の産生**　　肝臓は消化液の胆汁を産生し，胆道を通じて十二指腸に排出する．胆汁は脂質の消化に必要な胆汁酸と老廃物のビリルビンを含む．胆汁酸はコレステロールから合成され，脂質消化酵素のリパーゼが作用するために必要な脂質乳化作用をもつ．ビリルビン📖は脾臓でマクロファージによって処理された老化赤血球のヘモグロビンに由来する老廃物で，肝臓で処理されて

表4-3 **肝臓における3つの物質代謝**

糖代謝	・食後はグルコースを結合してグリコーゲンを合成し，貯蔵. ・空腹時はグリコーゲン分解と糖新生を行い，グルコースを血中に放出して全身の細胞に供給する.
脂質代謝	コレステロール*1などの脂質を合成してリポタンパク*2に組み込み，血流に乗せて全身の細胞に供給する. また組織から回収した過剰なコレステロールを胆汁中に排泄する.
アミノ酸代謝	アミノ酸を原料に，血漿タンパクのアルブミンや，血液凝固に必要な凝固因子（フィブリノゲンなど），さまざまな血中輸送タンパクを合成して血中に供給. 凝固因子の一部は合成にビタミンKを必要とする.

*1 コレステロール：肝臓は食事で摂取する量以上のコレステロールを合成しており，健常人では食事由来のコレステロールの増減に応じて合成を調節している.
*2 リポタンパク：リポタンパクのタンパク質成分（アポタンパク）は大部分肝臓で合成される.

水溶性となり，胆汁に排泄される. 胆汁には体内で過剰となったコレステロールやリン脂質も排出され，胆汁酸のはたらきを助ける.

ⓒ **毒物・薬物・老廃物の代謝と処理**　肝臓は，タンパク質老廃物由来のアミノ基や腸内細菌が産生する有毒なアンモニアを毒性の低い尿素に変換する. 尿素は血中に出て腎臓に運ばれ，尿中に排泄される. また，ビリルビンをグルクロン酸抱合して胆汁中に排泄する（p.130）. アルコール代謝，薬物代謝や女性ホルモンの不活化等も行う.

❸ **門脈の役割**

門脈は肝臓の機能血管であり，食道下部から直腸上部までの消化管と膵臓，それに脾臓からの静脈血をすべて集めて肝臓に送る. 食後，小腸で吸収された栄養素と，膵臓から分泌されたインスリンはどちらも門脈を通って肝臓に至り，肝臓はインスリンの作用により，栄養素を代謝する. 大腸の腸内細菌が産生するアンモニアなどの毒性物質も吸収されると門脈を経て肝臓に至り，解毒作用を受ける. 一方，肝動脈は肝臓に酸素を送り届ける栄養血管である. 門脈・肝動脈を流れる血流比はほぼ7：3である（図4-23，24）.

2 胆　道

肝臓から十二指腸のファーター乳頭まで，胆汁が流れる経路をまとめて胆道といい，肝内胆管，左右の肝管，総肝管，肝管から胆嚢へ分岐する胆嚢管と胆嚢，そして総胆管からなる（図4-24）.

胆嚢は胆汁を貯蔵・濃縮するための袋（嚢）で，肝臓の下面に張り付いている. 膨らんだ底部から体部に続き，すぼまった頚部

ビリルビン
胆汁色素ともいう. 120日の寿命を終えた老化赤血球は，脾臓のマクロファージによって貪食処理される. ヘモグロビンの酸素結合部位のヘムはビリルビン（間接ビリルビン）に変えられる. 間接ビリルビンは水に溶けないため血漿タンパクのアルブミンに結合して肝臓に運ばれ，肝臓でグルクロン酸抱合という代謝を受けて水溶性の抱合型ビリルビン（直接ビリルビン）となってから胆汁中に排泄される. 血中ビリルビン濃度は，① 赤血球の破壊が亢進する溶血性貧血，② 肝機能障害，③ 胆道の閉塞，のいずれかの要因で上昇し（高ビリルビン血症），その結果，皮膚や眼球結膜が黄色く染まる黄疸を呈する.

アルコール代謝
アルコールの代謝酵素が遺伝的にないか半分しかない人はお酒に弱い. また，アルコールとその代謝産物であるアルデヒドは発がん性があり，口腔・咽頭・食道がん，肝臓がんをはじめ，ほとんどのがんのリスクを高める. したがって，少量のアルコールによる動脈硬化抑制作用はあるものの，お酒は最小限にとどめることが好ましいとされる.

門脈
肝臓に慢性の炎症が起こると，原因が何であれ，肝臓にコラーゲン線維が増え，正常な肝細胞が減り，門脈の構築も異常になる（肝硬変）. その結果，門脈の血流が肝臓に流入しにくくなり，門脈の圧が上昇する.（門脈圧亢進症）.

📖 総胆管

胆石（胆汁がかたまって固形物となったもの）が総胆管にはまり込んだり（胆石の嵌頓），総胆管や膵頭部にできたがんが内腔を閉塞すると，胆汁が十二指腸に流出できなくなり，血中のビリルビン濃度が高くなって黄疸の症状をきたす（**閉塞性黄疸**）．閉塞性黄疸では十二指腸にビリルビンと胆汁酸が流出しないので灰白色の脂肪便になる．

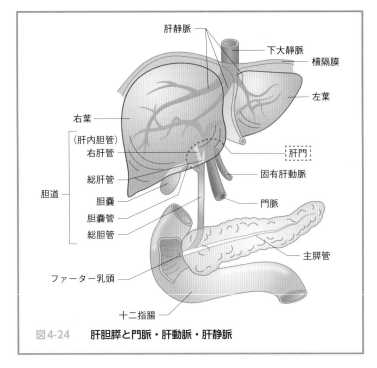

図4-24　肝胆膵と門脈・肝動脈・肝静脈

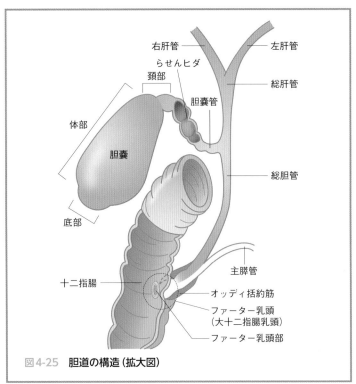

図4-25　胆道の構造（拡大図）

を経て胆嚢管に接続する．肝管を通って肝臓から運ばれてきた胆汁は，胆嚢管を通って胆嚢に至り，数倍に濃縮され貯蔵されたあ

と，再び胆嚢管を通って総胆管に出てくる．胆汁がスムーズに2方向に流れるように，胆嚢管の粘膜面にはらせんヒダがある．

　総胆管は十二指腸の背面を下り，膵頭部の中で主膵管と合流後，ファーター乳頭に開口して胆汁を排出する．ファーター乳頭の周りにはオッディ括約筋があり，開閉を制御している（**図4-25**）．

　食後，消化管ホルモンのコレシストキニン🍂が十二指腸粘膜から血中に分泌されると，コレシストキニンは胆嚢を収縮させ，同時に，オッディ括約筋を弛緩させる．その結果，濃縮された胆汁が胆嚢から押し出され，十二指腸に排出される．コレシストキニンの分泌は，卵黄など，脂質に富んだ食事によって強く促進される．胆汁が脂質の消化に必要なことを考え合わせると，まさに理にかなったしくみといえる．

3　膵　臓

　膵臓🍂は，十二指腸に接して後腹膜に位置する横に長い臓器である．十二指腸に密着した膵頭部から，脊柱の前に位置する膵体部を経て，脾臓近くまで伸びた膵尾部へと連なっている．膵臓組織の大部分は膵液を十二指腸へと分泌する膵外分泌部であり，その中に，ホルモンを血中に分泌する膵内分泌部（ランゲルハンス

🍂コレシストキニン
コレ（胆汁）＋シスト（袋）＝胆嚢
キニン＝動かすように作用するもの

🍂膵臓
急性膵炎は，大量の飲酒などが引き金となって膵臓が膵液で自己消化される病気である．激しい上腹部痛・背部痛を訴える．飲酒をやめられなくて急性膵炎を繰り返していると，膵臓の組織の破壊が進み（**慢性膵炎**），膵液の分泌が低下して消化吸収がうまくできなくなり，下痢が持続する．ランゲルハンス島も減少するため，インスリン分泌が低下して糖尿病になる．なお，ランゲルハンス島が多い膵尾部に**膵臓がん**ができると急に糖尿病を発症（あるいは悪化）する．

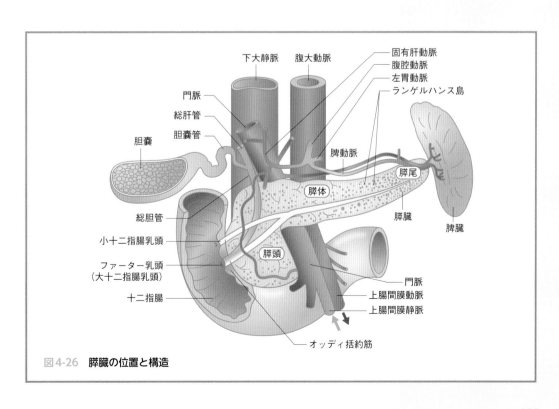

図4-26　**膵臓の位置と構造**

表4-4　**重要な消化管ホルモンとそのはたらき**

名　称	分泌細胞の主な所在	作　用
ガストリン	胃前庭粘膜	胃酸分泌促進（壁細胞を刺激）
セクレチン	十二指腸粘膜	・胃酸分泌抑制（ガストリン分泌抑制による） ・膵液分泌促進（導管細胞→水・重炭酸ナトリウムに富む膵液）
コレシストキニン	十二指腸粘膜	・膵液分泌促進（腺房細胞→消化酵素に富む膵液） ・胆汁分泌促進（胆嚢収縮・オッディ括約筋弛緩による）
インクレチン（GLP-1*¹とGIP*²の総称）	小腸粘膜	インスリン分泌の増強
グレリン	胃粘膜	食欲増進，成長ホルモン分泌促進

＊1：GLP-1 = glucagon-like pepitide-1（グルカゴン様ペプチド-1）
＊2：GIP = gastric inhibitory peptide（胃抑制ペプチド）

島）が点々と散在している（**図4-26**，p.161）．ランゲルハンス島は，特に膵尾部に多く分布している．

❶ 膵外分泌部

　膵液は，前述のように最も重要な消化液であり，三大栄養素のすべてに対応するさまざまな消化酵素（糖質を消化するアミラーゼ，脂質を消化するリパーゼ，タンパク質を消化するトリプシンなど）と，胃液を中和するための重炭酸ナトリウムを含みアルカリ性である．膵液は，膵外分泌部の腺房で腺房細胞から分泌され，導管を通って十二指腸に排出される．主要な導管である主膵管は総胆管と合流してからファーター乳頭に開口している．膵液の分泌は食事と連動しており，副交感神経と，消化管ホルモンのセクレチン，コレシストキニンにより分泌が増大する（**表4-4**）．

❷ 膵内分泌部

　ランゲルハンス島は，食事に伴う血糖値の変動に応じて2種類の膵島ホルモン，すなわち食後にインスリン，空腹時にグルカゴンを血中に分泌する（p.161）．これらは，糖代謝を調節して血糖値を正常範囲に保つ重要なホルモンである．

📝コレシストキニン
コレシストキニンは胆嚢を収縮させ，ファーター乳頭の開閉を担うオッディ括約筋を弛緩させて，胆汁排出を促進するほかに，セクレチンと協働して膵液分泌を促進する．

📝インスリン
糖尿病は，インスリンの作用が不足する結果，慢性の高血糖（血中グルコース濃度の上昇）をきたす病気である．多くは，遺伝的素因をもつ人が悪しき生活習慣（飽食と運動不足）を続けていると発症する典型的な生活習慣病（2型糖尿病）．ただし，上述のように，膵臓の病気が原因のこともある．

D　腹腔・後腹膜と腹膜・腸間膜

1　腹腔・腹膜と後腹膜

　横隔膜の下の腹部の体腔を腹腔（ふくくう）といい，食道下端から直腸上部

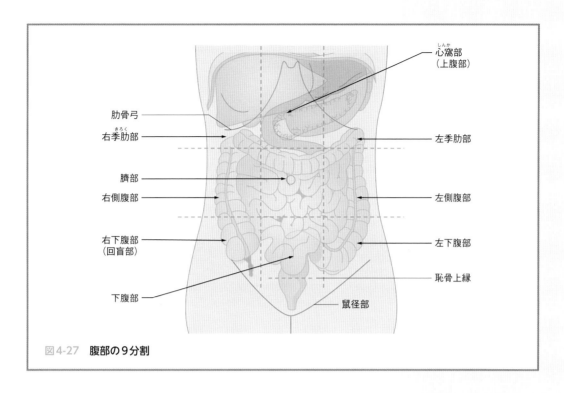

心窩部
（しんか）
（上腹部）

肋骨弓
右季肋部
（きろく）

左季肋部

臍部
右側腹部

左側腹部

右下腹部
（回盲部）

左下腹部

恥骨上縁

下腹部

鼠径部

図4-27　腹部の9分割

までの消化管の大部分と肝臓・胆道，それに，免疫器官の脾臓を容れている．腹腔内に空気はなく，腹腔の内面は，滑らかで光沢のある腹膜（漿膜）で覆われ，少量の漿液で潤されている．腹膜は，腹腔内臓器の表面を覆う臓側腹膜と，腹壁の内面と横隔膜の下面，それに腹腔の後面を覆う壁側腹膜からなり，両者はひと続きに連なっている．壁側腹膜には体性神経が分布し，刺激されることでその部位がハッキリと特定できる痛みを覚える（体性痛）．

腹腔より後ろを後腹膜といい，十二指腸と膵臓がある．これらは後腹膜臓器である（図4-27）．

腹部の各臓器がどこに収まっているかを知っておくことは，フィジカル・アセスメントとケアの基本になる．腹部は9分割で位置を覚えるとよい（図4-27）．

2　腸間膜

空腸・回腸と横行結腸・S状結腸では，これらの表面を覆う臓側腹膜（漿膜）が伸び出して腸間膜となり（図4-15A），腹腔後面を覆う壁側腹膜につながっている．腸間膜は，2枚の漿膜の間にこれらの腸管を養う血管とリンパ管・神経を包み，内臓脂肪と呼ばれる脂肪組織を蓄えている．胃には腸間膜に相当する小網と大

壁側腹膜と腹膜刺激徴候
虫垂炎などの腹腔内臓器の炎症が壁側腹膜に及ぶと腹膜刺激徴候が現れる．これには，腹壁の局所を徐々に圧迫して急に離すと痛みが増す反跳痛（ブルンベルグ徴候）や，腹壁の筋が収縮して固くなる筋性防御などがある．腹膜炎が腹腔全体に及ぶと腹壁の筋全体が持続的に収縮して板のように固くなる（板状硬）．

後腹膜臓器
後腹膜には，ほかに腎臓・尿管・副腎がある．

腸間膜
腸間膜をもつ空腸・回腸やS状結腸は，後腹膜に固定されていないので腸間膜を軸にしてねじれることがある（腸管の軸捻：いわゆる腸捻転）．放置すると腸管内容物（液体とガス）で腸管壁がパンパンになるばかりでなく，腸間膜の中を通る血管が閉塞し，腸管が壊死してしまう．患者は激しい腹痛を訴えショックに陥る．

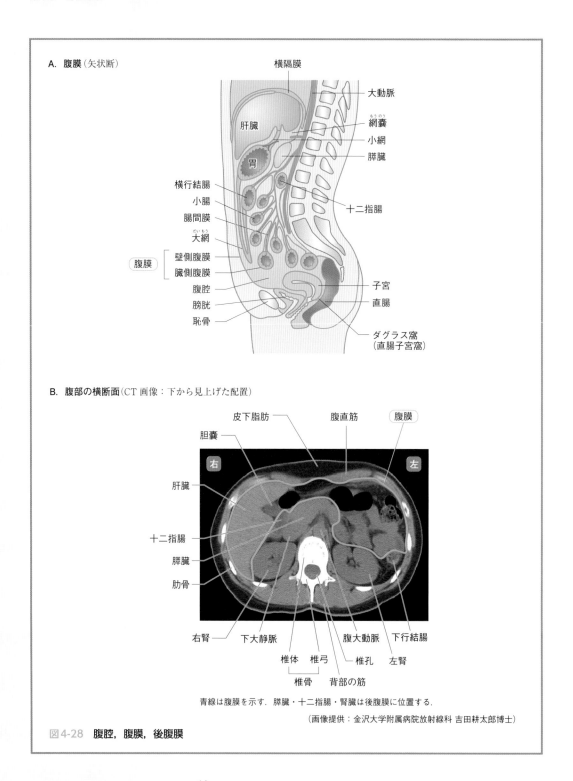

A. 腹膜（矢状断）

横隔膜
大動脈
肝臓
網嚢
小網
膵臓
胃
横行結腸
小腸
腸間膜
大網
十二指腸
壁側腹膜
臓側腹膜
腹膜
腹腔
膀胱
恥骨
子宮
直腸
ダグラス窩
（直腸子宮窩）

B. 腹部の横断面（CT画像：下から見上げた配置）

皮下脂肪
腹直筋
腹膜
胆嚢
右
左
肝臓
十二指腸
膵臓
肋骨
右腎
下大静脈
腹大動脈
下行結腸
椎体　椎弓
椎孔
左腎
椎骨
背部の筋

青線は腹膜を示す．膵臓・十二指腸・腎臓は後腹膜に位置する．

（画像提供：金沢大学附属病院放射線科 吉田耕太郎博士）

図4-28　腹腔，腹膜，後腹膜

網が上下に付着している．大網は多量の内臓脂肪をもち，小腸の
前面にエプロンのように覆いかぶさっている（図4-28A）．

第 **5** 章

腎・尿路系
（泌尿器系）

A　腎臓と尿路の構成と役割

1　腎・尿路系の概観

　腎・尿路系は，泌尿器系ともいい，血漿から尿をつくりだす左右の腎臓と，腎臓でつくられた尿を体外へ排泄する経路である尿路（腎盂・尿管・膀胱・尿道）から構成される．腎臓の血液循環を担う腎動脈・腎静脈と，尿を腎臓の外へ送り出す尿管は，腎臓の内側面にある腎門から出入りしている（図5-1）．

　左右の腎臓はそれぞれ130g程度で，腎盂・尿管とともに後腹膜にある．腎臓は常に血漿から尿●をつくりだして腎盂に排出している．できあがった尿は腎盂・尿管の壁の平滑筋の蠕動運動によって膀胱に送られ，蓄尿されたあと6～7回/日排尿される．膀胱は骨盤底にあり，男性は直腸の前，女性は子宮の前に位置している．尿道は膀胱下端の内尿道口から外尿道口までである．内尿道口の周りには内尿道括約筋，骨盤底の骨格筋群の中には外尿道括約筋があり，後者が弛緩すると排尿が起こる．

📖 尿

腎臓は内部環境（＝細胞外液）の恒常性を維持するために，水分摂取量と水分喪失量（不感蒸泄（p.224）や下痢など）に応じて尿量と尿の濃さを変化させる．水分摂取が少なく不感蒸泄が多ければ，尿量は少なく濃縮尿となる（小児では尿濃縮力が未熟なため，脱水になりやすい）．逆に，水分を過剰に摂取すると希釈尿が大量に出る．健常成人の尿量はおおよそ1～1.5L/日である．尿の濃さを比重で測定すると，1.003～1.030の範囲で変化する．

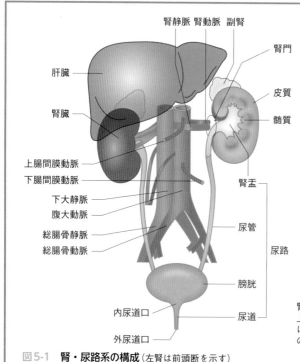

腎臓は縦径10cm・横径5cm・厚み3cmほどで上極に内分泌器官の副腎を載せている．腎門では前方から後方へ，腎静脈，腎動脈，腎盂（尿管）の順に並んでいる．

図5-1　**腎・尿路系の構成**（左腎は前頭断を示す）

2 腎臓の役割

　左右の腎臓には腹大動脈から直接分岐する腎動脈を通り，大量の血液が常時送り込まれている．重量からみれば体重の1%にも満たない腎臓に，こんなに多くの血液が流れ込むのは，腎臓が片時も休まずに血漿から老廃物と不要な水分・電解質・酸などを取り除いて尿をつくっているからである．腎臓が尿をつくる目的は，老廃物 🌿 を排泄するだけでなく，体液の量・組成・pH（酸-塩基平衡）を正常に保つためである．そのために，さまざまなホルモンが腎臓に作用して尿の量や組成を調整している．腎臓にはたらきかけるホルモンの作用により，体液の恒常性が保たれるよう，精密に調整されているのである．その結果，尿量や尿中排泄物の量は，飲水量や食塩摂取量，食事内容，不感蒸泄 🌿，体内の代謝の状態などの変動に応じて変化し，尿の量や濃さが日によって変化する．これにより，内部環境の恒常性が維持されているのである（ホメオスタシス）．

　腎臓は尿をつくること以外に，さまざまなはたらきをもっている．特に，体液量の減少や血圧の低下は生体にとって危機を意味するため，そのような状況では腎臓が昇圧物質レニンを血中に分泌し，レニン-アンジオテンシン-アルドステロン系と呼ぶ調節系を活性化して体液量と血圧を上昇・回復させる．

　さらに，腎臓は意外と思うかもしれないがホルモンを産生する臓器としても重要な役割を果たしている．すなわち，腎臓は副甲状腺ホルモンの作用を受けて活性型ビタミンDを血中に分泌する．活性型ビタミンDは小腸からカルシウムを吸収するために必要なホルモンとしてはたらく．また，腎臓は造血ホルモンのエリスロポエチンを産生し，血中に分泌する．エリスロポエチンは骨髄の造血組織で赤血球をつくる赤血球新生に必要である．

　このように，腎臓はほかの臓器では代替できない多彩な役割をもっている．腎機能が失われると（腎不全 🌿），ホメオスタシスが破綻して生存できないため，腎臓の代わりに人工的に血液を浄化する透析療法やエリスロポエチン製剤の注射が必要になる．

　腎臓の機能をまとめると表5-1のようになる．

表5-1　**腎臓の主な機能**

① 体液の量と組成・pH（酸-塩基平衡）を正常に保つために血漿から尿をつくり，老廃物と不要な水分・電解質・酸を排泄する．
② 昇圧物質のレニンを分泌し，レニン-アンジオテンシン-アルドステロン系を活性化して細胞外液量と血圧を保つ．
③ ホルモン（活性型ビタミンD・エリスロポエチン）を産生・分泌する．

🌿 **尿中に排泄される老廃物**

クレアチニン，尿素，尿酸の3つが重要であり，いずれも窒素（nitrogen，N）を含む．クレアチニン（creatinine，Cr）は筋肉のエネルギー代謝（p.114）の結果できる代謝産物．尿素（urea）はタンパク質の代謝産物で，血中の尿素は尿素窒素（blood urea nitrogen，BUN）と呼ばれる．腎機能が低下するとCr・BUNの尿中排泄が減少し，血中に蓄積する（高窒素血症）．尿酸は核酸の代謝産物で，核酸代謝異常症や腎不全で高尿酸血症をきたす．

🌿 **不感蒸泄**

不感蒸散ともいう．皮膚・粘膜から蒸発する水分（汗以外）と呼気中の水分を合わせたもので，健常成人で1日700〜900 mLに達する．発熱があればさらに増える．このため，肺炎などでは水分補給を十分行う必要がある．
夜寝る前に排尿して体重を測り，朝起きて排尿前に体重を測ると必ず減少している．汗をかかなかった場合はすべて寝ている間の不感蒸泄に相当する．

🌿 **腎不全**

腎臓の機能が低下した状態を腎機能低下といい，進行した状態を腎不全という．腎不全では，十分量の尿をつくれず（乏尿），循環血液量が増えて血圧が上昇する．老廃物と酸が血中に増加し，高窒素血症・高尿酸血症と代謝性アシドーシスをきたす．
また，赤血球産生が低下して腎性貧血となったり，ビタミンDを活性化できず，低カルシウム・高リン血症になる．さらには高カリウム血症をきたす．

B　腎臓の構造と機能

1　腎臓の肉眼的構造

　左右の腎臓は，腹腔より後ろの後腹膜に位置し，ソラマメ形でそれぞれ約130 gある．両腎とも，ほぼ背中のウエストよりやや高い位置にあり，右腎は肝臓の下にあるため，左腎より2〜3 cm低い位置にある．腎臓は表面を線維性被膜に包まれ，上に内分泌腺の副腎を載せている．これら全体を脂肪組織がクッションのように包みこんでいる．

　両腎は，くぼんだ面を内側に向けて腎門をしつらえ，ここから，腎盂・尿管と，腎動脈・腎静脈，交感神経，リンパ管が出入りしている．腎動脈は腹大動脈から直接分岐し，尿の原料となる血漿を腎臓に送り込む．腎臓で浄化された血漿は腎静脈を通って下大静脈に入り，心臓にもどる．腎臓の断面を見ると，外側の腎皮質と内側の腎髄質に区別される．腎髄質の先端はいくつもの突起を形成しており，これを腎乳頭という．腎盂は腎門の内部でラッパ状に広がり，腎乳頭先端から出てくる尿を腎杯で受け入れて，下方に接続する尿管へ送り出す（図5-2）．

2　腎臓の組織構造

　腎臓は上皮組織からなる実質臓器であり，尿の原料となる血漿を提供する血管が豊富である．腎臓はネフロンと呼ばれる機能単位が1つの腎だけで約100万個も集まったものである．ネフロンは毛細血管と密接に関わり合いつつ，血漿から尿を生成する．1個のネフロンは，糸球体と呼ばれる毛細血管の糸玉を，ボウマン嚢（糸球体嚢）という上皮細胞でできた袋で包み込んだ腎小体（マルピギー小体）と，腎小体から発する1本の細い尿細管から構成されている（図5-3）．ネフロンは一度破壊されると再生できない．

　腹大動脈から分岐する腎動脈は，腎門から入ると枝分かれして腎皮質・髄質の境界に至り，さらに腎皮質の中を上行しつつ多数の細動脈の枝を出す．この枝（輸入細動脈）はただちにボウマン嚢の中に入り，何本もの毛細血管に分かれて糸玉のような塊になる．これが糸球体毛細血管（糸球体）である（図5-2，3）．

　ボウマン嚢は輸入細動脈が進入する部位（血管極）の反対側（尿細管極）で尿細管に接続する．尿細管は，近位尿細管→ヘンレの

腎静脈
老廃物だけに着目すれば，腎静脈を流れる静脈血は最も老廃物が少ないといえる．

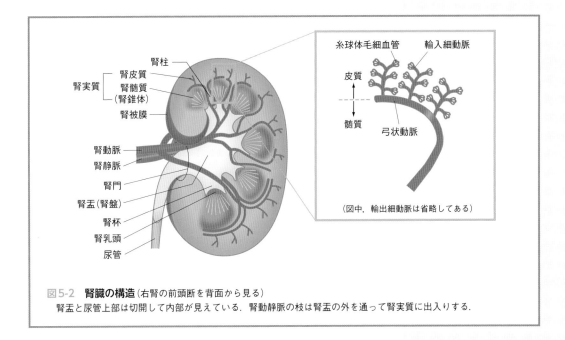

図5-2　腎臓の構造（右腎の前頭断を背面から見る）
腎盂と尿管上部は切開して内部が見えている．腎動静脈の枝は腎盂の外を通って腎実質に出入りする．

ループ（係蹄）→遠位尿細管の順に異なる機能をもった分節が連なってできており，遠位尿細管が集合管に合流する．複数のネフロンの遠位尿細管が集合管に合流し，集合管はさらに複数が合流して太くなり，最終的に腎乳頭の先端から腎盂に開口して完成した尿を排出する．

　一方，ボウマン嚢の中の糸球体毛細血管は再び集合して1本の輸出細動脈となり，血管極からボウマン嚢を出ていく．そして，同一のネフロンの尿細管の周りで再び毛細血管となる（尿細管周囲毛細血管）．ネフロンと血管のこのような密接な関わり合いによって，血漿から尿がつくられるわけである．

3　腎臓での尿生成の概略

　腎臓には，腎動脈を通って心拍出量の1/5に相当する大量の血液が両腎に送り込まれる．その腎血流量は約1L/分，腎血漿流量は約600mL/分に達する（血漿とは血液の液体成分，p.125）．

　腎小体において，糸球体毛細血管を流れる血漿の約1/5が糸球体濾過膜（基底膜）を通して濾過され，ボウマン嚢に入る．これを原尿（糸球体濾過液）という．糸球体濾過量は100〜120mL/分，1日では160L以上になる．なお，糸球体で濾過されるのは血漿タンパクのアルブミンより小さい成分に限られており，これを腎

血漿
血液のうち，細胞成分が占める割合（ヘマトクリット）は40〜45%で，残りの約60%が液体成分の血漿である．

111

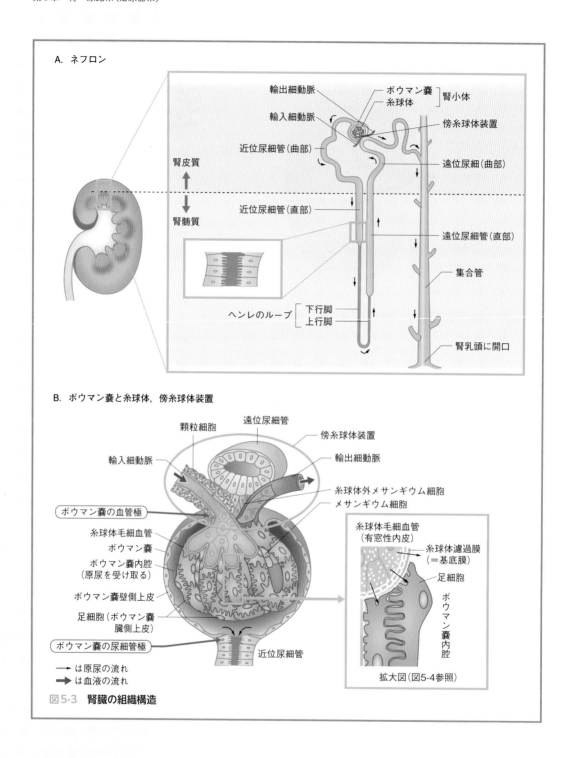

A. ネフロン

輸出細動脈
ボウマン嚢 ⎱腎小体
糸球体
傍糸球体装置
輸入細動脈
近位尿細管（曲部）
遠位尿細（曲部）
腎皮質
近位尿細管（直部）
遠位尿細管（直部）
腎髄質
集合管
ヘンレのループ ⎱下行脚
上行脚
腎乳頭に開口

B. ボウマン嚢と糸球体，傍糸球体装置

顆粒細胞
遠位尿細管
傍糸球体装置
輸入細動脈
輸出細動脈
糸球体外メサンギウム細胞
メサンギウム細胞
ボウマン嚢の血管極
糸球体毛細血管（有窓性内皮）
糸球体毛細血管
糸球体濾過膜（＝基底膜）
ボウマン嚢
足細胞
ボウマン嚢内腔（原尿を受け取る）
ボウマン嚢壁側上皮
ボウマン嚢内腔
足細胞（ボウマン嚢臓側上皮）
ボウマン嚢の尿細管極
近位尿細管
⟶ は原尿の流れ
➡ は血液の流れ
拡大図（図5-4参照）

図5-3　腎臓の組織構造

糸球体における選択的濾過という．

　原尿はボウマン嚢から尿細管に流入し，尿細管と集合管を流れる間に，原尿から必要な成分の再吸収が行われ，1日あたり160Lの原尿が最終的に1日尿量🖚1〜1.5Lの尿になる．

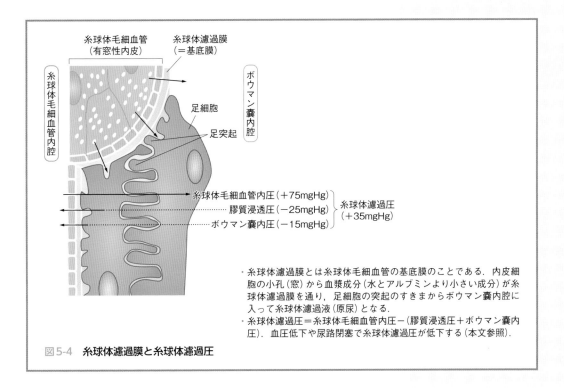

図5-4　糸球体濾過膜と糸球体濾過圧

4　糸球体濾過

❶ 糸球体濾過膜（図5-4）

　糸球体毛細血管は基底膜を介して外側を足細胞に覆われている．足細胞はタコの足のような足突起を多数もち，互いに足突起を組み合わせるようにして糸球体の基底膜外側に張り付いている．一方，基底膜内側にある内皮細胞は多数の小孔（窓）をもった有窓性内皮細胞で，糸球体毛細血管を流れる血漿の約1/5が糸球体濾過圧によりこの孔から濾過され，足突起のすきまからボウマン嚢の中に入る．すなわち，糸球体濾過膜の本体は内皮細胞と足細胞にサンドイッチ状に挟まれた糸球体基底膜であり，アルブミン（p.127）より小さい溶質と水のみを選択的に濾過するフィルターの役目を担っている．

❷ 糸球体濾過圧

　糸球体濾過の原動力は糸球体毛細血管の内圧（静水圧）であり，糸球体の中から外向きに押し出すようにはたらいている．一方，糸球体の外から内向きにはたらいているのがボウマン嚢の内圧（15mmHg）と血漿膠質浸透圧（25mmHg）である．したがって，糸球体毛細血管内圧からこれらの圧を差し引いた圧が糸球体濾過圧になる．このため，糸球体毛細血管の内圧は他の部位の毛細血

📖 1日尿量

1日尿量が400mL以下を乏尿，100mL以下を無尿という．逆に2.5ないし3L/日以上を多尿という．多尿は，尿崩症，糖尿病，慢性腎不全の初期など，さまざまな原因で起こる．多尿では尿の回数が多くなる．尿の回数が多いこと（一般に8回以上）を頻尿という．多尿がなくても，膀胱炎や過活動膀胱等で頻尿になる．

📖 糸球体濾過膜

糸球体濾過膜の異常により，アルブミンが原尿に漏れ出ると尿中に出てタンパク尿となる．ネフローゼ症候群は糸球体濾過膜の異常によって著しいタンパク尿と低アルブミン血症をきたし，血漿膠質浸透圧が低下して全身にむくみ（浮腫）を生じる疾患群である．なお，正常でも微量のタンパク質の尿中排出があるが通常の尿検査では陰性である（150mg/日以上あればタンパク尿という）．

＊1：GFR=glomerular filtration rate

＊2：Ccr=creatinine clearance

クレアチニン・クリアランス とeGFR

クリアランスは，1分間に尿中に排泄されたある物質の量がどれほどの量の血漿に含まれていたかを表す数値で，物質ごとに異なる．

クレアチニンは筋肉のエネルギー代謝で毎日一定量できる老廃物で，すべて腎臓から尿中に排泄される．クレアチニンは糸球体で自由に濾過された後，尿細管での再吸収・分泌がほとんどない物質なので，クレアチニン・クリアランスは糸球体濾過値をよく反映する．クレアチニンは体内でできる物質なので内因性クレアチニン・クリアランスともいう．

ところで，臨床現場で慢性腎臓病の病期分類に参照されるGFR推算値（eGFR＝estimated GFR）は，血中クレアチニン濃度と年齢，性別を計算式に入れて算出し，一定の体表面積あたりに補正した値であり，実測値とは異なる（要注意）．筋肉量の少ない高齢者ではGFRが過大評価されて薬の投与量を誤るので，体表面積で補正しないCcrを用いる．

乏尿

代謝で生じた老廃物を十分排泄するためには，尿量を400mL/日以上確保する必要がある．腎臓でつくられる1日尿量が400mL/日未満を乏尿といい，危険な徴候である．一方，腎臓で尿がつくられ膀胱に溜まっていても，尿路の閉塞により尿が排泄できない状態を尿閉という（尿閉の結果，糸球体濾過もできなくなる）．

管内圧より高く維持されている（75mmHg）．

❸ **糸球体濾過値とクレアチニン・クリアランス**

1分間に両腎で生成する原尿の量を糸球体濾過値（GFR＊1）といい，腎機能を反映する最も重要な指標である．GFRの正常値は，100〜120mL/分である．GFRの近似値としてクレアチニン・クリアランス（Ccr＊2）を計算で求め腎機能を評価する．腎機能が低下すると糸球体濾過値≒クレアチニン・クリアランスが低下し，血中のクレアチニン濃度は逆に上昇していく．

糸球体濾過値を常に一定に保つためには糸球体の内圧と血流量を一定に保つ必要がある．腎臓にはこのはたらきが備わっており，収縮期血圧が90〜180mmHgもの広い範囲で変動しても，腎血漿流量と糸球体毛細血管の内圧を一定に保つ．これを腎臓の自動調節能という．

❹ **糸球体濾過値の減少（乏尿）：腎前性・腎性・腎後性の要因**

しかし，収縮期血圧が90mmHg以下になると糸球体濾過圧が不足して糸球体濾過ができなくなり，尿をつくれなくなる．すなわち，著しい血圧低下によって尿をつくれなくなるのである（乏尿）．また，尿路に閉塞が起きた場合も尿がつくれなくなる．これは，尿路の上流に位置するボウマン嚢で内圧が上昇し，糸球体濾過圧を上回るからである．前者（腎血流量の低下）は腎臓の手前に原因があり，後者（尿路の閉塞）は腎臓の後の段階に原因があるので，それぞれ腎前性，腎後性の乏尿という．なお，腎臓自体の病変で糸球体濾過値が低下する状態は腎性の乏尿という．

Column　急性腎不全 vs 慢性腎不全・慢性腎臓病（CKD）

急激に腎機能が悪化して尿をつくれなくなり，乏尿になる状態を急性腎不全といい，前述のようにさまざまな原因で起こる．急性腎不全は原因に応じた適切な治療で回復が可能である（回復のために一時的に透析療法を要することもある）．

一方，知らぬ間に腎機能が徐々に低下する（あるいはその可能性がある）状態を慢性腎臓病（chronic kidney disease, CKD）という．その結果，慢性腎不全に至ると回復することはなく，生命維持のために透析療法や腎移植が必要となる．近年，日本では糖尿病が原因で慢性腎不全となり透析療法を開始する患者が急増している．患者本人のためにも，国家財政の観点からも，糖尿病や高血圧等の生活習慣病の重症化を予防すること，そして，慢性腎臓病の進行や急性増悪を予防することが重要である．患者が自身の病気をわがこととして理解し取り組めるよう，慢性腎臓病というわかりやすい呼び名が使われるようになった．

5　尿細管・集合管における再吸収と分泌

　糸球体からボウマン嚢に濾過される原尿の99%は，排泄してはならない血漿成分であり，尿細管と集合管で再吸収🔖されて尿細管周囲毛細血管の血漿中にもどる．一方，糸球体で濾過されず血漿中に残った老廃物や過剰な酸・電解質は，血漿から尿細管・集合管の管腔内へ分泌🔖されて尿中に排泄される．このように，尿細管と集合管は，要・不要に応じて選択的な再吸収と分泌を行い，集合管での最終調整を経て1日尿量は1～1.5Lに調整される．その結果，血漿の量と組成が一定に保たれている．

　尿細管は，ボウマン嚢を出ると，近位尿細管→ヘンレのループ→遠位尿細管の順に連なり，最後に集合管に合流する（図5-5）．これらの部位は別々の機能をもち，機能の一部はホルモンの作用によって調節されている．

❶ 近位尿細管

　恒常的に原尿の約80%（水・電解質・重炭酸イオンなど）を等張🔖性に再吸収し，グルコース🔖・アミノ酸などの栄養素，ビタミンや糸球体で濾過された小さいタンパク質も100%再吸収して血漿にもどす．また，近位尿細管は副甲状腺ホルモンの作用を受けてビタミンDを活性化する．

❷ ヘンレのループ🔖

　ヘンレのループの下行脚と上行脚の連携により，腎髄質の間質

🔖 再吸収と分泌
尿細管と集合管での再吸収・分泌においては，細胞膜に組み込まれた膜輸送体タンパク(p.11)が重要な役割を担っている．

🔖 等張
血漿と同じ浸透圧(溶液の「濃さ」)を等張という．また，血漿より高い浸透圧は高張，低い浸透圧は低張という(p.127)．

🔖 グルコースの再吸収
高血糖で血糖値(血漿のブドウ糖濃度)が近位尿細管の再吸収能(閾値 約180mg/mL)を超えると尿糖が出現する．一方，尿細管の再吸収能低下があると血糖値が高くなくても尿糖陽性となる(腎性糖尿)．

🔖 ヘンレのループ
上行脚ではNa^+とCl^-を間質へ再吸収する結果，腎髄質の間質が高張になる．これに引かれて下行脚では水が再吸収される．心不全患者に用いられるループ系利尿薬はヘンレのループに作用して$NaCl$と水の再吸収を抑制する．なお，ヘンレHenleは19世紀にヘンレのループを発見したドイツの医学者の名前．

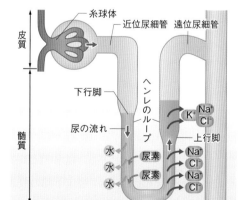

A．近位尿細管の機能　　　　　　B．ヘンレのループの機能

A：近位尿細管は原尿の水・電解質の8割程度を等張性に再吸収する．

B：ヘンレのループのはたらきにより腎髄質は間質の浸透圧が髄質深部ほど高い状態に保たれ，後続の集合管で尿濃縮が可能になる．

図5-5　近位尿細管（A）とヘンレのループ（B）の機能

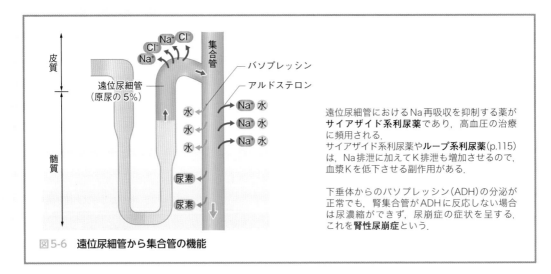

遠位尿細管におけるNa再吸収を抑制する薬が**サイアザイド系利尿薬**であり，高血圧の治療に頻用される．
サイアザイド系利尿薬や**ループ系利尿薬**（p.115）は，Na排泄に加えてK排泄も増加させるので，血漿Kを低下させる副作用がある．

下垂体からのバソプレッシン（ADH）の分泌が正常でも，腎集合管がADHに反応しない場合は尿濃縮ができず，尿崩症の症状を呈する．これを**腎性尿崩症**という．

図5-6　遠位尿細管から集合管の機能

循環血液量低下（出血など）
⇒レニン
⇒アンジオテンシン
⇒アルドステロン
⇒腎集合管に作用
⇒Na⁺と水の再吸収促進
⇒循環血液量増加（＝回復）

脱水
⇒血漿の浸透圧濃度上昇
⇒バソプレッシン
⇒腎集合管に作用
⇒水の再吸収促進（＝尿濃縮）
⇒血漿の浸透圧濃度正常化

尿濃縮
脱水状態のとき，尿はどんな感じだろうか？ そう，色が濃くて量が少ない濃縮尿になる．これは，①ヘンレのループのはたらきで腎髄質が高張に維持されており，かつ，②下垂体後葉からバソプレッシン（抗利尿ホルモンADH）が分泌されて集合管に作用し，③ADHの作用で集合管内の水が高張な腎髄質へ引かれて再吸収されるからである．ADHがはたらかないと集合管での尿濃縮ができず，数リットルにも達する多尿となる（**尿崩症**）．
なお，慢性腎不全ではネフロンの数が減少し，尿濃縮能が低下するので，乏尿になる前に多尿期がある．

は浸透圧が深部ほど高張に保たれる（腎乳頭の先端部で血漿浸透圧の約5倍）．

❸ 遠位尿細管

ヘンレのループ上行脚に接続する遠位尿細管は皮質に入ると，同一ネフロンの腎小体の血管極に密着して傍糸球体装置に加わり，糸球体濾過量を一定に保つ調節作用を及ぼす（**図5-3**）．また，血漿カルシウムイオン（Ca^{2+}）濃度が低下したときは副甲状腺ホルモンが遠位尿細管にはたらいてCa^{2+}の再吸収を増加させる．

❹ 集合管

Na^+と水の再吸収が2つのホルモンの作用で調節を受ける．これにより尿量と尿の組成・浸透圧が最終調整される．その結果循環血液量と血漿浸透圧が正常に保たれる．

腎集合管において，作用するホルモンとはたらきは以下のようである．

循環血液量が低下すると，レニン-アンジオテンシン-アルドステロン系が活性化され，アルドステロンが集合管に作用してNa^+の再吸収を増加させる．Na^+と一緒に水も再吸収されて血漿にもどるので，循環血液量が増加・回復する（**図5-6**）．

脱水によって血漿が濃くなり血漿浸透圧（p.155）が上昇すると，視床下部の浸透圧調節中枢が刺激され，視床下部でつくられたバソプレッシン（抗利尿ホルモン，ADH）が下垂体後葉から分泌され，集合管に作用する．すると集合管は水の透過性が亢進し，管腔内の水が腎髄質の高張な間質に引かれて水の再吸収が増加する．その結果，血漿浸透圧は低下して正常にもどり，尿は濃縮

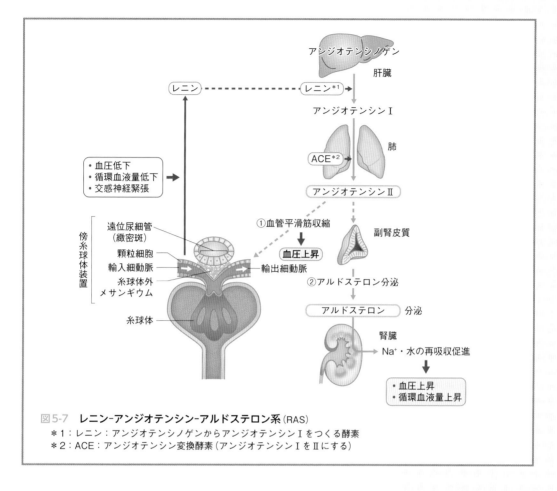

図5-7　**レニン-アンジオテンシン-アルドステロン系**(RAS)
＊1：レニン：アンジオテンシノゲンからアンジオテンシンⅠをつくる酵素
＊2：ACE：アンジオテンシン変換酵素(アンジオテンシンⅠをⅡにする)

される.

　心房性ナトリウム利尿ペプチド(ANP)は循環血液量が過剰
になったときに心房から分泌されるホルモンで，血管に作用して
血管を拡張させ，腎血漿流量を増やす. 腎集合管ではNa^+の再吸
収を抑制して尿中ナトリウム排泄を増やす(ナトリウム利尿).
すなわち，アルドステロンと逆の作用を及ぼす.

6　傍糸球体装置

　腎小体血管極の外側には糸球体外メサンギウムを介して同一ネ
フロンの遠位尿細管が密着し，緻密斑と呼ばれる特殊な部位を形
づくっている. また，輸入細動脈の中膜平滑筋細胞は昇圧物質
のレニンを蓄えた顆粒を多数もっている(**図5-3**). 緻密斑，糸球
体外メサンギウム，輸入・輸出細動脈を合わせて傍糸球体装置と
呼び，レニン分泌と糸球体濾過量の調節という2つの重要な役割
を担っている.

循環血液量過剰
⇒心房性ナトリウム利尿ペプ
　チド(ANP)
⇒腎集合管に作用
⇒Na^+と水の排泄促進(＝利尿)
⇒循環血液量低下(＝回復)

❶ レニン-アンジオテンシン-アルドステロン系（RAS*3）

　レニン-アンジオテンシン-アルドステロン系は循環血液量や血圧が低下したピンチのときにこれらを回復させるシステムで，そのスイッチを入れるのが傍糸球体装置である（図5-7）．

　循環血液量の減少・腎血流量の低下・血圧低下・腎交感神経の緊張は，いずれも傍糸球体装置からのレニン分泌を刺激する．レニンは，肝臓でつくられて血漿中を循環しているアンジオテンシノゲンを一定部位で切断してアンジオテンシンⅠ（不活性型）にする酵素である．アンジオテンシンⅠは肺の血管に豊富なアンジオテンシン変換酵素（ACE*4）によって活性型のホルモンであるアンジオテンシンⅡになる．アンジオテンシンⅡは，血管平滑筋に作用して数分以内に血管収縮を起こし，血圧を上げ，また副腎皮質に作用して数時間から数日にわたりアルドステロンの分泌を増加させる．アルドステロンは前述のように腎集合管に作用してNa⁺と水の再吸収を増やし，循環血液量・血圧を上昇させる．

❷ 糸球体濾過量の調節

　傍糸球体装置の遠位尿細管緻密斑のはたらきで調節されている．

7　腎尿細管による酸-塩基平衡の調節

　体液のpHが異常になるとタンパク質分子の構造が大きく変化して機能できなくなってしまうため，血漿のpHは7.35〜7.45の正常範囲に保たれている（酸-塩基平衡）．これは，血漿中にちょうど適量ずつ溶け込んでいる二酸化炭素と重炭酸イオンの緩衝作用による．正常範囲を維持するために二酸化炭素と重炭酸イオンの血中濃度を調節する役割は，肺と腎臓が担っている（p.74）．すなわち，体内のエネルギー代謝でできる二酸化炭素は肺から呼出され，一方，重炭酸イオンは糸球体で濾過されたあと，大部分が近位尿細管で再吸収されて回収される．また，二酸化炭素以外の過剰な酸は糸球体濾過と尿細管からの分泌により尿中へ排泄される．遠位尿細管と集合管は重炭酸イオンを新たにつくり出して血漿に供給し，同時に尿を酸性化する．酸-塩基平衡の詳細と異常をきたしたときの代償機構は第3章の呼吸器系を参照．

8　腎臓から分泌される生理活性物質

❶ レニン

　腎臓は昇圧物質としてはたらく酵素レニンを分泌してレニン-ア

ンジオテンシン-アルドステロン系を活性化する（**図5-7**，p.116）.

❷ 活性型ビタミンD

　副甲状腺ホルモンの作用を受けて近位尿細管でビタミンDを活性化し，活性型ビタミンD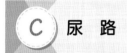を血中に分泌する．活性化ビタミンDはホルモンとしてはたらき，小腸からのカルシウムとリンの吸収を促進する．したがって血中カルシウム濃度の維持に必要なほか，骨の正常なカルシウム代謝に必要である．

❸ エリスロポエチン

　腎臓の間質にある線維芽細胞はエリスロポエチンという赤血球産生に必要な造血ホルモンを産生・分泌する．エリスロポエチンは常時つくられているが，標高の高い山など空気の薄いところへ行くと，組織の酸素分圧が低下してエリスロポエチンの産生が増加する．その結果，赤血球産生が盛んになり赤血球が増加する．

C　尿　路

1　尿路の構造

　尿路は，腎臓でつくられた尿を腎盂から外尿道口まで送り出す経路で，内面を尿路上皮（移行上皮ともいう）からなる粘膜に覆われている．腎髄質の集合管で最終調整された尿は，腎乳頭から腎杯の中に出て，腎門部にラッパ状に広がった腎盂に入る．腎盂・尿管を上部尿路といい，膀胱・尿道を下部尿路という．

　腎盂・尿管・膀胱・尿道の壁には平滑筋層がある．腎盂・尿管の平滑筋層は蠕動運動で尿を膀胱まで送り届ける．膀胱壁の平滑筋層が収縮すると排尿が起こる．膀胱の下端に内尿道口があり，尿道に接続する．

　男性の尿道は，膀胱の下に位置する前立腺を貫通し，陰茎の中を通過するため，女性の尿道よりも長くなっている．また，射精時には精子の通り道にもなる（p.273）.

2　尿　管

　左右の尿管は，腎杯から発する約5回/分の蠕動運動によって尿を膀胱へ送る．腎盂尿管移行部，総腸骨動脈を乗り越える交差部，膀胱壁貫通部位の3ヵ所は生理的狭窄部位と呼ばれ，尿路結石がはまり込み（嵌頓）やすい.

＊4：ACE = Angiotensin converting enzyme

尿の酸性化

尿には，肺から呼出される酸（二酸化炭素）以外の酸が排泄され，リン酸やイオウを含むアミノ酸（メチオニン，システイン）の代謝産物である硫酸が含まれる．その結果，正常な尿は酸性（pH 5〜6）になる．尿路感染があると，細菌が増殖してアンモニアを産生するため尿はアルカリ性（pH＞7）になる．

ビタミンD欠乏症

ビタミンDは，皮膚での紫外線による活性化ののち，肝臓・腎臓で2段階の水酸化反応を受け，計3段階で活性化されて1,25-水酸化ビタミンD_3（活性型ビタミンD）になりホルモン作用を発揮する．ビタミンD欠乏症では骨のリン酸カルシウム沈着が阻害されるため，骨が発達途上にある小児期では**くる病**を，成人では**骨軟化症**を引き起こす．日本では近年，若年女性の5人に1人がビタミンD欠乏症となっている（日焼け止めクリームの多用により皮膚での第1段階の活性化が起こらない）．腎不全患者では，腎臓での水酸化反応が起こらず活性型ビタミンDがつくられない．その結果，低カルシウム血症になると副甲状腺ホルモンの過剰分泌が起こる（二次性副甲状腺機能低下症）．これにより骨吸収が亢進する．

細菌が外尿道口から上行性（逆行性）感染することで発症する。最も多い尿路感染症は**膀胱炎**であり、尿道の短い女性に多い。排尿時痛・排尿後痛・残尿感などの症状がある。さらに上行性感染が進行すると**腎盂腎炎**となり、高熱を発し、罹患した側の腎被膜伸展に由来する腰背部痛と同部の<ruby>叩打<rt>こうだ</rt></ruby>痛（軽くたたかれると痛い）がみられる。重症化すると腎髄質にまで感染による炎症が広がったり、血中に細菌が入って全身性細菌感染症（敗血症）を引き起こす。
尿路結石、膀胱尿管逆流、前立腺肥大など尿流停滞があると繰り返し腎盂腎炎を起こしやすい。
抗菌薬治療とともに、水分を多く摂取して尿量を増やし、細菌を洗い流すことが重要。

🔖 **尿路結石**
尿の成分が析出して固体（結石）となったもの。カルシウムを含む結石が多いが尿酸代謝異常では尿酸結石ができる。尿路上皮が傷つくので血尿がみられる。尿管の生理的狭窄部位で詰まると（<ruby>嵌頓<rt>かんとん</rt></ruby>）、尿管が送り出そうとして間欠的に強く収縮し<ruby>疝痛<rt>せんつう</rt></ruby>（差し込むような激痛）発作を起こす。尿管結石により尿路が閉塞するとその上流に尿が溜まり、腎盂・尿管が内圧上昇により拡大する（水腎症・水尿管症）。閉塞が解除されないと腎後性腎不全になる。
尿路結石の患者は水分摂取を多く心がけ、尿量を多く保ち尿濃縮や尿路感染を予防する。

🔖 **前立腺**
中高年男性では**前立腺肥大**が高率に起こり、尿道が圧迫されるため、排尿困難をきたす。重症では膀胱に溜まった尿を排尿できなくなる（尿閉）。

尿管は、膀胱底面の左右後方にある尿管口から、膀胱の平滑筋層の中を斜めに貫いて開口している。膀胱に尿が溜まってくると、平滑筋層が尿管口を圧迫して閉鎖し、圧の高まった膀胱から尿管に向かって尿が逆流するのを防ぐしくみになっている。このしくみが先天的に不十分な小児では、排尿時に収縮した膀胱から尿管へ向かって尿の膀胱尿管逆流を起こす。一般に、尿がスムーズに流れない場合は尿路感染症🔖や尿路結石🔖の原因となりやすいのであるが、膀胱尿管逆流の場合もこれが当てはまる。

🧿 3 膀　胱

膀胱は骨盤内で恥骨の裏に位置し、上面（膀胱頂部）を腹膜で覆われている。膀胱の後壁は、男性では直腸に、女性では子宮と腟に接している。膀胱壁には厚い3層からなる平滑筋層があり、排尿時に収縮するので排尿筋ともいう。膀胱粘膜の尿路上皮は、蓄尿によって膀胱壁が伸展されると、これに従って広がり、自在に形を変えられるという特徴がある（**図1-17参照**）。

膀胱の底部中央は漏斗状に陥凹し（膀胱頚部）、下端で内尿道口が開口して尿道に接続している。内尿道口と膀胱後方の左右の尿管口からなる二等辺三角形を膀胱三角といい、ここに炎症などの刺激があると残尿感や尿意切迫などの膀胱刺激症状が強く感じられる。内尿道口は周囲を平滑筋で不随意筋の内尿道括約筋（膀胱括約筋）で囲まれ、普段は閉じている。

🧿 4 尿　道（図5-8）

尿道は内尿道口から始まり、尿生殖隔膜（＝骨盤底の骨格筋群前半分）を貫き外尿道口で終わる。女性の尿道は腟の前方で骨盤底を貫き、外尿道口に開口して終わるまでの3〜4cmで、外尿道口からの逆行性感染によって膀胱炎を起こしやすいのである。

一方、男性の尿道は約17cmで、前立腺🔖の中を貫通し（前立腺部）、ついで骨盤底を貫通し（隔膜部）、恥骨の下から陰茎に入り、尿道海綿体の中を陰茎先端の外尿道口まで走行している（海綿体部）。前立腺部では尿道内腔の後壁に左右の射精管が開口している。

男女とも、尿道は骨盤底（尿生殖隔膜）を貫通する部位で骨格筋からなる外尿道括約筋に取り囲まれている。外尿道括約筋は排尿時に随意的に弛緩して排尿のタイミングを決める（**図5-8**）。

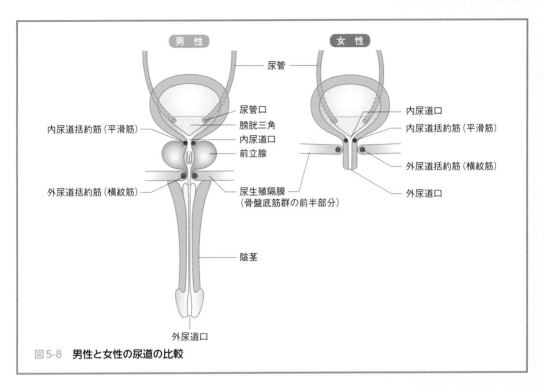

図 5-8　**男性と女性の尿道の比較**

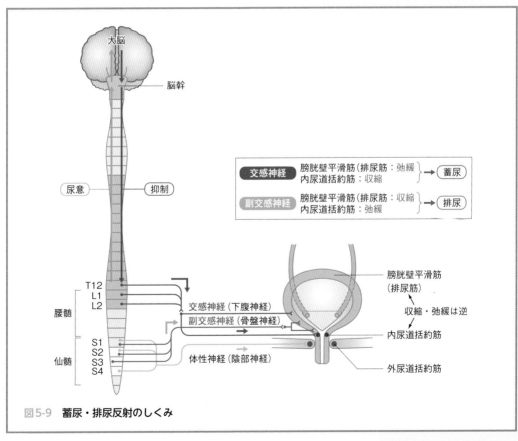

| 交感神経 | 膀胱壁平滑筋(排尿筋：弛緩)
内尿道括約筋：収縮 | → | 蓄尿 |
| 副交感神経 | 膀胱壁平滑筋(排尿筋：収縮)
内尿道括約筋：弛緩 | → | 排尿 |

図 5-9　**蓄尿・排尿反射のしくみ**

5 蓄尿と排尿（図5-9）

膀胱は平均500 mL程度まで蓄尿できる. 蓄尿機能（交感神経）と，排尿機能（副交感神経）の活動により，排尿を行う.

尿が300〜400 mLまで溜まると尿意が強くなる. 尿意は，膀胱壁の伸展刺激が副交感神経から仙髄，さらに大脳まで伝えられて自覚する. しかし，状況が整うまでは，大脳皮質からの抑制が下腹神経を通る交感神経を介して伝えられ，蓄尿を続ける.

排尿の準備が整うと，大脳皮質（高位排尿中枢）からの抑制が解除され，仙髄の下位排尿中枢を介する排尿反射が起こり，外尿道口から排尿される. 排尿に際しては，仙髄から発する副交感神経の指令によって，膀胱壁の排尿筋の収縮と，内尿道括約筋の弛緩が起こり，さらに，体性神経に支配される外尿道括約筋を随意的に弛緩させることによって排尿開始のタイミングが決まり，尿が尿道を通って外尿道口から排泄される.

小児は「おねしょ」をすることがあるが，それは，まだ蓄尿・排尿のコントロールができないためである. また，大脳，脊髄，末梢神経のいずれかのレベルで神経障害が起きた場合にも，コントロールがうまくできなくなる（神経因性膀胱）.

Column　尿所見の異常

血尿：尿に赤血球が出ているもの. 肉眼的血尿と顕微鏡的血尿（遠心分離して得られる尿沈渣で確認）がある. いずれも尿検査の潜血反応が陽性になる. 腎臓由来の血尿（糸球体腎炎，腎細胞がん，腎生検後など）と，尿路由来の血尿（尿路結石，膀胱がんなど尿路上皮がん，尿路感染症）がある. 赤血球円柱（尿細管に赤血球が出てトコロテンのように円柱状にまとまったもの）が認められれば腎臓由来である. 血尿はタンパク尿同様，無症状であっても放置してはいけない. なお，赤血球や筋肉が壊れてヘモグロビンやミオグロビンが血中に出ると，それぞれヘモグロビン尿・ミオグロビン尿をきたす. 潜血反応は陽性になるが，血尿と区別する.

タンパク尿：糸球体病変によりアルブミンが濾過され，尿中に出るアルブミン尿の場合が多い. 糸球体腎炎・糖尿病腎症などさまざまな原因で起こる. 尿中に大量にアルブミンが失われると低アルブミン血症となり，血漿の膠質浸透圧が低下して全身性の浮腫が起こる（ネフローゼ症候群）. なお，尿細管病変や尿路感染症でも尿検査で尿タンパク陽性になるが，大量になることはない.

褐色尿：高ビリルビン血症では黄疸（p.131）を呈するとともに，正常では尿中に出ないビリルビンが尿中に出て褐色尿となる（ビリルビン尿）. なお，強度の濃縮尿では，正常な尿の黄色を呈するウロビリノーゲン（正常尿では±）が高濃度となり，褐色に近くなる.

糖尿・腎性糖尿：→p.115

尿混濁：尿路感染（細菌・白血球）または尿の無機成分の結晶析出.

尿比重：1.003〜1.030の範囲で変動する. 慢性腎不全の経過中，尿濃縮能が低下する多尿期には，1.010前後で固定する（等張尿）.

第 **6** 章

血液・免疫系

A 血液の概要(表6-1, 図6-1)

血液は赤血球・白血球・血小板の3種類の血液細胞と, 血漿と呼ばれる淡黄色透明な液体成分からなる. 心臓と血管の中にあり心臓のポンプ機能で常に全身を循環し, 酸素・二酸化炭素, 栄養素・老廃物, ホルモンなど, さまざまな物質と体熱を運搬し, 生体のホメオスタシスになくてはならない役割を果たしている.

全身を循環する血液の量(循環血液量)は, 成人で体重の約8%に相当し, 4~5Lになる. 血液の約60%は液体成分の血漿であり, 毛細血管の薄い壁を介して間質液と接し, その恒常性を維持している. 血漿は間質液と同じ無機イオンの成分に加え, 血漿タンパクやグルコースなどさまざまな物質を含んでいる.

血液細胞は血球ともいい, その大部分は酸素運搬を担う赤血球である. 赤血球は血液1mm³あたり450万~500万個も含まれている. 血液のうち, 細胞成分が占める割合をヘマトクリットといい, 男性は約45%, 女性は約40%である. 赤血球は核がない円盤状の細胞で, 細胞内にはヘモグロビン(Hb[*1])という酸素運搬タンパクがたっぷり含まれている. ヘモグロビンは鉄を含むために赤く, 血色素とも呼ばれる. 赤血球・ヘモグロビン・ヘマトクリットが減少した状態を貧血といい, 酸素運搬能が低下するため疲れやすく, 体動で息切れがする.

白血球は4,000~9,000/mm³と少数だが, 数種類の血液細胞からなり, 病原体をはじめとする「非自己」から体を守る生体防御を担当している. 白血球が減ると, たちどころに感染症を発症する.

血小板は骨髄で骨髄巨核球の細胞質がちぎれてできる小さい細胞片で, 15万~35万/mm³である. 血管が破れたところに粘着・凝集し, 止血の第一段階(一次止血)を担う.

血液細胞はすべて骨髄において造血幹細胞が増殖・分化してつくられる. 造血幹細胞は血液や臍帯血の中にも少数含まれている(図6-10参照).

血液は異物に触れると血漿中の凝固因子が凝固反応を起こし, 最終的にフィブリノゲンがフィブリンという線維状タンパクに変化して血漿から析出し, 血液細胞を巻き込んで血の塊(血餅)をつくる. その結果分離される液体成分は血清といい, フィブリノゲンは含まない(図6-1).

循環血液量
体重50kgの人では約4L, 65kgの人では約5Lある. 安静時の心拍出量(1分間に心臓が送り出す血液の量)が循環血液量に相当し, 1分間で血液がちょうど全身をひとめぐりしている.

1mm³
$1mm³ = 1μL$(マイクロリットル)= 100万分の1リットル

ヘマトクリットの変化
ヘマトクリットは, 赤血球数の増減に従って増減するだけでなく, 血漿量の増減によっても変化する. ヘマトクリットの上昇は脱水による血漿量の減少を反映していることが多い.

[*1]: Hb = hemoglobin

生体防御
生体防御とは, 「自己」を「非自己」から守ることであり, 「非自己」には, 病原体(ウイルス, 細菌, 真菌, 寄生虫など)と, 体内にできるがん細胞や不適合移植片などがある. なお, 生体防御のうち感染防御には, 皮膚・粘膜のバリア機能や粘膜を覆う粘液, 気道の線毛運動・咳反射なども重要な役割を果たす.

血餅
血管内で血液凝固が起こり, できた血餅を血栓という. 静脈血栓, 動脈血栓はまったく異なる症状を引き起こす.

表6-1　血液細胞の種類と基準値のめやす

血液細胞	基準値	はたらき	減少すると？
赤血球 450万〜500万*/mm³		・酸素の運搬 ・二酸化炭素を重炭酸イオンに変換する 　（重炭酸イオンは血漿中に出て運ばれる）	貧　血
白血球　4,000〜9,000/mm³ 好中球〜50%〜　好酸球〜5%　好塩基球〜0.5%　単球〜10%　リンパ球〜40%〜		生体防御（血漿中の抗体とともに）	感染症
血小板　15万〜35万/mm³		止血（血漿中の凝固因子とともに）	出血傾向

＊：女性は450万/mm³，男性は500万/mm³（1mm³＝1μL［マイクロリットル］）

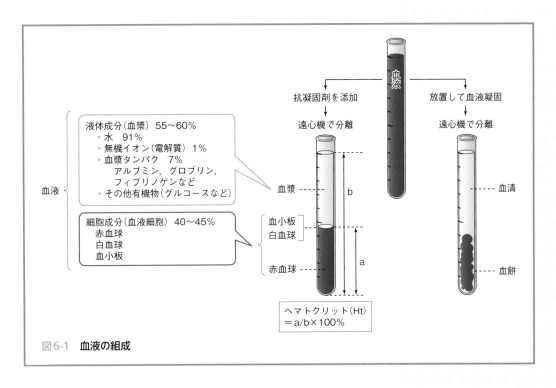

図6-1　血液の組成

B　血　漿

　血漿は血管内の細胞外液で，血液細胞とともに心臓と血管の中を循環し，さまざまな物質や体熱を運搬する．そして，毛細血管で間質液と物質交換を行う．これにより，血漿は間質液を介して細胞に必要なものを与え，不要なものを取り除き，細胞が暮らす

電解質異常

血漿の無機イオンは電解質の大部分を占め、血清を用いて測定されるので「血清電解質」ともいう。それぞれの無機イオンの濃度が正常範囲を逸脱するとさまざまな症状が生じ、生命に関わるものもある（**電解質異常**）。例えば、高カリウム血症は心停止をきたす。高・低ナトリウム血症は浸透圧上昇・低下をきたし、両極端の意識障害をきたす。低カルシウム血症はテタニーを、高カルシウム血症は意識障害をきたす。

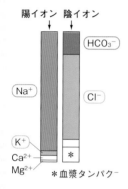

図6-2　血漿の陽イオンと陰イオン
血漿は陽イオンと陰イオンをちょうど等量含み、電気的に中性である

浸透圧

浸透圧濃度ともいい、溶液に溶け込んでいる溶質粒子の数の総和（溶液の濃さ）をあらわす。血漿の浸透圧は、数の上で圧倒的多数を占める無機イオン（陽イオン・陰イオン）の総和（≒Na$^+$の2倍）にほぼ等しい。血漿の浸透圧は、ふだん下垂体後葉ホルモンのバソプレッシンの作用によって正常に保たれている（p.155）。著しい脱水（血液濃縮）や高血糖（グルコース濃度の上昇）は血漿の浸透圧を上昇させ、細胞内から細胞外へ水が移動する。その結果、細胞内も脱水状態となり、意識障害をきたす。

表6-2　血漿の組成と占める割合

水	91%	—
無機イオン（電解質）	1%	Na$^+$、K$^+$、Ca^{2+}、Mg^{2+}、Cl$^-$など
血漿タンパク	7%	アルブミン、グロブリン、フィブリノゲンなど
その他有機物	1%	栄養素・老廃物・ホルモンなど

表6-3　血漿成分の基準値のめやす

無機イオン（電解質）	Na$^+$ ：140mEq/L K$^+$ ： 4mEq/L Cl$^-$ ：104mEq/L 総Ca ： 10mg/dL 無機リン： 3mg/dL
血漿タンパク	血漿総タンパク ： 7g/dL アルブミン ： 4g/dL A/G比（アルブミン/総タンパク－アルブミン）：1.1〜2.1g/dL フィブリノゲン ： 200mg/dL
その他の有機物	栄養素 グルコース（血糖値）：空腹時 70〜100mg/dL HDLコレステロール ： 40mg/dL 以上 LDLコレステロール ：140mg/dL 未満 トリグリセリド（TG）：150mg/dL 未満 老廃物 尿素窒素 ：〜20mg/dL クレアチニン ：〜0.8mg/dL 尿酸 ： 5mg/dL ビリルビン ： 1mg/dL

※mEq/L：ミリイクイバレント（略してメック）/L。
血漿1L中に溶けている電解質のミリ当量。濃度の値（mmol/L）にイオン電荷の個数を掛けあわせたものにほぼ等しい。

内部環境の恒常性を維持している。また、血漿には抗体や凝固因子が含まれ、それぞれ白血球、血小板とともに生体防御と止血にはたらく。血漿の組成を**表6-2**に示す。

1　無機イオン（電解質）（表6-3、図6-2）

血漿と間質液は細胞外液の電解質組成を共通にもち、最も多い陽・陰イオンはそれぞれNa$^+$・Cl$^-$である。そのほかにカリウム（K$^+$）、カルシウム（Ca^{2+}）、マグネシウム（Mg^{2+}）などの陽イオンや重炭酸イオン（＝HCO$_3^-$；陰イオン）を含み、それぞれの濃度は腎臓とホルモンのはたらきによっていつも正常範囲に保たれている。これら陽イオン・陰イオンの総量によって、血漿の浸透圧は280〜290mOsm（ミリオスモル）/Lの正常範囲に保たれ、細胞膜を隔てて接する細胞内液の浸透圧とつり合っている。

Column 生理食塩水と等張液

　0.9% NaCl溶液を生理食塩水（略して生食）といい，最も基本的な輸液製剤として使われている．生理食塩水の浸透圧は血漿の浸透圧にほぼ等しく，**等張液**という．血漿より濃い**高張液**では細胞内から細胞外へ水が移動し，細胞内も高張となり細胞容積は小さくなる．血漿より薄い**低張液**では細胞外から細胞内へ水が移動し，細胞内も低張となり細胞容積は大きくなり，極端な場合は破裂してしまう．そこで，末梢の静脈から点滴する輸液製剤は等張になるように調整されている．

　生理食塩水を静脈から点滴で輸液すると，Na$^+$Cl$^-$は細胞外液に分布して細胞外液量を増やす．5%グルコース溶液も等張液だが，Na$^+$Cl$^-$を含まないため細胞外液は増えず，細胞内への水分補給に役立つ．出血などによって細胞外液が減少している患者には生理食塩水を輸液する．一方，心不全で心臓に負荷をかけたくない患者に水分補給するには5%グルコース溶液を用いる．

等張液　　　　　高張液　　　　　低張液

→ は水の移動方向

2　血漿タンパク

　血漿には間質液よりはるかに多いタンパク質が含まれ，これを血漿タンパクという．その合計（血漿総タンパク）は7g/dL（7%）で，アルブミン，グロブリン，フィブリノゲンなどからなる．

　ⓐ**アルブミン**　　血漿タンパクの半分以上（4g/dL）を占める重要な血漿タンパクで，さまざまな役割を担っている．

・膠質浸透圧を及ぼし，間質液の過剰な水分を血管内に吸い上げる

・全身の細胞に取り込まれて各細胞のタンパク質合成の原料になる

・遊離脂肪酸やビリルビンなどを結合して血中の運搬タンパクとしてはたらく

　アルブミンは小腸で吸収された栄養素をもとに肝臓で合成される．アルブミンが減少すると膠質浸透圧が低下する結果，間質に過剰な水分が溜まり，浮腫（むくみ）をきたす（p.52）．

　ⓑ**グロブリン**　　グロブリンはα_1, α_2, β, γグロブリンに分類され，γグロブリンには感染防御にはたらく免疫グロブリン（抗体）が含まれる．また，脂質を運搬するリポタンパクはβグロブリンに属する．そのほか，鉄を運搬するトランスフェリンなど，物質を結合して運ぶさまざまな運搬タンパクが含まれる．

　ⓒ**フィブリノゲン**　　凝固因子で最も多い成分で，血液が凝固するときにフィブリンという線維状の重合タンパクになって析出し，血液細胞を巻き込んで血餅にする．したがって血清にはない．

膠質浸透圧

浸透圧が「溶液の濃さ」を反映し，細胞膜を介する細胞内外の水の移動を引き起こすのに対し，膠質浸透圧は，溶液に含まれるタンパク質（特にアルブミン）濃度を反映し，血管内の血漿タンパクが毛細血管の壁を介して接する間質液から血管内へ水を吸い上げる作用を発揮する（p.52）．

アルブミン

アルブミンが低下する主要な原因は以下のようである．

・低栄養（原料不足）
・肝機能低下
・大量のタンパク尿（ネフローゼ症候群）
・その他のアルブミン喪失（広範囲の熱傷による皮膚からの浸出液など）
・慢性消耗性疾患（悪性腫瘍，結核など）

グロブリン

免疫グロブリンの異常な増減は，アルブミン（A）とグロブリン（G）の比（**A/G比**：**表6-3**）に反映される．（G＝総タンパク－Aから計算．）ただし，A/G比の低下はアルブミン低下によることが多い．

3　その他の有機物

　血漿には，グルコースなどの栄養素，ホルモン，腎臓へ送られて尿中へ排泄される老廃物（尿素窒素・クレアチニン・尿酸），胆汁中へ排泄されるビリルビン，それに，正常でも細胞からわずかずつ漏れ出る遊出酵素✐などが含まれている．そのため，血液の検査でさまざまなことがわかる（**表6-3**）．

C　血液細胞

1　赤血球

❶ 赤血球の構造

　赤血球（RBC＊2）は真ん中がくぼんだ円盤状で核はもたない．薄く表面積が大きいため，酸素の拡散に好都合である．また，変形能に富み，狭い毛細血管の中をスムーズに通り抜けることができる．さらに，ミトコンドリアがないため，運搬中の酸素を消費することもない（**図6-3**）．赤血球内のタンパク質で最も多いのは，酸素を運搬する**ヘモグロビン**であり（血液1dLあたりで約15g），そのほかにエネルギー産生を担う**解糖系酵素**，二酸化炭素を重炭酸イオンに変換する**炭酸脱水酵素**✐を含んでいる．

❷ 赤血球の役割：酸素・二酸化炭素の運搬（p.64 ～ 66）

　赤血球内のヘモグロビンはヘム鉄に酸素分子を結合して運搬する．さらに，炭酸脱水酵素のはたらきにより，組織で生じた二酸化炭素の大部分は重炭酸イオンに変化して血漿に溶けこみ，肺まで運ばれる．肺で再び二酸化炭素にもどって呼気の中へ排出される．

　成人のヘモグロビンは大部分がヘモグロビンA（HbA）である．一方，胎児のヘモグロビンはグロビンタンパクが違うヘモグロビンF（HbF）で，HbAより強く酸素を結合する（酸素親和性が高い）．このため，胎盤において母体血から胎児血へ酸素を受けわたすのに好都合である．HbFは出生後つくられなくなり，HbAに取って代わられる．

❸ 赤血球新生

　赤血球は，ほかの血液細胞と同様に骨髄の多能性造血幹細胞が増殖・分化してつくられる．赤血球系の幼若細胞（赤芽球）へと増殖・分化するには，**エリスロポエチン**✐という腎臓から分泌される造血因子（ホルモン）の作用が必要である（p.119）．エリスロ

遊出酵素と逸脱酵素

細胞が壊れると細胞内の酵素が大量に血中に放出され検査で高値を示す．これを逸脱酵素といい，心筋梗塞や急性肝炎などの診断に役立つ．

＊2：RBC = red blood cells

A．形態

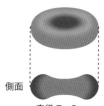

側面

直径7～8μm
厚さ2μm

B．変形能

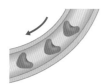

しなやかに変形して
毛細血管を流れている

図6-3　赤血球の形態

炭酸脱水酵素

以下の反応を触媒する．
$CO_2 + H_2O \Leftrightarrow H_2CO_3$（炭酸）
組織毛細血管で二酸化炭素が赤血球内へ拡散すると，反応は右向きに進み，生成した炭酸はただちに重炭酸イオンHCO_3^-（弱アルカリ）と水素イオンH^+（酸）に解離，前者は血漿中，H^+はヘモグロビンに結合して中和され肺まで運ばれる．肺胞毛細血管では以上の反応が逆向きに進行し，二酸化炭素が排出される．すなわち，水に溶けると酸になる二酸化炭素を弱アルカリに変換して運搬するという，素晴らしいしくみである．

ポエチンは，血液の酸素分圧が低下すると分泌が増加し，赤血球を多くつくり出して酸素不足を補うように作用する．

骨髄の赤芽球は，最も幼若な時期は活発にDNA合成と細胞分裂を繰り返して増殖し，やがて増殖がストップして細胞質にヘモグロビンが蓄積して成熟する．増殖期の幼若赤芽球はDNA合成のためにビタミンB12と葉酸を必要とする．一方，成熟期の赤芽球はヘモグロビン合成のために鉄を必要とする．ビタミンB12・葉酸，あるいは鉄が欠乏すると，それぞれ異なるタイプの貧血を発症する（図6-4）．

赤芽球が十分成熟すると，核を放出（脱核）し，骨髄の静脈洞に出て循環血液（末梢血）に加わる．ミトコンドリアやリボソームなどの細胞内小器官もこの時期に失う．

❹ 赤血球の一生とビリルビン代謝（図6-5）

末梢血に出た赤血球の寿命は120日である．1日目の最も若い赤血球は網状赤血球と呼ばれ，特殊な染色を施すとリボソームなどが網目状に染まる．網状赤血球は骨髄での赤血球新生が盛んなほど多くみられることから，骨髄の造血能を反映する指標として活用される．

老化した赤血球は変形能を失い，細胞膜も変化し，老化赤血球となる．老化赤血球は脾臓の毛細血管に引っかかり脾臓のマクロファージに丸ごと取り込まれ（貪食），マクロファージの中で分

📖 **エリスロポエチン**
酸素分圧が低下すると産生が増大し，骨髄での赤血球新生が促進される．標高が高く酸素の薄い場所に行くと，当初は息苦しいがしだいにエリスロポエチンの増加によって赤血球が増加するので，息苦しくなくなる．腎機能が低下するとエリスロポエチンをつくれなくなり，貧血になる（**腎性貧血**）．

📖 **貧血**
最も多い貧血は**鉄欠乏性貧血**で，1個1個の赤血球が小さくヘモグロビン含量も少ない（小球性低色素性）．一方，ビタミンB12や葉酸の欠乏で起こる**巨赤芽球性貧血**では個々の赤血球が大きくなる（大球性）．**腎性貧血**や造血幹細胞の異常による**再生不良性貧血**は，赤血球の大きさやヘモグロビン含量は正常だが数が少ない（正球性正色素性）．

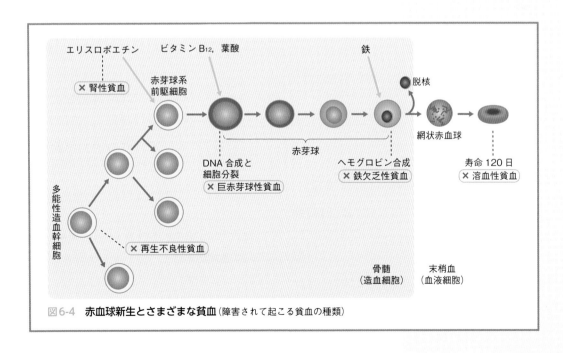

図6-4 **赤血球新生とさまざまな貧血**（障害されて起こる貧血の種類）

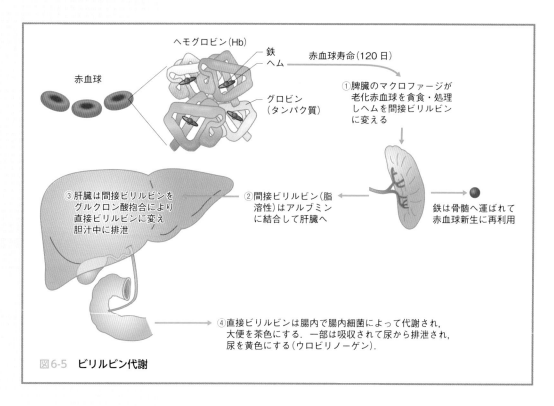

ヘモグロビン(Hb)
赤血球
鉄
ヘム
グロビン
(タンパク質)

赤血球寿命(120日)

①脾臓のマクロファージが
老化赤血球を貪食・処理
しヘムを間接ビリルビン
に変える

③肝臓は間接ビリルビンを
グルクロン酸抱合により
直接ビリルビンに変え
胆汁中に排泄

②間接ビリルビン(脂
溶性)はアルブミン
に結合して肝臓へ

鉄は骨髄へ運ばれて
赤血球新生に再利用

④直接ビリルビンは腸内で腸内細菌によって代謝され,
大便を茶色にする. 一部は吸収されて尿から排泄され,
尿を黄色にする(ウロビリノーゲン).

図6-5　ビリルビン代謝

🩸鉄の代謝

体内には鉄が3〜4gもあり,
その7割近くはヘモグロビン
鉄であり, 約7%が筋肉のミ
オグロビン(O_2結合タンパク)
や含鉄酵素に含まれる. 残り
は貯蔵鉄でフェリチンという
タンパク質に結合して肝臓に
貯蔵されている. 鉄は吸収効
率が悪く食事に含まれる鉄
(10〜20mg)の10%程度し
か吸収できない(1〜2mg/日).
月経で喪失する鉄は30mg
程度にもなるため, 月経のあ
る女性や成長期の女子は鉄欠
乏性貧血になりやすい. また
胎児を育てる妊婦も鉄欠乏に
なりやすい.

鉄剤の内服は吸収を良くする
ためビタミンCやオレンジジュー
スとともに(還元型Fe^{2+}にな
る), また, 枯渇した貯蔵鉄を
補うまで数ヵ月継続する必要
がある. なお, 鉄剤服用によ
り(鉄が胃液と反応するため)
大便が黒くなることをあらか
じめ説明しておくとよい.

解処理される. ヘモグロビンは, グロビンとヘムに分かれ, グロ
ビンは構成アミノ酸に分解されて再利用される. ヘムから外され
た鉄🩸は, 血漿タンパクの一つであるトランスフェリンに結合し
て骨髄へ運ばれ, 赤芽球に取り込まれてヘモグロビン合成に再利
用される. 過剰な鉄はフェリチンに結合して肝臓で貯蔵される.

一方, 鉄を失ったヘムは代謝されて老廃物のビリルビンになる.
この段階のビリルビン(非抱合型=間接ビリルビン)は水に溶け
ないため, 血漿タンパクのアルブミンに結合して肝臓へ運ばれ,
肝臓でグルクロン酸抱合という化学反応を受けて水溶性になり
(抱合型=直接ビリルビン), 胆汁中に排泄される(p.101). 何ら
かの原因で血中ビリルビン濃度が高くなる高ビリルビン血症で
は, 眼球結膜や皮膚が黄色く染まり, 黄疸🩸を呈する.

2 白血球

白血球(WBC[*3])は血液1mm³あたりわずか4,000〜9,000であ
るが, この少数精鋭部隊が生体防御にとって不可欠な役割を担っ
ている.

白血球には, 好中球・好酸球・好塩基球からなる顆粒球と, 単
球, リンパ球があり, それぞれ異なる機能を分担している(図6-6).

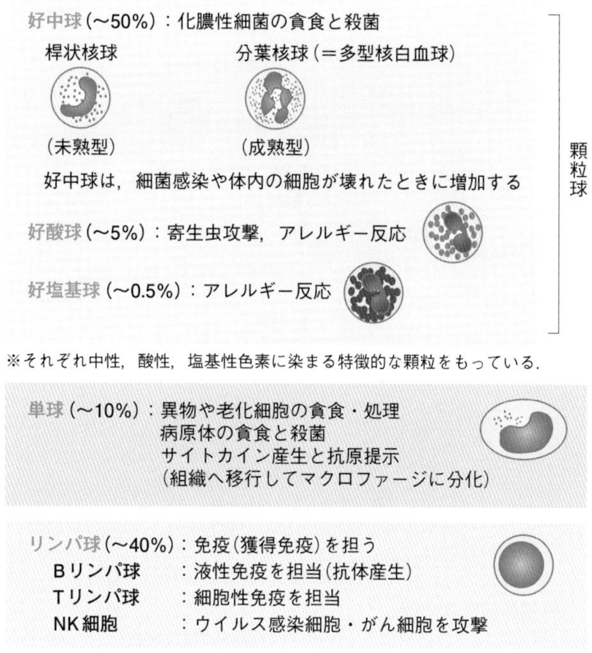

好中球(〜50%)：化膿性細菌の貪食と殺菌
桿状核球
分葉核球(＝多型核白血球)
(未熟型)
(成熟型)
好中球は，細菌感染や体内の細胞が壊れたときに増加する
好酸球(〜5%)：寄生虫攻撃，アレルギー反応
好塩基球(〜0.5%)：アレルギー反応
顆粒球
※それぞれ中性，酸性，塩基性色素に染まる特徴的な顆粒をもっている.
単球(〜10%)：異物や老化細胞の貪食・処理
病原体の貪食と殺菌
サイトカイン産生と抗原提示
(組織へ移行してマクロファージに分化)
リンパ球(〜40%)：免疫(獲得免疫)を担う
Bリンパ球 ：液性免疫を担当(抗体産生)
Tリンパ球 ：細胞性免疫を担当
NK細胞 ：ウイルス感染細胞・がん細胞を攻撃

図6-6 **白血球の種類と役割**

❶ 顆粒球

顆粒球には好中球，好酸球，好塩基球の3種類がある．このうち好中球は白血球全体の約半分を占め，最も重要な役割である細菌感染の防御を担当する(したがって，顆粒球といえば好中球を指す)．好中球は細菌感染がある場所で毛細血管から間質へと出ていき(**血管外遊走**)，感染部位から拡散してくる化学物質(**走化性因子**)に引き寄せられて移動し(**化学遊走**)，細菌にたどり着くと細菌を膜に包みこんで細胞内に取り込み貪食(どんしょく)する(**図6-7**)．細菌にはあらかじめ目印となる**オプソニン**が結合して好中球の貪食を促進する．細菌を貪食した袋(ファゴソーム)に好中球の顆粒(リソソーム)が融合すると，リソソーム内の水解酵素が細菌に作用し，さらに殺傷力の強い**活性酸素**が産生されて強力な殺菌作用を及ぼす．こうして戦った好中球の死骸が膿となる．

好中球が骨髄から血中へ出たのちの寿命は2〜3日しかなく，常に骨髄から補充され維持されている．好中球が1,500/mm^{3}以下に減少した状態を**顆粒球減少症**といい，細菌感染が起こりやすくなる．好中球のはたらきがなければ，いくら抗生物質を投与しても細菌感染は治らない．

黄疸の原因
① 溶血性貧血：赤血球処理の亢進によるビリルビン産生増大.
② 肝細胞性黄疸：肝機能障害によるビリルビン処理の低下.
③ 閉塞性黄疸：胆汁が流れる胆道(総胆管など)の閉塞・狭窄による胆汁うっ滞.

*3：WBC＝white blood cells

顆粒球
顆粒球は寿命が短いため，抗がん剤の副作用による造血抑制(**骨髄抑制**)で真っ先に減少し，顆粒球減少症に陥る．細菌感染を予防するため，造血因子の顆粒球コロニー刺激因子を注射して血中の好中球を増やすことがある.

走化性因子
走化性因子は，① 単球・組織肥満細胞などから放出されるケモカイン，ロイコトリエンなどの生理活性物質，② 活性化された補体成分，③ 細菌がもつ特殊なペプチドなど，多種類があるが，いずれも感染部位から周辺へ拡散する．顆粒球表面にはそれらに対する受容体があってこれらを検知し，濃度勾配の高いほうへ向かって化学遊走することにより感染部位にたどり着くのである.

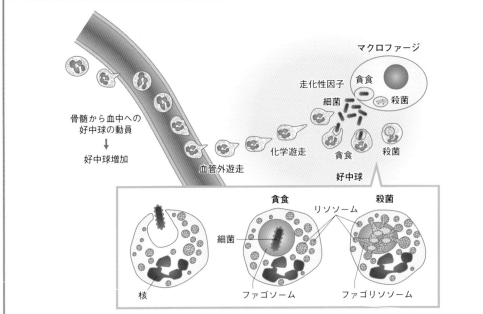

図6-7　好中球の血管外遊走・化学遊走・細菌の貪食と殺菌
好中球は細胞膜を嵌入させて細菌をファゴソームという袋に閉じ込めて細胞内に取り込む（貪食）．ファゴソームはリソソームと融合してファゴリソソームとなり，殺傷力の強い活性酸素とリソソーム中の水解酵素で殺菌を執行する．

📖オプソニン

細菌に結合して好中球による貪食を促すオプソニンには，抗体や補体がある．これらが結合した細菌は，好中球の細胞膜にある抗体や補体の受容体で捕捉され，効率よく貪食される．（補体とは，血漿中に含まれる一群のタンパク質で，抗体を補佐して生体防御にはたらく．）

📖マクロファージ

マクロファージは，肺胞・腹腔や間質組織に分布している．ほかに，肝臓のクッパー細胞・骨の破骨細胞・脳のミクログリアもマクロファージの仲間で，特殊な役割を担う．また，悪役に豹変して動脈硬化やがんの転移などに関わることがわかっている．

❷ 単球

　単球は旺盛な貪食能をもち，組織へ移行してマクロファージ📖（大食細胞）に分化し，数ヵ月から数年にわたり次の役割を果たす．
・体内で生じる老廃物や老化細胞の貪食・処理（お掃除屋）
・好中球が処理できない結核菌などの病原体の貪食・殺菌
・貪食した病原体の情報をリンパ球に知らせて活性化する

❸ リンパ球

　リンパ球には，Bリンパ球，Tリンパ球，NK細胞（ナチュラルキラー細胞）がある．リンパ球は，ほかの血液細胞と違ってリンパ管の中にも流れており，血液→組織→リンパ液→血液の順に体内を巡回パトロールしている．さらに，リンパ管と連絡のあるリンパ節や脾臓などのリンパ組織に集合して存在している．

🎗 3　血小板

　血小板は骨髄巨核球の細胞質がちぎれてできる円盤状の細胞片で，核はないが，ミトコンドリアと，止血に必要な物質が詰まった顆粒をもっている．血小板は，血管内皮細胞がはがれたところに粘着して絶えず血管を補強している．さらに，いったん血管が

破れて出血が起こるとその部位に粘着・凝集してとりあえず止血する一次止血を担う．血小板の寿命は10日前後であり，老化した血小板は赤血球と同じように脾臓で処理される．

血小板が5万/mm³以下に減少すると，ぶつけなくても皮下出血（紫斑）が出現する．1万/mm³以下では安静にしていても脳出血などの危険があるため，血小板輸血が必要である．

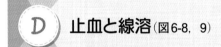

D 止血と線溶 (図6-8, 9)

1 止血のしくみ（一次止血と二次止血）

血管が破れると出血し，そのままでは失血死してしまうため，止血のしくみが血液と血管の双方に備わっている．

健康な血管内膜（内皮細胞）は血液凝固を阻止するはたらきをもっている．それ以外の異物面（血管損傷部位に露出したコラーゲン，動脈硬化の病変部，血液検査の試験管など）は血液凝固を引き起こす．まず，血小板が活性化されて血管の傷口（異物面）へ粘着し，顆粒の中身を放出して流れてくる血小板を次々と活性化する．同時に，血管も刺激されて収縮し，血管収縮により出血量が減少する．血管の傷口のところで活性化された血小板は互いにくっつき合って凝集し，血管の傷口を塞ぐ．こうして，血小板凝集による一次止血栓（血小板血栓＝白色血栓）がつくられ，とりあえずの止血，すなわち一次止血が行われる．

血小板凝集による一次止血栓はもろいので，引き続き血液凝固による二次止血が行われる．二次止血は，一次止血栓の活性化血小板表面で血漿中の凝固因子が活性化され，凝固反応を起こすことによって進行する．凝固因子は大部分が肝臓で合成されるタンパク質で10種類以上あり，その一部はビタミンKがないとつくられない．また血漿中のカルシウムイオン（Ca^{2+}）が凝固反応に必要である．凝固反応は，内因系・外因系のいずれかの活性化経路から始まるが，いずれも共通系に合流し，プロトロンビンを活性化してトロンビンに変え，トロンビンがフィブリノゲン（線維素原）に作用してフィブリン（線維素）に変える．凝固反応の最終段階として，フィブリンが互いにくっつき合って細長い線維状のフィブリン線維を形成し，血漿から析出して血液細胞を巻き込み，二次止血栓（赤色血栓）をつくる．

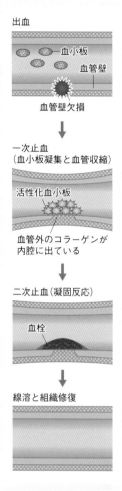

出血

血小板
血管壁

血管壁欠損

一次止血
（血小板凝集と血管収縮）

活性化血小板

血管外のコラーゲンが
内腔に出ている

二次止血（凝固反応）

血栓

線溶と組織修復

図6-8　止血と線溶の全体像

血小板凝集のしくみ
血小板は細胞内の顆粒に血小板自身を活性化するADPや組織の修復を促進する成長因子などを蓄えている．血小板が異物面で刺激されると，これらが放出されるとともに，細胞膜のリン脂質からトロンボキサンA₂（TXA₂）という物質がつくられて放出され，血小板自身の活性化をさらに増幅して血小板凝集を起こすのである．TXA₂はまた血管を収縮させる作用も及ぼす．動脈硬化がある患者ではTXA₂産生を抑制するアスピリンや，ADP受容体阻害薬などの**血小板凝集阻害薬**を服用して血栓ができるのを予防する．

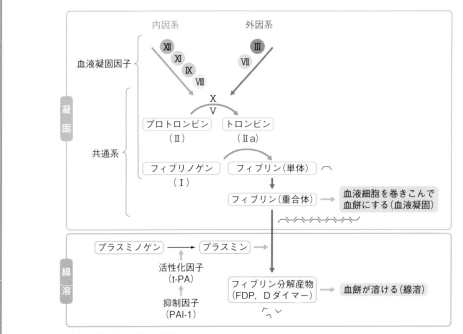

図6-9　血液凝固（二次止血）と線溶
　内因系経路の凝固因子はすべて血管"内"（血中）にあり，将棋倒しのように次々と活性化を起こす．一方，外因系経路は血液が血管外の組織がもつ第Ⅲ因子（＝組織因子）に接触することにより活性化される．内因系の凝固能検査としては活性化部分トロンボプラスチン時間（APTT）が，外因系はプロトロンビン時間（PT）が用いられる．

📖 **凝固反応**

血管が切れたとき，止血に重要なのは外因系の凝固経路である．一方，長時間のフライトなどで下肢の深部静脈に血栓ができるのは内因系の凝固経路が主である．第Ⅷ因子または第Ⅸ因子の遺伝子異常が原因で止血困難になり，関節内などに大出血する病気が**血友病**である．これらの遺伝子はいずれもX染色体にあり，保因者の母から生まれた男児の50％が発症する．

📖 **ビタミンK**

心房細動という不整脈がある人は，心房が収縮できず血流が滞り心房内に血栓ができやすいため，**抗凝固薬**を内服して血栓ができるのを予防する場合は，ビタミンKを含む納豆やクロレラなどは食べないように指導する．

2　線維素溶解

　凝固反応によって二次止血栓ができると，今度はゆっくりと血栓（の中のフィブリン線維）が溶かされる反応，すなわち**線維素溶解（線溶）**が起こる．線溶によって，血栓は最終的に溶けてなくなり，同時に血管損傷部位もゆっくりと創傷治癒が起こって治る．線溶は，プラスミンによって行われる．プラスミンは，プラスミノゲンが活性化されてつくられる．プラスミノゲンは活性化因子（t-PA📖）や抑制因子（PAI-1）によって調節されている．

Ⓔ　造血のしくみ

　骨髄（p.135）にはすべての血液細胞に分化することができる多能性造血幹細胞があり，骨髄の造血支持細胞と造血因子の作用を受けて増殖・分化し，生涯にわたり赤血球・白血球・血小板の3系統すべての血液細胞をつくり続ける（**図6-10**）．幼少期には全

身の骨髄が造血を行う赤色骨髄だが，成長に伴って四肢長管骨の骨髄は脂肪に置き換わり黄色骨髄となる．

多能性造血幹細胞は，増殖しつつ骨髄系幹細胞とリンパ系幹細胞に分化する．骨髄系幹細胞から，① 赤血球になる赤芽球系，② 血小板をつくる骨髄巨核球系，③ 顆粒球・単球系の3系統の前駆細胞へと分化し，それぞれエリスロポエチン，トロンボポエチン，顆粒球コロニー刺激因子（G-CSF*4）などの造血因子の作用を受けて増殖しつつ幼若な血液細胞になる．やがて増殖能を失って成熟した血液細胞になると骨髄から末梢血へ出ていく．

多能性造血幹細胞は骨髄のほか，末梢血や臍帯血にも少量含まれている．造血幹細胞移植は，ヒト白血球抗原（HLA）と呼ばれる白血球の型が一致したドナーの骨髄・末梢血・臍帯血中にある多能性造血幹細胞を患者の静脈中へ輸注して骨髄に生着させ，正常な造血を復活させる治療法である．

t-PA
血管内皮が産生し，線溶を促進する．運動すると産生が増えるので，適度な運動は血管を詰まりにくくする効果があるといえる．t-PAは，血管が詰まって発症する脳梗塞などの発症早期に血管内に投与する血栓溶解薬として効果がある．

赤色骨髄
造血組織は赤血球を含むので赤く見える（赤色骨髄）．骨髄穿刺の検査は，赤色骨髄があり，体表から到達しやすい腸骨や胸骨で行う．

多能性造血幹細胞
多能性造血幹細胞は多分化能に加えて，自己複製能をもち，生涯にわたって造血能を維持できる．

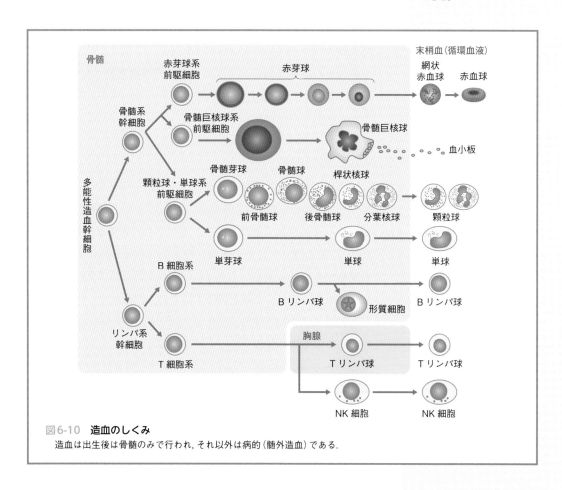

図6-10　造血のしくみ
造血は出生後は骨髄のみで行われ，それ以外は病的（髄外造血）である．

＊4：G-CSF ＝ <u>g</u>ranulocyte-<u>c</u>olony <u>s</u>timulating <u>f</u>actor
骨髄の顆粒球前駆細胞に対して**造血因子**としてはたらく．また，骨髄に待機している成熟好中球に対して**末梢血へ動員**する作用がある．

🖋末梢血・臍帯血の造血幹細胞

末梢血の造血幹細胞はごく少ないので，ドナーに顆粒球コロニー刺激因子を注射して骨髄から末梢血へ放出させ，血球成分分離装置を用いて取り出す．
臍帯血は臍帯静脈（出産後に娩出される胎盤にくっついている）からの採血により得られ，その中に含まれる造血幹細胞を凍結保存しておく（臍帯血バンク）．造血幹細胞移植が必要な患者が現れたときにあらかじめ調べておいたHLAが適合する凍結細胞を選んで解凍し，培養して増殖させたのちに患者の静脈から注入して骨髄への生着をはかる．

🖋免疫器官

一次（中枢）免疫器官
・骨髄（すべての白血球産生とBリンパ球の成熟）
・胸腺（Tリンパ球の成熟）
二次（末梢）免疫器官
・脾臓
・リンパ節
・粘膜関連リンパ組織（扁桃・小腸パイエル板など）

F　免疫のしくみ

　感染症を起こす病原体や，不適合移植片，体内にできたがん細胞などの「非自己」を識別して排除するしくみを**免疫**という．免疫は生体防御の中心であり，これを担うのは，①すべての白血球（および単球が組織へ移行したマクロファージ），②血漿中の抗体・補体などのタンパク質，③情報伝達物質のサイトカイン（インターロイキン・インターフェロンなど），そして，④免疫器官🖋である．免疫は自然免疫と獲得免疫からなり，狭義の免疫は獲得免疫を指す．

1　自然免疫

　顆粒球と単球，単球が組織で分化したマクロファージをまとめて食細胞といい，感染初期からはたらいて病原体を貪食・殺菌し，はじめて感染した病原体に対しても攻撃することができる．これは生まれながらに自然に備わっている免疫機能であり，これを**自然免疫**という．自然免疫は病原体を特定することなく，どんな病原体であれ非特異的に発動するので，**非特異免疫**とも呼ばれる．リンパ球のうちNK細胞も自然免疫を担当し，ウイルス感染細胞やがん細胞をみつけだして殺傷する．

2　獲得免疫

　一方，Bリンパ球（B細胞）とTリンパ球（T細胞）は自然免疫と異なり，はじめて感染した病原体に対してはすぐに対処できない．しかし，初回感染で刺激を受け，感作されたメモリー細胞（記憶細胞）が長く残り，以後の感染に備えて免疫能を獲得する．同じ病原体が再度侵入すると，メモリー細胞がただちに反応して増殖し，病原体に対して攻撃を開始するため，発症しないか，発症しても軽症で済むのである．Bリンパ球・Tリンパ球によるこの免疫のしくみを**獲得免疫**という．予防接種はこのしくみを利用したものである（能動免疫）．例えば，麻疹ウイルスに一度かかって麻疹（はしか）を発症したことがある人は，二度目に麻疹ウイルスが侵入したときには発症しない．また，麻疹の予防接種（不活化した麻疹ウイルスをワクチンとして注射すること）を受けた人も発症しない．しかし，別のウイルスである風疹ウイルスが侵入

すると風疹を発症する．これは，感作リンパ球が麻疹ウイルスのみを特異的に認識し，風疹ウイルスは認識できないためである．このように，獲得免疫は病原体の種類に特異的に発動するので，特異免疫ともいう．獲得免疫（特異免疫）には，体液性免疫・細胞性免疫の2種類があり，それぞれBリンパ球・Tリンパ球が担う．

❶ 体液性免疫

Bリンパ球は骨髄で成熟し，リンパ組織に移行する．分化して形質細胞になり，抗体を産生する．抗体は侵入した細菌などの「非自己物質」（抗原）に結合し，不活化する機能をもったY字形のタンパク質で，形質細胞から盛んに分泌されて血漿に入り，血漿タンパクのγ-グロブリン分画に含まれるため免疫グロブリン（Ig*5）ともいう．抗体を含む血清（液体）を注射することによって免疫能を与えること（受動免疫）が可能である．そのためBリンパ球が担う免疫のしくみを体液性免疫という（液性免疫ともいう）．

抗体には，IgM, IgG, IgA, IgEなどの種類（クラス）がある（図6-11）．初感染で起こる一次免疫応答ではIgMがつくられたのち，遅れてIgGが少量つくられるだけであるが，再度感染した場合の二次免疫応答ではIgGが迅速に大量につくられ，感染症を発症しないで済む（図6-12）．IgGは血漿中の免疫グロブリンの大部分を占め，体液性免疫の主役を担う．抗原を結合したIgG抗体は血漿中の補体を活性化し，両者のはたらきで病原体が破壊される．また，IgGは胎盤を通過するので，乳児は生後半年近く母親由来のIgGによって感染症から守られる．

IgAは血中にもあるが，気道・消化管の粘液中に分泌され，粘膜の局所免疫ではたらく（分泌型抗体）．母乳（特に初乳）にも含

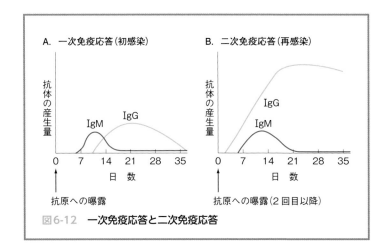

図6-12　**一次免疫応答と二次免疫応答**

A.　一次免疫応答（初感染）

抗体の産生量

IgM　IgG

0　7　14　21　28　35
日　数

↑
抗原への曝露

B.　二次免疫応答（再感染）

抗体の産生量

IgG

IgM

0　7　14　21　28　35
日　数

↑
抗原への曝露（2回目以降）

＊5：Ig＝immunoglobulin

📖**抗体**

抗体のはたらきをまとめると次のようになる．

・細菌の凝集，ウイルス不活化
・毒素の中和
・オプソニン作用
・抗体が結合した細胞が補体や白血球による破壊を受ける

A. 抗体の基本形

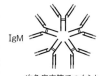

抗原結合部位

可変部

軽鎖
（L鎖）　定常部

重鎖
（H鎖）

B. 抗体のクラス

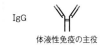

IgM

一次免疫応答でつくられる

IgG

体液性免疫の主役

IgA

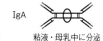

粘液・母乳中に分泌

IgE

アレルギー反応・
寄生虫感染防御

赤色は抗原結合部位

図6-11　**抗体**（免疫グロブリン）

📖**補体**

血漿中の数種類のタンパク質で抗体のはたらきを補うという意味で名付けられた．細菌に結合した抗体は凝集反応を起こし，さらに補体を活性化する結果，溶菌反応が起こる．補体にはこのほか，オプソニンや走化性因子として作用するものや，肥満細胞からヒスタミンを放出させるものがある．

まれ，乳児の感染防御にはたらく．

IgE🔖は寄生虫感染の防御ではたらくほかアレルギー反応🔖を引き起こす．

❷ 細胞性免疫

一方，Tリンパ球は胸腺🔖で分化し，主にヘルパーT細胞とキラーT細胞の2種類に成熟する．ヘルパーT細胞はサイトカインと総称されるメッセージ物質を分泌する．サイトカインは何十種類もあり，それぞれのサイトカイン受容体をもつ標的細胞にホルモンのように作用して反応を起こす．これによってBリンパ球もTリンパ球も免疫の機能を発揮できるのである．一方，キラーT細胞は「非自己」と認識した細胞に直接接触して殺傷する．これらTリンパ球による免疫能は，獲得免疫の中でも細胞性免疫と呼ばれ，Tリンパ球という細胞自体のはたらきによるため，血清を注射しても与えることはできない．

Bリンパ球とTリンパ球は，あらかじめ特定の「非自己」物質（抗原）に個別に反応する細胞が何億種類も用意されており，抗原に1対1で対応する1種類の細胞（クローン）だけが，その抗原を特異的に認識して増殖する（クローン性増殖）．獲得免疫のことを別名特異免疫というのはこのためである．

抗原を認識する受容体は細胞表面にあり，Bリンパ球では自らつくり出した抗体が細胞表面に結合して受容体としてはたらく．一方，Tリンパ球の抗原受容体（T細胞受容体）は，抗原提示細胞が細胞表面に特殊な方法で抗原提示した場合にのみ抗原を認識することができる．マクロファージや樹状細胞🔖は抗原提示細胞としてはたらき，自然免疫から獲得免疫への橋渡しの役割を担う．抗原を認識したBリンパ球とTリンパ球は，ヘルパーT細胞🔖が産生するサイトカイン🔖の刺激を受けて増殖し，体液性免疫と細胞性免疫が発動する（図6-14）．

🎖 3 免疫器官

免疫に関わる器官には以下がある．

❶ 骨髄

すべての白血球を産生するとともに，体液性免疫を担当するBリンパ球が成熟する．

❷ 胸腺

細胞性免疫を担当するTリンパ球が成熟するリンパ組織で，心

🔖**IgEとアレルギー反応**

IgEが関与するものは即時型（Ⅰ型）アレルギーという．IgEは肥満細胞の表面に結合しており，抗原（アレルゲン）を結合すると肥満細胞の顆粒に蓄えられたヒスタミンを放出させる．ヒスタミンは血管拡張と毛細血管透過性亢進により，じんましん，花粉症などのアレルギー反応を引き起こす．最重症はアナフィラキシーショックである．

🔖**胸腺**

胸腺は前縦隔にある免疫器官で小児期に発達し（図6-13），ここでTリンパ球が成熟する．成人ではその役目を終えて退縮している．Tリンパ球のTは胸腺をあらわす英語thymusの頭文字である．

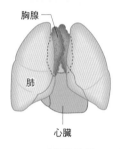

胸腺

肺

心臓

図6-13　小児の胸腺

🔖**樹状細胞**

樹状細胞は皮膚・粘膜などに常在している．病原体が侵入するとこれを貪食して分解し，その一部（抗原ペプチド）を細胞表面に出してリンパ節へ移動し，Tリンパ球（ヘルパーT細胞）に提示して活性化する．ランゲルハンス細胞ともいう．

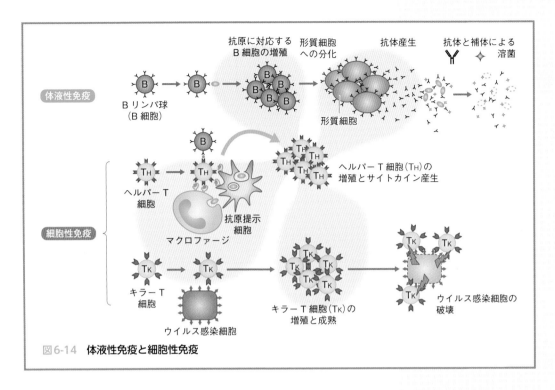

体液性免疫

抗原に対応する
B細胞の増殖　　形質細胞
への分化　　抗体産生　　抗体と補体による
溶菌

Bリンパ球
（B細胞）

形質細胞

細胞性免疫

ヘルパーT
細胞

抗原提示
細胞

マクロファージ

ヘルパーT細胞（TH）の
増殖とサイトカイン産生

キラーT
細胞

ウイルス感染細胞

キラーT細胞（TK）の
増殖と成熟

ウイルス感染細胞の
破壊

図6-14　**体液性免疫と細胞性免疫**

臓の前上方（上縦隔）にある．小児期に発達して大きくなるが，成人ではその役目を終えて退縮する．

❸ リンパ節

　間質液をゆっくりと回収しリンパ液として静脈へもどすリンパ管は，血管の走行に沿って末梢組織から中枢へ集束しつつ，リンパ節という米粒大のリンパ組織をいくつも通過する（**図6-15**）．体内のさまざまな臓器や大血管周囲には深部リンパ節がある．また，頸部・腋窩・鼠径部には表在リンパ節がある．リンパ節にはリンパ球がたくさん集まっており，リンパ球や抗原提示細胞（樹状細胞）がリンパ液の流れに乗ってやってくる．異物や病原体（抗原）が皮膚・粘膜から侵入すると，その部位からのリンパ液が流入する所属リンパ節においてリンパ球が活性化され，免疫反応を開始する．その結果，普段は米粒大程度のリンパ節は大きく腫れ，表在リンパ節は体表から触知できるようになる．がん細胞はリンパ管に侵入して所属リンパ節に入り，その後しだいに中枢のリンパ節へとリンパ行性に転移する．

❹ 脾臓

　腹腔内で胃の左後ろにある免疫組織であり，老化赤血球や老化血小板がマクロファージに貪食されて処理される．小児や抵抗力

📖 **ヘルパーT細胞**

ヘルパーT細胞が産生するさまざまなサイトカインは，Bリンパ球・Tリンパ球のどちらにとっても必要不可欠である．エイズ（AIDS＝後天性免疫不全症候群 acquired immunodeficiency syndrome）を発症する病原体であるHIV（ヒト免疫不全ウイルス）は，ヘルパーT細胞に感染して死滅させる．その結果，体液性免疫と細胞性免疫の双方がはたらかなくなり，重篤な免疫不全に陥るのである．

📖 **サイトカイン**

サイトカインはヘルパーTリンパ球のほか，マクロファージやその他さまざまな細胞から分泌される．インターフェロンは抗ウイルス作用を発揮する．また，インターロイキン（IL）-1，IL-6などは炎症反応・発熱を起こし，肝臓からC反応性タンパク（CRP）を血中に分泌させる．CRPは血液検査でわかり，炎症の重要な指標である．

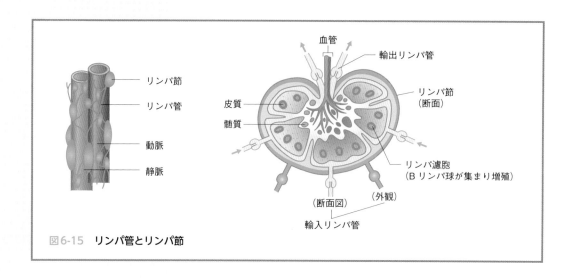

図6-15　**リンパ管とリンパ節**

✍ **所属リンパ節**
組織のリンパ液が流入するリンパ節をその組織の所属リンパ節という．がん細胞が最初に転移するリンパ節を特にセンチネル（見張り役）リンパ節という．

✍ **脾臓**
脾臓を摘出しても無症状である．しかし，ひとたび細菌性肺炎などの感染症にかかると急速に重症化する（無脾症候群）．

＊6：MALT ＝ mucosa-associated lymphoid tissue

✍ **ABO式血液型の頻度**
日本人においてはA型が4割，O型が3割，B型が2割，AB型が1割である．人種や国が違うと割合も大きく異なる．

の弱った患者では，脾臓での免疫反応が重要である．

❺ 粘膜関連リンパ組織（MALT＊6）

　気道・消化管の粘膜にはリンパ球が集まったリンパ組織が散在し，IgA抗体を産生・分泌して局所免疫を担っている．口蓋扁桃・舌扁桃や回腸粘膜のパイエル板は特に発達したMALTである．

 G　血液型とヒト白血球抗原

1 血液型

　赤血球の膜表面には遺伝的に決められた抗原が何種類もあり，それによって血液型が決まる（血液型といえば通常赤血球のものを指す）．なかでも重要なのはABO式血液型✍とRh式血液型である．

❶ ABO式血液型

　ABO式血液型にはA, B, AB, O型の4種類がある．A型の赤血球膜表面にはA抗原が，B型の赤血球膜表面にはB抗原があり，AB型の赤血球膜表面にはA抗原とB抗原が両方ある．O型の赤血球膜表面にはA抗原もB抗原もない．一方，血漿中には自己の赤血球膜表面にない抗原を非自己と認識する抗体（自然抗体）があり（生後3ヵ月くらいから出現），A型のヒト血漿には抗B抗体が，B型には抗A抗体が，O型には抗A抗体と抗B抗体が両方あるが，AB型は抗A抗体も抗B抗体もない（**表6-4**）．

　A型の赤血球は抗A抗体によって凝集し，B型の赤血球は抗B抗体によって凝集し，AB型の赤血球は抗A抗体・抗B抗体の

表6-4　ABO式血液型

血液型	赤血球膜表面の抗原	血漿中の自然抗体	遺伝子型
A型	A抗原	抗B抗体	AA, AO
B型	B抗原	抗A抗体	BB, BO
AB型	A抗原・B抗原	なし	AB
O型	なし	抗A抗体・抗B抗体	OO

ABO式血液型を決定する遺伝子には，A, B, Oがあり，A遺伝子，B遺伝子は対等だがO遺伝子に対して顕性（優性）である．

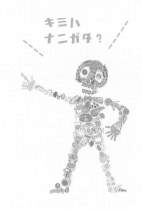

キミハ
ナニガタ？

両方で凝集するが，O型の赤血球はいずれの抗体によっても凝集しない．この原理によってABO式血液型を判定する．輸血が必要なときは，ABO式血液型と次に述べるRh式血液型が一致した血液を取り寄せることはもちろんだが，さらに，患者と供血者の赤血球・血漿が混じったときに凝集反応が起こらないことを実際に確認する交差適合試験（クロスマッチテスト）が必要である．ABO式・Rh式以外にもマイナーな血液型の不適合がありうるからである．交差適合試験は主試験（患者血清と供血者の赤血球を混和），副試験（患者赤血球と供血者血清を混和）を両方行い，いずれも凝集しないことを確認する．

❷ Rh式血液型

　Rh式血液型は，赤血球表面にRh因子があるかないかで決まり，それぞれRh（＋），Rh（−）と表記する．遺伝的にはRh（＋）が顕性（優性）である．日本人ではRh（−）は1%以下ときわめてまれなため，母親がRh（−）でも父親はRh（＋）の場合がほとんどである．したがってRh（−）の母親の子はたいていRh（＋）になる．その場合，1回目の妊娠・出産に問題はないが，2回目以降の妊娠では胎児に溶血性貧血と脳障害をきたす重篤な黄疸が発症する（新生児溶血性貧血）．

2　ヒト白血球抗原（HLA）

　ヒトの細胞表面には，MHC遺伝子複合体によって規定される主要組織適合抗原（MHC抗原[7]）と呼ばれる抗原があり，自己と非自己を識別する目印になっている．ヒトでは白血球で最初に見いだされたのでヒト白血球抗原（HLA[8]）という．

　HLAの型が合わないHLA不適合のドナーから移植された臓器・細胞（まとめて移植片という）は，患者自身のTリンパ球が細胞性免疫の機序によりこれらを「非自己」と認識して攻撃す

交差適合試験

万一，血液型不適合輸血が行われると，輸血された赤血球は自然抗体によって凝集するため微小血管が詰まり，さらに赤血球に結合した抗体によって活性化された補体が赤血球の細胞膜を破壊して溶血反応を起こし，患者は生命の危機に陥る．

Rh式血液型の発見

1940年，ヒトとアカゲザル（Rhesus monkey）の赤血球に共通の抗原があることが見いだされ，Rh因子と名付けられた．

[7]：MHC = major histocompatibility complex

[8]：HLA = human leukocyte antigen（leukocyteは白血球のこと）

HLAの型
HLAの遺伝子（MHC遺伝子複合体）は，*A, B, C, DRB1*など数個の遺伝子座のセットが6番染色体短腕上に局在している．それぞれの遺伝子座にある対立遺伝子の種類はきわめて多く，その組み合わせ（HLA型）は膨大な数となるが，両親から1セットずつ受け継ぐため，兄弟間で一致する確率は高い．非血縁者の場合は完全一致することはまずないが，免疫抑制剤の進歩によって重要な遺伝子座が一致していれば移植可能である．造血幹細胞移植では，骨髄バンク登録者の数百人から数万人に1人の確率でドナー候補者が選定される．

移植
ヒトからヒトへの移植を同種移植という．患者自身の造血幹細胞を用いる場合があり，これを自家移植という．

*9：GVHD = graft versus host disease（graftは移植片のこと）

Column　**Rh血液型不適合妊娠による新生児溶血性貧血**

初回妊娠末期に感作された母親に生じた抗Rh抗体は胎盤を通過するIgGクラスに属するので，2回目以降の妊娠時に，抗Rh抗体が胎児血液循環に入り，胎児の赤血球を凝集・溶血してしまう．その結果，胎児・新生児に著しい貧血・黄疸とヘモグロビン尿をきたす．治療法は新生児の血液を瀉血して交換輸血を行う．予防法としては，母親にあらかじめ抗Rh抗体を注射し，母親の血液循環に混入した胎児赤血球を除去して感作を防ぐ．

るため，拒絶され生着しない．これを移植片拒絶という．HLAは一卵生双生児の場合を除いて完全一致することはまずない．このため，移植を受けた患者（レシピエント）は移植片拒絶を予防するために免疫抑制剤を服用する．

　一方，HLAが完全一致していない造血幹細胞移植では，逆にドナー由来のTリンパ球がレシピエントの組織・細胞を「非自己」と認識して攻撃する移植片対宿主反応も起こる．これが重症な場合，移植片対宿主病（GVHD *9）という．

第 **7** 章

自律神経系と
内分泌系

動物機能と植物機能

人体の生理機能には，感じたり考えたり，行動したりする動物機能と，生命と種を維持するしくみの植物機能がある.

1 動物機能

動物機能は，外界からの情報を感覚器で受け取り，これを中枢神経で処理して，適切な反応や行動を起こす機能である. 動物機能を担うのは，外界からの刺激を中枢へ求心性に伝える感覚神経と，中枢からの司令を末梢の骨格筋へ遠心性に伝える運動神経であり，合わせて体性神経系という. これらを統括する動物機能の中枢は大脳皮質にある.

2 植物機能

一方，植物機能は，さまざまな内臓や血管のはたらきにより内部環境の恒常性（ホメオスタシス）を保ち，生命を維持する大切な機能であり，心臓の鼓動や呼吸運動，消化・吸収，尿の生成など，意思に関わらずはたらいている機能全般である. 植物機能があってはじめて動物機能を果たすことができる. 植物機能を調節するのは自律神経系と内分泌系である. さらに，脳の奥深くにある視床下部は，中枢神経の一部であると同時に自律神経と内分泌系の双方の上位中枢として植物機能の調節に大きな影響を及ぼす.

B 自律神経系

自律神経系は交感神経と副交感神経の2系統からなり，両者は正反対の拮抗する作用を及ぼす. ほぼすべての内臓はこの両者によって持続的に拮抗二重支配を受けており，その時々に相対的に優位に活動している自律神経の作用が現れる（**表7-1**）.

交感神経と副交感神経の中枢は脳幹にあり，さらに視床下部が上位中枢として活動性のバランスに影響を及ぼす.

📖大脳皮質

ヒトならではの思考・言語・計算などの高次脳機能や，その人らしさの根底をなす人格を構成する機能も大脳皮質のはたらきである.

📖呼吸運動

自発呼吸をつかさどる呼吸中枢は延髄にあり，呼吸筋を支配する運動神経を通じて呼吸運動が行われる. 呼吸中枢は，動脈血の酸素や髄液の二酸化炭素・pHの状態によって調節を受け，呼吸運動を変化させる(p.72). そのほかに，精神的・身体的なストレスや快・不快・情動は視床下部を介して呼吸中枢に影響を与え，呼吸運動を変化させる. ただし，意識的な深呼吸や息こらえは，大脳皮質運動中枢の指令に応じた呼吸筋の随意運動である.

表7-1　交感神経と副交感神経の作用

	交感神経	副交感神経
特　徴	闘争か逃避か	休息と回復
神経伝達物質	ノルアドレナリン	アセチルコリン
受容体	アドレナリン α受容体とβ受容体	アセチルコリン受容体 （ムスカリン性）
活動性の 日内変動	午前中〜日中	夜間・食後
瞳　孔*1	散　大	縮　小
心　臓	心拍数⬆・収縮力⬆（β）	心拍数⬇
血　管	収縮（α）：皮膚・内臓の血管 拡張（β）：心・骨格筋の血管	― （ただし，アセチルコリンは血 管内皮から血管拡張物質の 一酸化窒素を放出させる）
血　圧	⬆	⬇
気管支	拡張（β）	収縮
消化管の運動	⬇	⬆
消化液分泌	⬇*2	⬆
排尿・排便	⬇	⬆
その他	発汗・立毛筋収縮	―
	射　精	勃　起

⬆：促進　⬇：抑制
＊1：瞳孔散大は散瞳ともいう．瞳孔縮小は縮瞳ともいう．
＊2：唾液に関しては，交感神経はアミラーゼに富んだねばっこい唾液を出させる．

1　自律神経の作用（表7-1）

❶交感神経

　交感神経は午前中に活動性が高まる日内変動を示し，エネルギーを消費して身体の活動性を高める作用を及ぼす．交感神経は内臓だけでなく，全身のほぼすべての血管を支配して常時血管平滑筋をほどよく収縮させ，血圧を維持している（p.43）．交感神経の神経終末から出る神経伝達物質はノルアドレナリンで，副腎髄質から分泌されるホルモンのアドレナリンとともにカテコールアミンに属する．アドレナリン・ノルアドレナリンは，ともにアドレナリンα・β受容体に結合して作用を発揮する．

　交感神経の活動性が亢進して緊張状態となるのは，激しい運動，外傷・出血・感染・寒冷などの身体的侵襲，精神的な緊張・不安・恐怖など，ひとことでいえばピンチの状況であり，動物では敵と遭遇し，毛を逆立てて闘うか，逆に跳んで逃げるか（闘争か逃避か）という場面である．

　交感神経が緊張すると，心臓を刺激して心拍数を増加させ頻

📖日内変動

サーカディアン・リズム（概日リズム）ともいい，睡眠・覚醒・自律神経の活動・ホルモン分泌などさまざまな生理的活動が約24時間周期の変動を示す．視床下部の視交叉上核に概日リズム形成の中枢があり，朝，網膜から入力する光や朝食を摂ることにより，本来もっている約25時間周期が24時間周期にリセットされている（朝，太陽の光を浴びることで夜の睡眠の質も改善する）．新生児は出生後日時が経つにつれ睡眠・覚醒・哺乳などのリズムが形成されてくる．

📖カテコールアミン（カテコラミン）三兄弟

①ノルアドレナリン（NA；交感神経の神経伝達物質）
②アドレナリン（A；ホルモン）
③ドーパミン（DA；視床下部ホルモンおよび脳内の神経伝達物質）
以上の3つはまとめてカテコールアミンと総称され，アミノ酸のチロシンから共通経路で合成される．

📖交感神経緊張

交感神経のはたらきは生理的に重要である一方，現代人にとっては不都合な側面もある．寝不足や精神的イライラ程度のストレスであっても，交感神経の活動性を亢進させ，高血圧や糖尿病を悪化させる．心機能の低下（心不全）や腎機能の低下（腎不全）がある患者においてもストレスが悪化要因となる．交感神経緊張により心臓への負担が増大したり，腎血流量が減少するからである．

脈となり，心筋の収縮力も増大するので，心臓はドキドキして動悸を覚える（p.23）．皮膚・内臓に分布する血管は収縮し，皮膚は蒼白になる．心拍出量の増大と血管収縮の結果，血圧は上昇する．一方で，心臓を養う冠状動脈や骨格筋に分布する血管は拡張して血流を増やす．皮膚では汗腺が刺激され冷や汗が出て，湿って冷たくなる．寒さや恐怖を感じたときには，皮膚の立毛筋が収縮して鳥肌が立つ．これは，動物が敵と遭遇して毛を逆立てるのと同じ反応である（緊急反応）．瞳孔は散大し，唾液は少量で濃くなり，口がカラカラになる．

❷ 副交感神経

　副交感神経は交感神経とは逆に，エネルギーを蓄え休息と回復をもたらす自律神経である．夕方から睡眠中に活動性が高まる日内変動を示し，食事時や食後に興奮する．副交感神経の神経伝達物質はアセチルコリンである．

　最も重要な副交感神経は迷走神経（第Ⅹ脳神経）を通って胸部・腹部の内臓に広く分布している．迷走神経は心臓に作用して心拍数を低下させて徐脈にし，その結果，血圧を低下させる．消化管では消化液の分泌と蠕動運動を促進させる（p.81）．気管支平滑筋に対しても収縮作用を及ぼす．夜中に気管支喘息の発作が多いのは，夜間に迷走神経の活動性が優位になるためである．副交感神経は，縮瞳と涙液・唾液の分泌促進を引き起こし，水分の多いさらさらした唾液が大量に出る（表7-1）．

　また副交感神経は，排尿反射と排便反射を担当，男性では副交感神経が勃起を担当し，交感神経は射精を担当する（p.275）．

緊急反応
大量出血すると，頻脈，呼吸促迫，瞳孔散大，顔面蒼白，四肢冷感，冷たい汗などの緊急反応と呼ばれる身体所見を呈する．これらは強度の交感神経緊張の結果である．ノルアドレナリンとアドレナリンが大量に放出（リリース）されて起こる特徴的な身体所見であり「カテコラミン・リリースの状態」と表現される．

アセチルコリン
副交感神経の標的細胞がもつムスカリン性アセチルコリン受容体に結合して作用を発揮する．この作用を遮断する薬は抗コリン薬と呼ばれる．抗コリン薬は，骨格筋がもつ別のタイプの（＝ニコチン性）アセチルコリン受容体には効かない．

Column　アドレナリン・ノルアドレナリンのα作用とβ作用

　交感神経緊張により，内分泌腺の副腎髄質からホルモンのアドレナリンが分泌される．交感神経の神経伝達物質ノルアドレナリンとホルモンのアドレナリンは受容体を共有し，標的細胞のアドレナリンα受容体・β受容体に結合して同じような作用を発揮する．α受容体が刺激されて起こる作用をα作用といい，β受容体が刺激されて起こる作用をβ作用という（表7-3）．
　アドレナリンは肝臓に作用して血糖値を上げるはたらきが顕著である．
　ノルアドレナリンはα受容体に親和性が高く，アドレナリンはβ受容体に親和性が高い性質がある．
　標的細胞によってα受容体・β受容体のどちらかを多くもっている．例えば，心臓と気管支平滑筋はβ受容体を，皮膚の血管平滑筋はα受容体を多くもっている．そこで，心臓と気管支ではβ作用が，皮膚血管ではα作用が発揮される．

2 自律神経の構造（図7-1）

❶ 交感神経

　交感神経は，脊髄の胸髄と上部腰髄から起こり，節前神経✎と節後神経✎と呼ばれる2個の神経細胞が，交感神経節でシナプス接続して標的器官に分布する．脊柱の両側には，交感神経節が上下に数珠状に連なった交感神経幹がある．また腹大動脈前面などに腹腔の交感神経節がある．

　交感神経の中枢は脳幹にあり，血管運動中枢と呼ばれている．ここから神経伝導路が脊髄を下降して胸髄に達し，交感神経節前神経に接続する．脳幹の血管運動中枢よりさらに上位の中枢は視床下部であり，絶えず体内と外界の情報を集めて，交感神経へ指令を発している．

❷ 副交感神経

　交感神経が胸髄と上部腰髄から発するのに対し，副交感神経は

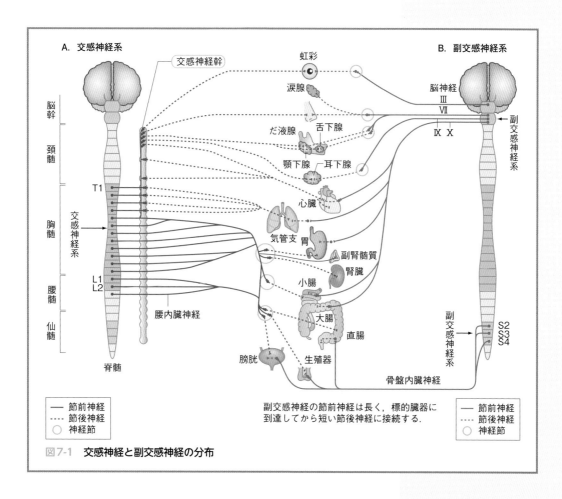

✎節前神経と節後神経
交感神経，副交感神経ともに節前神経の神経伝達物質はアセチルコリンで，節後神経のニコチン性アセチルコリン受容体に作用する．

図7-1　交感神経と副交感神経の分布

147

迷走神経

迷走神経は胸部・腹部の内臓に広く分布している．このうち，心臓の刺激伝導系に分布して心拍数を減少させて血圧を下げるはたらきをもつ心臓枝は，延髄の**心臓抑制中枢**から発している（延髄には交感神経が発する**血管運動中枢**も存在し，心拍数増加・血管収縮を引き起こす（p.36））．

自律神経の機能障害

自律神経はさまざまな原因で機能障害・機能不全に陥る．脊髄損傷が起こると交感神経への伝導路が遮断されるので，昇圧反射（p.47）が消失し，急性期はベッド上で頭を少し上げただけで血圧が低下する．また仙髄から発する副交感神経への伝導路も遮断されるので，失禁・勃起不全となる．
糖尿病は末梢神経障害を起こすので，自律神経も機能障害に陥り，起立性低血圧・便秘・勃起障害や，低血糖時の冷や汗や動悸（交感神経緊張状態の症状）が起こらなくなったり，心筋梗塞が無痛性になったりする（内臓痛は自律神経が伝える）．

その上下の脳幹と下部腰髄・仙髄から発している．

人体最大の副交感神経は，脳幹（延髄）から発する迷走神経に含まれ，頚部を下降し，胸腔に入って心臓・気管支に分布する．さらに腹腔に入り胃からS状結腸までの消化管に広く分布する．そのほかの脳神経に含まれる副交感神経は，瞳孔と涙腺・唾液腺に分布している（表8-3参照，p.188）．

一方，排尿・排便などを担当する副交感神経は，仙髄から起こり骨盤神経（骨盤内臓神経）を通って骨盤内臓器に達する．

自律神経の機能障害は，さまざまな症状を引き起こす．

C　内分泌系 総論

1　ホルモンとは？

ホルモンは細胞どうしの情報伝達物質の一つであり，内分泌細胞（ホルモン産生細胞）から血中に分泌される．さらに血流に乗って体内をめぐり，受容体をもつ標的細胞（ホルモンが作用する細胞）だけにごく微量で作用して特定の反応を引き起こす．

ホルモンによる調節は自律神経による調節に比べて長い時間経過でゆっくりと効果を発揮する．特に心身の成長と生殖・分娩，乳汁分泌は，これらに関わるホルモンなしではなしえない．

2　ホルモンの化学構造と受容体

❶ ホルモンの化学構造

ホルモンは主要なものだけでも30種類以上が知られているが，化学構造の面から分類すると，① ペプチドホルモン，② アミン型ホルモン（アドレナリンと甲状腺ホルモン），③ ステロイドホルモン，の3群に大別される（表7-2）．

① 大部分のホルモンは，アミノ酸が連なったペプチドホルモンである．視床下部ホルモン，下垂体ホルモン，副甲状腺ホルモン，膵島ホルモン，消化管ホルモン，アンジオテンシンⅡなどがある．

② アドレナリンと甲状腺ホルモンはアミノ基をもつアミン型ホルモンで，アミノ酸のチロシンを原料としてつくられる．なお，アドレナリンは交感神経の神経伝達物質ノルアドレナリンと

ともにカテコールアミンと呼ばれるグループに属している.

③ ステロイドホルモンは副腎皮質と性腺でコレステロールから合成され，ステロール環と呼ばれる共通の構造をもつ．副腎皮質が分泌する3種類（電解質コルチコイド，糖質コルチコイド，副腎アンドロゲン），卵巣が分泌する2種類の女性ホルモン（エストロゲンとプロゲステロン），精巣が分泌する男性ホルモン（テストステロン）がある.

❷ ホルモンの受容体

ホルモンとその受容体は，鍵と鍵穴のように厳密な対応関係がある．受容体をもたない細胞に対してホルモンはまったく作用しない.

現在使用されている薬の多くはホルモン受容体に作用する薬である．ホルモンの作用を知っていると薬についても理解できるようになる.

ペプチドホルモンとアドレナリンの受容体は標的細胞の細胞膜にあり，甲状腺ホルモンとステロイドホルモンの受容体は細胞内にある（**表7-2**，**図7-2**）.

ⓐ **細胞膜受容体**✎　　ペプチドホルモンとアドレナリンの受容体は標的細胞の細胞膜にある．ホルモンが結合すると活性化されて細胞内に情報を伝え，酵素の活性化などさまざまな反応をすばやく引き起こす．最終的に遺伝子の転写を起こす場合もある.

ⓑ **細胞内受容体**　　ステロイドホルモンと甲状腺ホルモンは脂溶性のため，細胞膜のリン脂質二重層を自由に通過して細胞内に入る．これらのホルモン受容体は細胞内にあり，細胞内に入ってきたステロイドホルモンや甲状腺ホルモンが結合すると構造が変わり活性化されて転写因子になる（**図7-2**）．こうして，核において特定の遺伝子の転写を引き起こし，翻訳を経て新しいタンパク質分子がつくられてその機能を発揮する.

3 内分泌腺・内分泌細胞

内分泌細胞✎は同じ種類が集まっていくつかの内分泌器官（内分泌腺）を形づくっている．重要な内分泌器官として，視床下部，視床下部の直下にぶらさがった下垂体，頸部で気管に付着した甲状腺，甲状腺の後面に付着した副甲状腺，腎臓の上に載っている副腎，膵臓の内分泌部であるランゲルハンス島，そして性腺がある.

視床下部には神経内分泌細胞がある．その一部は軸索突起を下

表7-2　ホルモンと対応する受容体の種類

細胞膜受容体	ペプチドホルモン
	アドレナリン
細胞内受容体	甲状腺ホルモン
	ステロイドホルモン

✎**細胞膜受容体**
細胞膜受容体に作用するホルモンは，細胞内にすでにある特定のタンパク質をリン酸化することにより，細胞の反応を引き起こす．リン酸基が結合して活性化されたタンパク質は，酵素や転写因子としてはたらき始める.

✎**内分泌細胞**
古くから知られている内分泌器官のほかに，さまざまな組織・細胞（心房，消化管，腎臓，肝臓，軟骨細胞，脂肪細胞など）がホルモンを分泌し，重要な作用を及ぼす.

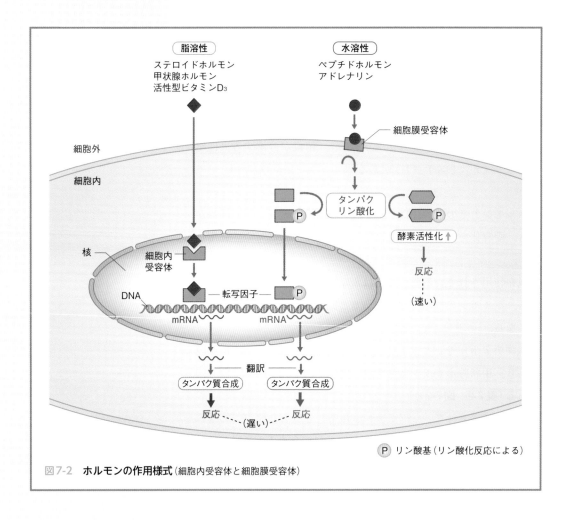

図7-2　**ホルモンの作用様式**（細胞内受容体と細胞膜受容体）

垂体後葉まで伸ばし，2種類の下垂体後葉ホルモンを分泌する（視床下部－下垂体後葉系）．別の神経内分泌細胞は数種類の視床下部ホルモンを分泌し，これらが血流に乗って下垂体前葉に作用することにより，6種類の前葉ホルモンの分泌を調節する（視床下部－下垂体前葉系）．さらに下垂体前葉ホルモンは，甲状腺・副腎皮質・性腺など，下位に位置する末梢内分泌腺に作用して，これらのホルモン分泌を刺激する（**図7-3**）．

4　ホルモン分泌の調節

ホルモン分泌の調節のしくみは各ホルモンによって異なり，①神経性，あるいは②内分泌性に調節を受ける場合や，③ホルモンによって調節される因子の血中濃度によって調節される場合がある．いずれの場合にもフィードバック調節というしくみが備わっている．

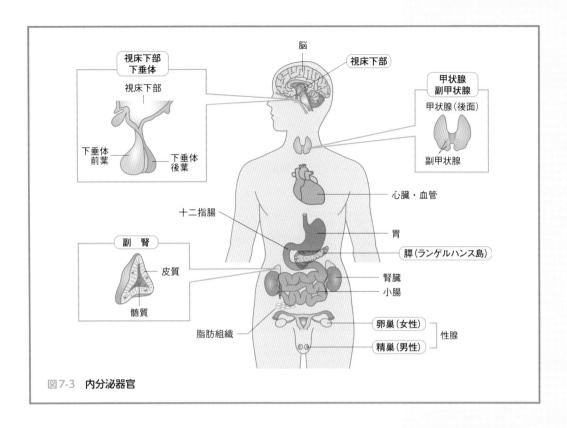

図7-3　内分泌器官

ⓐ **神経性調節の例：オキシトシン**　　分娩を起こすオキシトシンは，産道が胎児の下降によって広げられる刺激が神経性に伝えられて分泌が刺激される．

ⓑ **内分泌性調節の例：視床下部−下垂体前葉−甲状腺**　　視床下部ホルモンは下垂体前葉ホルモンの分泌を刺激し，下垂体前葉ホルモンは下位に位置する甲状腺からのホルモン分泌を刺激する．こうして十分量の甲状腺ホルモンが分泌されると（その効果が発揮されると同時に）甲状腺ホルモンが視床下部や下垂体前葉に作用して，これら上位内分泌腺からのホルモン分泌を抑制する（**図7-4**）．これを負のフィードバック調節といい，甲状腺ホルモンが出すぎないように歯止めをかける重要なしくみである．

ⓒ **ホルモンによって調節される因子による調節の例：インスリンと血中グルコース濃度（血糖値）**　　血中グルコースは直接インスリン分泌を刺激するので，食後血糖値が上昇するとインスリンが出て作用を及ぼす．その結果，血糖値が低下すると，今度はインスリン分泌が低下し，血糖値が低下しすぎることはない．このように，インスリンと血糖値は互いを調節しあう閉じた輪（フィードバック・ループ）を構成しており，ここでもインスリン分泌が

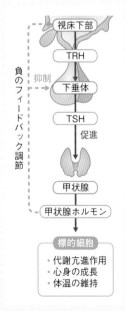

図7-4　**ホルモン分泌の内分泌性調節**（視床下部−下垂体前葉−甲状腺系の例）

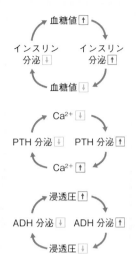

図7-5　物質の血中濃度とホルモン分泌のフィードバック・ループ

📖**下垂体**
下垂体後葉は神経下垂体とも呼ばれる。これに対し、下垂体前葉は腺下垂体ともいう。下垂体前葉に腫瘍ができると、近くに位置する視交叉を圧迫して特有の視野欠損（両耳側半盲）が起こる（p.180）。

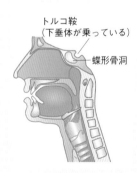

図7-6　トルコ鞍

📖**視床下部**
視床下部は、ヒトに特徴的な高次脳機能をつかさどる大脳新皮質や、近時記憶・情動・嗅覚などをつかさどる大脳旧皮質（大脳辺縁系）からも影響を受ける。心理的要因によって引き起こされる無月経や摂食障害などは視床下部が関与している。

過剰にならないように負のフィードバック調節がかかり、血糖値も正常範囲に保たれる（図7-5）。血中カルシウムイオン（Ca²⁺）の濃度と副甲状腺ホルモン（PTH）の関係や、血漿浸透圧とバソプレッシンの関係も同様である（図7-5）。

なお、例外的に排卵と分娩は一時的に強いホルモン作用が必要になるので、ホルモン作用の結果がホルモン分泌を促進する正のフィードバック調節がはたらく。

D　内分泌系 各論

1　視床下部と下垂体前葉・後葉

❶ 視床下部–下垂体系の構造

視床下部は左右の大脳半球の間に奥深く包まれた間脳と呼ばれる部位に属し、第三脳室前下方で左右の壁に接している。視床下部の下方には下垂体が下垂体茎でぶら下がり、視交叉のすぐ後ろでトルコ鞍と呼ばれる頭蓋底の骨のくぼみに収まっている（図7-6）。下垂体は視床下部から連続した神経組織の後葉と、後葉の前に付着した腺組織の前葉からなり、いずれも視床下部と密接に関係している。視床下部と下垂体を合わせて視床下部–下垂体系（または間脳–下垂体系）と呼ぶ（図7-7）。

❷ 視床下部の植物機能調節中枢としてのはたらき

視床下部には神経細胞の集まり（神経核）がいくつもあり、これらは、体外・体内の情報を集めて、体内時計の中枢、睡眠・覚醒の中枢、体温調節中枢、浸透圧調節中枢（口渇中枢）、摂食中枢、満腹中枢、生殖中枢など、さまざまな植物機能の調節中枢として機能している。本能行動、自律神経系、内分泌系の3つの出力系を通じて調節作用を及ぼす。

ⓐ**本能行動の引き金を引く**　朝起床し、夜に就寝する、のどが渇けば水を飲む、空腹時は食事を始める、満腹時は食事をやめるなど。生殖行動や哺乳・育児も、視床下部が関与している。

ⓑ**自律神経系を介する反応**　交感神経・副交感神経の上位中枢として両者のバランスを調節する。

ⓒ**内分泌系を介する反応**　以下に述べるように、下垂体前葉・後葉からのホルモン分泌を通じて、代謝・子どもの心身の成長・生殖機能や血漿の浸透圧濃度を調節している。

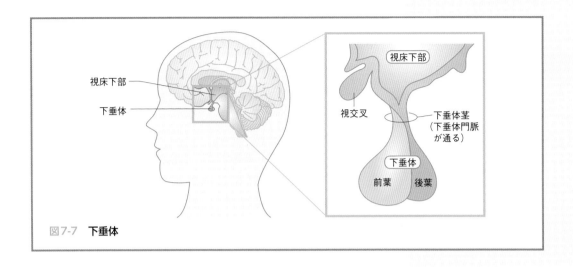

図7-7 **下垂体**

　このようにして，視床下部は，常時ホメオスタシスを維持し，ホメオスタシスを乱す侵襲が加わった緊急事態では，血圧上昇・血糖値上昇などの生き延びるための反応（緊急反応）を起こす．また，視床下部−下垂体前葉系は，子どもの精神・知能・身体の成長・発達と，思春期の発来と生殖・分娩・哺育などの種の保存に関わる機能に必須である．

❸ 視床下部の内分泌機能

　視床下部の神経核の一部には神経内分泌細胞があり，その一部は下垂体前葉へ向かう血流中に視床下部ホルモンを分泌する．視床下部ホルモンは数種類あり，下垂体茎を通る下垂体門脈を通って下垂体前葉に達し，6種類の下垂体前葉ホルモンの分泌を調節している（視床下部−下垂体前葉系）．下垂体前葉ホルモンは甲状腺・副腎皮質・性腺などの下位内分泌腺のホルモン分泌を調節するので，視床下部は下垂体前葉を介してこれらの内分泌腺を支配しているといえる．また，別の神経内分泌細胞は下垂体後葉まで軸索突起を伸ばして2種類の下垂体後葉ホルモンを血中に分泌する．

❹ 下垂体前葉の機能

　下垂体前葉は，下垂体門脈を通る血流に乗ってやってくる数種類の視床下部ホルモンに反応して，それぞれ対応する下垂体前葉ホルモンを分泌する．このうち，プロラクチンを除く5つの前葉ホルモンは，さらに下位に位置する末梢の内分泌腺や組織に作用して，それぞれ下位のホルモン分泌を刺激する．下垂体前葉ホルモンの作用は以下のようである（**図7-8**）．

下垂体門脈
毛細血管がいったん集合して静脈になったあと，再び分かれて毛細血管になるとき，その静脈を門脈という．下垂体門脈は視床下部ホルモンを受け取った毛細血管が集合して下垂体茎を下降する静脈であり，下垂体前葉の内分泌細胞に最短距離で視床下部ホルモンを作用させることができる．門脈は人体にもう一つある．

下垂体前葉ホルモン（6種類）
甲状腺刺激ホルモン TSH
副腎皮質刺激ホルモン ACTH
成長ホルモン　GH
卵胞刺激ホルモン FSH
黄体形成ホルモン LH
プロラクチン　PRL

下垂体後葉ホルモン（2種類）
バソプレッシン　ADH
オキシトシン　OT

＊1：TSH = thyroid stimulating hormone
TSHは，視床下部から出るTSH放出ホルモン（TRH）に刺激されて下垂体前葉から分泌が起こる．

＊2：ACTH= adrenocorticotropic hormone
ACTHは，視床下部から出るACTH放出ホルモン（CRH）に刺激されて下垂体前葉から分泌が起こる．

＊3：GH = growth hormone

🖉成長ホルモン（GH）
子ども時代に成長ホルモンが欠乏すると精神・知能は正常に発達するが身長が伸びない（**下垂体性低身長症**）．一方，骨端線閉鎖前に成長ホルモン産生腫瘍ができると，**下垂体性巨人症**になる（骨端線閉鎖後の発症では，身長は伸びずに**末端肥大症**となる）．

🖉ソマトメジンC
インスリン様成長因子-1（insulin-like growth factor-1, IGF-1）ともいう．

＊4：FSH = follicle stimulating hormone

＊5：LH = luteinizing hormone

🖉プロラクチン
プロラクチン産生腫瘍が下垂体にできると，授乳していないのに乳汁分泌が起こり，無月経・不妊になる（**乳汁分泌無月経症候群**）．プロラクチン産生腫瘍の治療にドーパミンの受容体を活性化する薬（作動薬）が有効である．

ⓐ**甲状腺刺激ホルモン（TSH＊1）**　　甲状腺濾胞細胞を刺激して甲状腺ホルモンの分泌を促進し，甲状腺濾胞細胞の増殖も促進する．寒冷刺激でも分泌が増える．

ⓑ**副腎皮質刺激ホルモン（ACTH＊2）**　　副腎皮質を刺激して糖質コルチコイド（コルチゾール）の分泌を促進する．ACTH-コルチゾール系は早朝に分泌がピークとなる生理的な日内変動を示す．また，心身のストレスによってACTH-コルチゾール系の分泌が増大し，ストレスに対抗する臨戦態勢を整える（p.160）．

ⓒ**成長ホルモン（GH＊3）**🖉　　成長ホルモンは，視床下部から出るGH放出ホルモン（GRH）に刺激されて夜中に分泌が増加する．昔から「寝る子は育つ」といわれるが，まさにその通りである〔GRHとは逆に，視床下部ホルモンのソマトスタチン（SS）はGHの分泌を抑制する〕．

成長ホルモンは脳を除くほとんどすべての組織に作用し，小児の身体の成長を促進する．なかでも，肝臓と骨端軟骨に作用してソマトメジンC🖉の分泌を促進し，両者が協働して成長を促す．特に，四肢の長管骨の骨幹端に位置する骨端軟骨に作用して軟骨内骨化を促進し，骨を縦軸方向に伸長させて身長を伸ばす．骨端軟骨は骨のX線写真で黒く抜けて見える部分で，これを骨端線という．

成長ホルモンには肝臓での糖新生を刺激して血糖値を上げる作用もある（p.163）．

ⓓ**卵胞刺激ホルモン（FSH＊4）**　　LHとともに思春期以降に分泌が増加する．女性の卵巣を刺激して卵胞の発育を促進し，卵の成熟とエストロゲンの分泌を刺激する．男性では精巣で精子形成を促進させる．

ⓔ**黄体形成ホルモン（LH＊5）**　　月経周期の中央でFSHとともに急激に分泌が増大し（LHサージ），卵巣からの排卵を起こす（p.280）．その後，黄体形成を促進して黄体からのエストロゲンとプロゲステロンの分泌を刺激し，これらの子宮粘膜への作用によって妊娠を可能にする．男性では精巣でテストステロンの産生を促進する．

FSHとLHは合わせて性腺刺激ホルモン（ゴナドトロピン）と呼ばれる．ゴナドトロピンの分泌は，視床下部からのゴナドトロピン放出ホルモン（GnRH）の分泌によって刺激される．

ⓕ**プロラクチン**🖉　　出産後に乳汁分泌を刺激する．授乳中以外は視床下部ホルモンのドーパミンによって分泌が抑制されている．

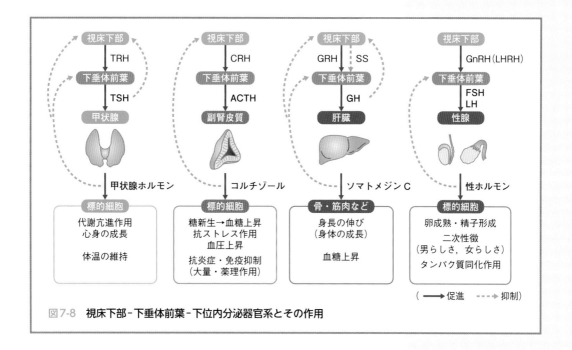

図7-8 **視床下部−下垂体前葉−下位内分泌器官系とその作用**

前述のように，視床下部−下垂体前葉−下位内分泌器官の間には負のフィードバック調節のしくみが備わっている（**図7-8**）．

❺ 下垂体後葉の機能

下垂体後葉は，視床下部の2つの神経核の神経内分泌細胞から伸び出した軸索突起が集まったもので，神経終末から2種類のホルモン，バソプレッシンとオキシトシンを血中に分泌する．

ⓐ **バソプレッシン**✍　　抗利尿ホルモン（ADH＊⁶）ともいい，血漿の浸透圧✍が高くならないように腎臓に作用し，尿を濃縮するホルモンである（p.49）．脱水状態で血漿浸透圧が上昇すると意識障害をきたし生命の危険にさらされる．このため，視床下部の浸透圧調節中枢が反応してバソプレッシン分泌とともに飲水行動を引き起こす．その結果，飲水とあいまって血漿浸透圧が正常範囲〔280〜290mOsm（ミリオスモル）/kg H₂O〕にまで低下する．

ⓑ **オキシトシン**　　妊娠末期に分娩を引き起こし，出産後は射乳反射を起こすホルモンである．胎児が産道へ降りてくると，産道の伸展刺激が神経性に視床下部に伝わり，下垂体後葉からオキシトシンが出る．オキシトシンは子宮平滑筋の収縮を引き起こし，その結果，胎児がさらに産道を押し広げてオキシトシンの分泌がさらに増大する．こうして正のフィードバック調節のしくみで子宮筋はますます収縮を強め，分娩が起こるのである．出産後

＊6：ADH＝antidiuretic hormone

✍**バソプレッシン**
バソプレッシンは血管平滑筋を収縮させて血圧を上昇させる作用もある．著しい脱水や血圧低下の状況下では循環血液量と血圧の回復にも寄与する．
バソプレッシンが欠乏すると尿を濃縮できず，1日に数リットルの希釈尿が出る（**尿崩症**）（**図5-6参照**）．

✍**浸透圧**
溶液に溶けこんでいるすべての溶質粒子数の合計を反映する溶液の「濃さ」をあらわし，浸透圧濃度ともいう（p.126）．

は，新生児が乳首に吸い付くたびにオキシトシンが分泌され，オキシトシンは乳腺組織を取り囲む筋上皮細胞を収縮させて，母乳が勢いよく出る射乳反射を引き起こす．同時に，オキシトシンは子宮筋を収縮させるので，妊娠で大きくなった子宮がもとの大きさにもどる子宮復古を助ける（p.291）．

2　甲状腺

❶ 甲状腺の構造と役割

甲状腺は，甲状軟骨の下方で気管を取り巻くように付着している蝶形の内分泌腺で，左葉・右葉と中央の峡部からなる．甲状腺には，一層の濾胞細胞で包まれた甲状腺濾胞が集まっており，全身の代謝を維持し子どもの心身の発達に不可欠な甲状腺ホルモンを分泌する．一方，濾胞の外には傍濾胞細胞（C細胞）があり，血漿のカルシウムイオン（Ca²⁺）の濃度が高くならないように調節するホルモンであるカルシトニンを分泌する（図7-9）．

❷ 甲状腺ホルモン

甲状腺の濾胞細胞は下垂体前葉が出す甲状腺刺激ホルモン（TSH）の作用を受けて，血中からヨウ素（＝ヨード）を取り込み，濾胞と濾胞細胞の中で甲状腺ホルモンを合成する．濾胞の中には，甲状腺ホルモン合成のもとになる大きなタンパク質（サイログロブリン）が蓄えられている．

甲状腺ホルモンには，ヨウ素を4つ結合したサイロキシン（T₄）と，3つ結合したトリヨードサイロニン（T₃）の2通りがあり，T₄

🔖甲状腺

甲状腺ホルモンは，赤血球以外のさまざまな細胞に「がんばれ！がんばれ！」とはたらきかけ，代謝を亢進させるホルモンである．**甲状腺機能亢進症（バセドウ病）**では，心拍数が増加して頻脈傾向となり，暑がりで汗っかき，特徴的な症状として眼球が突出する．代謝の亢進と下痢気味になるため，よく食べるが痩せていく．血中T₃，T₄は上昇し，フィードバック調節により，下垂体前葉からの甲状腺刺激ホルモン（TSH）の分泌は抑制される．一方，**甲状腺機能低下症**は真逆であり，身体活動・精神活動ともに低下し，徐脈，便秘，寒がりで粘液水腫と呼ばれる特殊なむくみが生じる．うつ病や認知症と間違えられることもあり，重症では昏睡に陥る．初期にはフィードバック調節によるTSHの分泌亢進によりT₃，T₄の血中濃度が正常な時期がある．原因疾患で最も多いのは**橋本病**（自己免疫疾患）である．

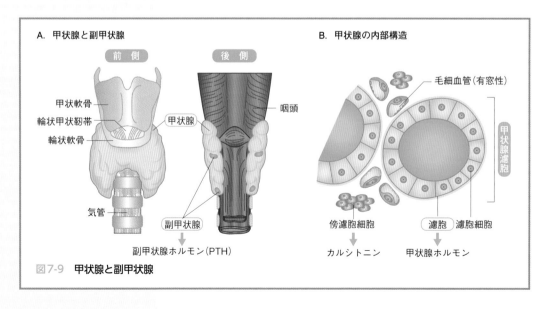

A. 甲状腺と副甲状腺

前側　　後側

甲状軟骨
輪状甲状靱帯
輪状軟骨
甲状腺
咽頭
気管
副甲状腺
副甲状腺ホルモン（PTH）

B. 甲状腺の内部構造

毛細血管（有窓性）
甲状腺濾胞
傍濾胞細胞
濾胞　濾胞細胞
カルシトニン
甲状腺ホルモン

図7-9　**甲状腺と副甲状腺**

は末梢組織で活性の高いT_3に変換されて作用する．甲状腺ホルモンは脂溶性で水に溶けにくいため，血漿中の運搬タンパク（サイロキシン結合タンパク：TBG*7）に結合して血流中を運ばれ，標的細胞に達すると，細胞膜を自由に通過して細胞内の甲状腺ホルモン受容体に結合する．すると受容体は活性化されて転写調節因子となり，特定の遺伝子の転写を促進して甲状腺ホルモンの効果を発揮する．

甲状腺ホルモンの受容体は脳を含むほとんどすべての細胞にあり，甲状腺ホルモンによって基礎代謝が維持され，心身の活動性が促進される．さらに，甲状腺ホルモンは小児の心身の発達・成長に不可欠である．また，甲状腺ホルモンは，代謝に伴って生じる熱産生により体温維持にも重要である．

❸ カルシトニン

カルシトニンは血漿のCa^{2+}が上昇したときに傍濾胞細胞から分泌され，骨に作用して破骨細胞を抑制し，上昇したCa^{2+}濃度を下げてもとにもどす．

3 副甲状腺

副甲状腺（上皮小体ともいう）は，甲状腺の後面の四隅に1個ずつ，計4個付着している粟粒ほどの小さい内分泌腺である．血中遊離Ca^{2+}が低下すると副甲状腺ホルモン（パラソルモン：PTH*8）を分泌し，PTHは骨と腎臓に作用して血中Ca^{2+}濃度を上昇させ，正常域に回復させる．

すなわち，PTHは骨吸収を促進して骨のカルシウムを血中に放出させるとともに，腎臓に作用してカルシウムの再吸収促進・リン排泄促進，および活性型ビタミンDをつくる酵素を活性化する．つまり，PTH作用がないと（そして腎機能が正常でないと）活性型ビタミンDがつくられない．

活性型ビタミンDはホルモンとして作用し，上部小腸からのカルシウムとリンの吸収を促進する．

血漿中の遊離Ca^{2+}の濃度は，神経・筋の興奮性に大きな影響を及ぼす．Ca^{2+}濃度が低下するとけいれんや意識障害をきたすため，PTHと活性型ビタミンDの2つのホルモンが血漿Ca^{2+}濃度を維持している（図7-10）．4つの副甲状腺をすべて摘出してしまうと，低カルシウム血症となり，けいれんや意識障害をきたす．

*7：TBG = thyroxine-binding globulin

*8：PTH = parathyroid hormone

📖 PTHの腎作用
① 近位尿細管：ビタミンDを活性化し，活性型ビタミンD3とする．
② 遠位尿細管：カルシウムの再吸収を促進する．
③ 近位尿細管：リン再吸収を抑制し，リン排泄を増やす．

📖 低カルシウム血症
通常の血液検査でわかる血中カルシウム濃度は，血漿中のカルシウムイオン（遊離Ca^{2+}）とアルブミンに結合したCaの合計（総Ca）である．このうち遊離Ca^{2+}濃度がPTH，活性型ビタミンD，カルシトニンの3つのホルモンによって一定に維持されている．PTHが欠乏すると，Ca^{2+}低下の結果，テタニーと呼ばれる症状を呈し，手指が強直して助産師が赤ちゃんを取り上げるときのような形になる（助産師手位）．重症では意識障害や全身けいれんを起こす．なお，心因性の原因や強い痛みなどによって過換気の状態になったときも同様の症状を呈する．この場合は，呼吸性アルカローシス（血液がアルカリ性に傾く）の結果，Ca^{2+}がアルブミンに結合して低下するためである（総Caは低下しない）．
これらとは別に，アルブミン低下があると，アルブミン結合Caが低下するので総Caも低下するが，遊離Ca^{2+}は正常である．

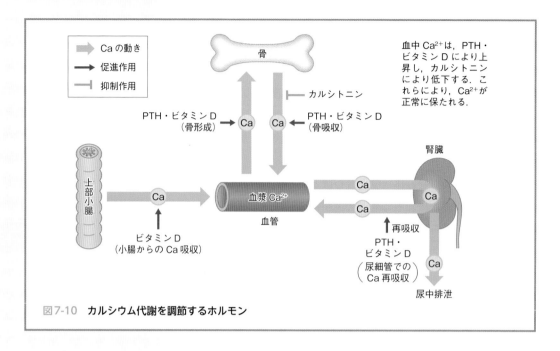

図7-10　カルシウム代謝を調節するホルモン

4 副　腎

　副腎は，後腹膜で左右の腎臓の上にあり，中心部の副腎髄質と周辺部の副腎皮質からなる．副腎髄質🔖はアドレナリン🔖を分泌し，副腎皮質は3種類のステロイドホルモンを分泌する（**図7-11**）．

❶ 副腎髄質

　副腎髄質は交感神経をバックアップする内分泌腺であり，交感神経緊張状態でホルモンのアドレナリンと少量（10%程度）のノ

🔖**副腎髄質**
副腎髄質は交感神経の節後神経に相当する内分泌器官であり，節前神経が直接入力している．いわば交感神経の出店である．副腎髄質にアドレナリン産生腫瘍ができると高血圧・糖尿病を併発する（**褐色細胞腫**）．

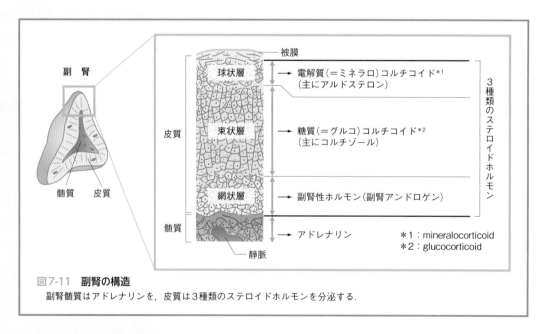

図7-11　副腎の構造
　副腎髄質はアドレナリンを，皮質は3種類のステロイドホルモンを分泌する．

表7-3 アドレナリン・ノルアドレナリンのα作用とβ作用

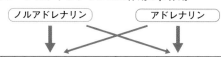

	α受容体（α作用）	β受容体（β作用）
心　臓	—	心拍数増加．心拍出量増加（β1）
血管平滑筋	収縮（皮膚・内臓の血管）	拡張（冠状動脈・骨格筋の血管）
気管支平滑筋	—	拡　張（β2）
肝　臓	グリコーゲン分解	グリコーゲン分解
脂肪組織	—	脂肪分解・脂肪酸遊離
血小板	血小板凝集→血栓形成	—
瞳　孔	散　大	—
その他	立毛筋収縮（とりはだが立つ）・発汗（暑熱・運動時），冷汗（緊急時）	

アドレナリンはβ受容体に結合しやすく，ノルアドレナリンはα受容体に結合しやすいという特徴がある（➡）．β受容体のうち，β1受容体の遮断薬（β1ブロッカー）は心不全の，β2刺激薬は気管支喘息の治療に用いられている．

ルアドレナリンを血管内に分泌する．アドレナリンは，交感神経同様に血圧を上昇させるが，血管収縮（α作用）よりも心拍数増加・心収縮力増大作用（β作用）が強く，心静止状態（心電図波形が平坦）となった患者の蘇生薬として用いられる．また，アドレナリンは代謝の異化作用✍を及ぼす．すなわち，肝臓に作用してグリコーゲン分解を促進し，血糖値を上昇させる．また，脂肪を分解して血中遊離脂肪酸を増加させ，組織（脳，赤血球以外）にエネルギー源として供給する（**表7-3**）．

　身体的・精神的ストレスを受けると，交感神経の上位中枢である視床下部から交感神経–副腎髄質系を通じて交感神経緊張とアドレナリン分泌の亢進が起こり，心拍数増加（頻脈），血圧上昇，気管支拡張，血糖値上昇が起こる（**図7-12A**）．手術後はこれにより高血糖になるので，糖尿病患者ではインスリンを用いて慎重にコントロールを行う．

❷ 副腎皮質

　副腎皮質は3層構造をもち，アルドステロン，コルチゾール，副腎アンドロゲンの3種類のステロイドホルモンを分泌する．

　ⓐ**アルドステロン**✍　循環血液量と血圧が低下しないように維持するホルモンである．循環血液量・血圧の低下や交感神経緊張によって腎臓から昇圧物質のレニンが放出され，レニン–アンジオテンシン–アルドステロン系が活性化されてアルドステロ

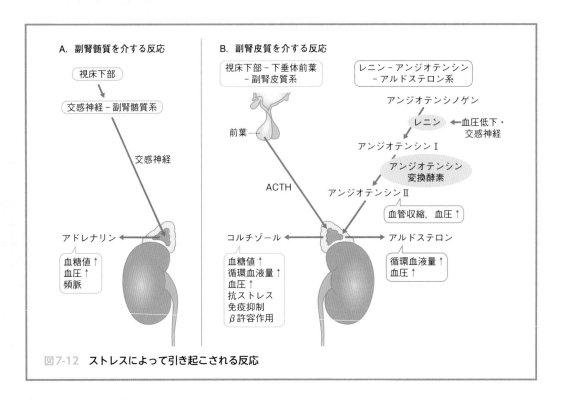

A. 副腎髄質を介する反応

視床下部

交感神経 – 副腎髄質系

交感神経

アドレナリン ←

血糖値↑
血圧↑
頻脈

B. 副腎皮質を介する反応

視床下部 – 下垂体前葉
– 副腎皮質系

レニン – アンジオテンシン
– アルドステロン系

アンジオテンシノゲン

レニン　← 血圧低下・
　　　　　交感神経

前葉 —

アンジオテンシン I

アンジオテンシン
変換酵素

ACTH

アンジオテンシン II

血管収縮，血圧↑

コルチゾール

アルドステロン

血糖値↑
循環血液量↑
血圧↑
抗ストレス
免疫抑制
β許容作用

循環血液量↑
血圧↑

図7-12　ストレスによって引き起こされる反応

分泌が増加する（**図7-12B**）．アルドステロンは腎臓でのナトリウムイオン（Na^+）の再吸収を増やす．Na^+に引かれて水も一緒に再吸収されるため，Na^+と水が血漿中に保持されて，循環血漿量と血圧が増加・回復する．このように，アルドステロンは細胞外液で最も多い電解質であるNa^+を保持するようにはたらくので，電解質（＝ミネラロ）コルチコイドとも呼ばれる．

　ⓑ **コルチゾール**📖　　コルチゾールの分泌は，これから活動が始まる早朝に最も多い日内変動を示す．コルチゾールはまた，ストレスで分泌が増加する．これらは，下垂体前葉から出る副腎皮質刺激ホルモン（ACTH）の分泌増加による（視床下部－下垂体前葉－副腎皮質系）．

　コルチゾールはストレスを乗り越えるために不可欠なホルモンであり，血糖値（血中グルコース濃度）と血圧を上げるように作用する．すなわち，アドレナリン・グルカゴンとともに代謝の異化作用を亢進させる．その結果，肝臓で新たにグルコースをつくり出す糖新生が起こり血糖値が上がる（このため，糖質（＝グルコ）コルチコイドと呼ばれる）．また，アルドステロンと同様にNa^+保持作用を有し，循環血液量と血圧を維持する（**図7-12B**）．

　ⓒ **副腎アンドロゲン（副腎性ホルモン）**📖　　弱い男性ホルモン

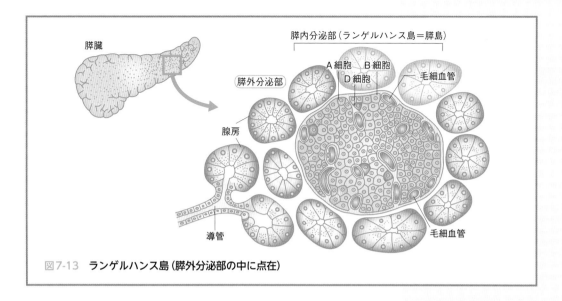

図7-13　ランゲルハンス島（膵外分泌部の中に点在）

（アンドロゲン）である（男性の精巣でつくられるテストステロンの1/5程度）．女性では唯一の男性ホルモンであり，体毛の維持にはたらいている．

5　ランゲルハンス島

　膵内分泌部（膵島）は発見者の名前にちなんでランゲルハンス島ともいう．膵臓の大部分を占める膵外分泌部（消化液の膵液をつくり十二指腸に分泌する）の中に点々と島状に散在し，特に膵尾部に多く分布している．

　ランゲルハンス島にはグルカゴンを分泌するα細胞（A細胞）とインスリンを分泌するβ細胞（B細胞）がある（図7-13）．グルカゴンとインスリンを合わせて膵島ホルモンといい，両者は協力して血糖値（血漿のグルコース濃度）を正常範囲に保つ役割を担っている．脳の神経細胞はエネルギー源として通常はグルコースのみを利用し，低血糖や極端な高血糖では意識障害をきたすため，血糖値の調節はきわめて重要である．

　インスリンとグルカゴンの分泌は血中グルコースによって直接正反対に調節され，これらのホルモンが標的器官に及ぼす作用も正反対である．結果としてインスリンは食後に血糖値を下げ，グルカゴンは空腹時に血糖値を上げ，血糖値は空腹時・食後を通じて正常範囲の中に収まるように保たれている．

❶ インスリン

　インスリンは空腹時にもごく少量が分泌されている（基礎分

副腎アンドロゲン（副腎性ホルモン）
閉経後，アロマターゼという酵素によって副腎アンドロゲンが少量のエストロゲンに変換される．

血糖値
空腹時血糖は70〜100mg/dL程度で，食後は上昇するが正常では140mg/dLを超えることはない．インスリン作用が不足すると，慢性の高血糖となる（糖尿病）．一方，インスリンや経口糖尿病薬で治療中の糖尿病患者では，これらの薬の過剰で低血糖になるので注意が必要である．

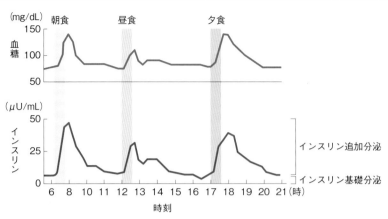

図7-14　食事と血糖値，インスリン分泌の関係
インスリンの分泌は24時間にわたって少量分泌されている**基礎分泌**と，食事の組成や量に応じて分泌される**追加分泌**に分類される.
食後の血糖値上昇によるインスリン追加分泌は，消化管ホルモンのインクレチンによって増強される(p.167).
そのインクレチンの分泌はアミノ酸により促進される. そこで，血糖値の急上昇を抑える方法として，食事の最初に野菜(食物繊維がグルコースの吸収を抑制する)とタンパク質(インクレチン分泌を促進する)を十分に摂り，数分経ってから主食(糖質)を摂り始めるのが良い.

代謝の同化作用

グルコース・アミノ酸などの小分子から，グリコーゲン・タンパク質・トリグリセリドのような生体高分子を合成する作用を代謝の同化作用という. インスリンは同化作用を及ぼす代表的なホルモンである.

糖尿病

糖尿病は，膵島β細胞からのインスリン分泌，および，インスリンの標的細胞の反応性(効きめ)のいずれかまたは両方が低下する結果，**インスリン作用が不足**して発症する代謝疾患である. 当初は無症状でも，高血糖が持続すると末梢神経障害や腎症・網膜症を起こし，腎不全や失明に至る. それだけでなく，感染にかかりやすく，心筋梗塞・脳梗塞などの心血管疾患や認知症の発症頻度も高い. 大部分は2型糖尿病であり，遺伝的素因に飽食・運動不足という安楽だが不健康な生活習慣が加わって発症する. 典型的な生活習慣病である.

泌). 食後，血糖値が上昇するとグルコースが直接β細胞からのインスリン分泌を刺激する(追加分泌，**図7-14**).

　インスリンが作用する主要な標的器官は，肝臓，骨格筋，脂肪組織である(脳にはインスリンがはたらかない). インスリンが門脈を通って肝臓に作用するとグリコーゲン合成酵素を活性化し，グルコースを数珠状につなぎ合わせてグリコーゲンを合成させる(グリコーゲンは空腹時に備えて肝臓に備蓄するエネルギー源である). 血中のグルコースは肝細胞に入ってどんどんグリコーゲン合成経路に入るので，結果として血糖値が低下する. また，インスリンは肝臓での糖新生を強力に抑制する(**図7-15**).

　骨格筋と脂肪細胞では，インスリン作用によって細胞内に隠れていたグルコース輸送体タンパク(GLUT4)が細胞膜に組み込まれ，細胞内へのグルコースの取り込みが促進される. さらに，肝臓・筋肉でのタンパク質合成や脂肪組織でのトリグリセリドの合成を促進する(代謝の同化作用).

　これらのインスリン作用の結果，血糖値が低下して空腹時のレベルに回復する. すると，インスリンの分泌も低下して空腹時の基礎分泌レベルにもどる. 生体は空腹時に異化作用で失った身体の構成成分を食後インスリンの同化作用によって取りもどすわけである.

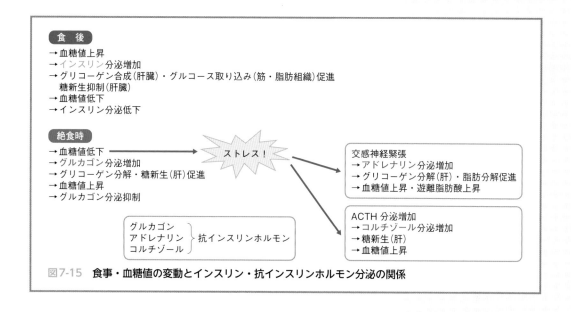

食後
→ 血糖値上昇
→ インスリン分泌増加
→ グリコーゲン合成(肝臓)・グルコース取り込み(筋・脂肪組織)促進
　糖新生抑制(肝臓)
→ 血糖値低下
→ インスリン分泌低下

絶食時
→ 血糖値低下
→ グルカゴン分泌増加
→ グリコーゲン分解・糖新生(肝)促進
→ 血糖値上昇
→ グルカゴン分泌抑制

ストレス！

グルカゴン
アドレナリン 〉抗インスリンホルモン
コルチゾール

交感神経緊張
→ アドレナリン分泌増加
→ グリコーゲン分解(肝)・脂肪分解促進
→ 血糖値上昇・遊離脂肪酸上昇

ACTH 分泌増加
→ コルチゾール分泌増加
→ 糖新生(肝)
→ 血糖値上昇

図7-15　食事・血糖値の変動とインスリン・抗インスリンホルモン分泌の関係

インスリン作用が不足すると糖尿病🔖を発症する.

❷ グルカゴン

　空腹時は血糖値低下がグルカゴン分泌を刺激する. グルカゴンはアドレナリンとともに, 食後にインスリンのはたらきによって蓄えておいたグリコーゲンを分解してグルコースを血中に供給する. また, コルチゾールと協働して肝臓での糖新生を促進し, グルコースを血中に供給する. このように, グルカゴン, アドレナリン, コルチゾールは, グリコーゲンなどの生体高分子を分解する代謝の異化作用を通じて血糖値を上げるホルモンである. インスリン作用に対抗することから, これらはまとめて抗インスリンホルモン🔖と称される(図7-15).

　グルカゴン, アドレナリン, コルチゾールのほかに, 小児の成長に不可欠な成長ホルモン・甲状腺ホルモンも血糖値上昇作用を及ぼす. このように, 血糖値を上げるように作用するホルモンはたくさんある(これは, 動物が進化の過程でいつも餌にありつけず空腹だったため, 血糖値を上げるしくみがいくつも発達したと推測される).

　これに対し, 血糖値を下げるホルモンはインスリンだけである. これは動物の進化の過程で, 血糖値が上がりすぎて困る, ということがなかったためであろう. 現代は飽食と運動不足の日常を送り, 糖尿病やメタボリックシンドローム🔖などの生活習慣病に悩まされている人が少なくない.

🔖**抗インスリンホルモン**
手術などの侵襲が加わったとき, 抗インスリンホルモンのアドレナリン, コルチゾール, グルカゴンなどが出て異化作用を発揮し, 体組織を分解して肝臓でグルコースにつくりかえる糖新生の原料とする. インスリン作用が不足している糖尿病患者が手術を受けると, 抗インスリンホルモンによる異化作用が著しく, 創傷治癒が遅れて縫合不全を起こしたり, 高血糖のため細菌感染にかかりやすくなる. このため, 術前から(ときに入院して)糖尿病のコントロールを万全にしておかなければならない.

メタボリックシンドローム

内臓脂肪症候群ともいい，飽食と運動不足で肥大した内臓脂肪（腸間膜や臓器周囲につく脂肪）が動脈硬化を悪化させる悪い因子を出すことにより，心筋梗塞や脳卒中などの発症リスクが高くなっている状態．内臓型肥満（臍の高さの腹囲が男性≧85cm，女性≧90cmで判断）があり，血圧上昇・高血糖・脂質異常（血中HDLコレステロール低値またはトリグリセリド高値）のうちいずれか2つがあると該当する．

男性二次性徴

陰茎が大きくなり，精通が始まる．また，陰毛や体毛が生えてくる．甲状軟骨が発育し声変わりを起こす．筋や骨格が発達し体格が大きくなる．

エストロゲン

エストロゲンは正常な乳腺組織の発育を促進するとともに，乳がんの危険因子でもある（乳がんは現在日本女性のがん罹患部位の第一位）．現代の女性は昔に比べて初経が早く閉経が遅い．出産して授乳する機会も少ない（授乳中は月経周期がこない，すなわちエストロゲンが低値である）ため，昔に比べて生涯にわたり血中エストロゲンが高い時期が長いことが乳がんの罹患率上昇の一因と考えられている．乳がんの多くはエストロゲン受容体をもち，エストロゲンによって細胞増殖するので，抗エストロゲン薬が奏功する．閉経後は副腎アンドロゲンをエストロゲンに変換する酵素であるアロマターゼ阻害薬も使用される．

女性二次性徴

乳房の発達や陰毛や腋毛が生える．また月経が始まり，脂肪組織の発育により身体が丸みを帯びてくる．

表7-4　性腺ホルモン（性ステロイド）

男性ホルモン（アンドロゲン）	テストステロン…精巣から分泌〈最強〉
	副腎性ホルモン…副腎皮質から分泌〈弱い〉（デヒドロエピアンドロステロン＝DHEA）
女性ホルモン	エストロゲン* ＝卵胞ホルモン｛エストロン（E$_1$）／エストラジオール（E$_2$）〈最強〉／エストリオール（E$_3$）｝など｝卵巣・胎盤から
	プロゲステロン（黄体ホルモン）…卵巣と胎盤から分泌

＊：エストロゲンには，最も強いエストラジオール（E$_2$）のほか，構造の異なるエストロン（E$_1$）とエストリオール（E$_3$）がある（p.291）．

6　性　腺

　性腺とは，男性は精巣，女性は卵巣のことで，いずれも左右1対ある．精巣も卵巣も視床下部-下垂体前葉系の支配のもとにあり，思春期以降に視床下部から性腺刺激ホルモン放出ホルモン（GnRH）の分泌が増加すると，下垂体前葉から性腺刺激ホルモン〔ゴナドトロピン；卵胞刺激ホルモン（FSH）と黄体化ホルモン（LH）〕が出て，精巣・卵巣を刺激する．

　その結果，精巣は精子をつくり，最強の男性ホルモン（アンドロゲン）であるテストステロンを産生する．テストステロンは精子形成の促進と男性二次性徴の発現を起こす（p.270）．

　卵巣ではFSH・LHが卵巣周期をつくり出し，卵（卵子）が周期的に成熟して排卵を起こすとともに，女性ホルモンのエストロゲン（卵胞ホルモン）とプロゲステロン（黄体ホルモン）を産生する（表7-4）．これらの女性ホルモンは子宮内膜に作用して子宮周期を起こさせ，月経が発来する（初経・初潮）とともに，女性二次性徴を発現させる．月経周期の中央で排卵した卵が卵管膨大部で受精し，子宮に運ばれると，プロゲステロンの作用によって妊娠可能となった子宮粘膜に着床して妊娠が成立する．さらに，胎盤はさまざまな胎盤ホルモンを産生して妊娠を継続させる（p.166）．

❶ 精巣（睾丸）

　精巣は陰嚢の中にあり，精子を形成する精細管と，精細管の間を占める間質組織からなる．精細管の中には精子養育係のセルトリ細胞があり，精母細胞から精子への分化・成熟を促す．一方，精細管の外の間質にはライディッヒ細胞があり，テストステロンを産生する（p.154）．

　思春期を迎えると，下垂体前葉からのFSHとLHの分泌が増大

する．FSHはセルトリ細胞に作用して精子形成を助け，LHはライディッヒ細胞に作用してテストステロンの産生を促進する．テストステロンは，精細管における精子形成と精巣上体における精子の機能的な成熟（運動能・受精能の獲得）を促し，精通を起こし，また，声変わりしてひげや腋毛・陰毛が生え，体毛も増加して筋肉質の男らしい体型になるなどの男性二次性徴の発現を促す．筋肉がつくのはテストステロンのタンパク質同化作用🔖による．思春期の急激な身長の伸びは，成長ホルモン・ソマトメジンCとテストステロンの協働作用で，四肢の長管骨の骨幹端における軟骨内骨化が促進されるためである．一方，身長が十分伸びきった20歳ごろになると，テストステロンは骨端軟骨での軟骨内骨化を終了に導き，骨端線を閉鎖して身長の伸びがストップする．なお，テストステロンには男性の頭髪を薄くする作用もある．

　男性では女性の閉経に相当する精巣機能の停止は必ずしも起こらず，かなりの高齢まで造精機能🔖を維持し，受精能力のある精子をつくり続けることも可能である．

❷ 卵巣

　左右の卵巣は腹腔の底近く，骨盤内にあり，子宮から伸びた左右の卵管が卵管采を広げて卵巣表面に接している（p.276）．卵巣には出生時，すでにたくさんの原始卵胞がある．1個の原始卵胞は，1個の卵（卵子）と，これを取り巻く卵胞上皮細胞などからなる．思春期になると，下垂体前葉から分泌されるゴナドトロピン（FSHとLH）の刺激により，卵巣周期とこれに対応する子宮周期がつくり出され，10～14歳で最初の月経が起こる．これが初経（初潮）である．卵巣周期・子宮周期は月経開始から次の月経開始までの約28日のサイクルで，その中間地点（月経開始から14日目）で，成熟した1つの卵胞が破裂して，中から1個の卵が腹腔内に飛び出す．これが排卵である（p.280）．排卵時に下腹部痛が生じることがあり，これを排卵痛（中間痛）という．

　FSHとLHは協働して卵胞の発育とエストロゲン分泌を促進する（卵巣周期の卵胞期）．エストロゲンは卵胞期の前半では下垂体前葉からのFSH・LH分泌に対して負のフィードバック調節をかけて抑制するが，その後，正のフィードバック調節に切り替わって，FSHとLHの分泌を刺激する．その結果，月経開始日から14日前後でFSHとLHが一過性に大量に分泌される．これをLHサージといい，これによって排卵が起こる（p.280）．卵は卵管采に取り込

表7-5　**卵巣周期と子宮周期**

下垂体前葉（FSH・LH分泌）		
漸増	ピーク	減少
卵巣周期		
卵胞期	排卵	黄体期
エストロゲン		エストロゲン＋プロゲステロン
体温		
低温相		高温相
子宮周期		
増殖期		分泌期

↑
月経初日（1日め）　　　　　　　　14日　　　　　　　　28日

まれて卵管へ送られる．一方，卵巣では排卵後の卵胞が黄体に成熟して，エストロゲンとプロゲステロンの2種類の女性ホルモンを分泌する（黄体期）．黄体期に入ると，プロゲステロンは視床下部の体温調節中枢に作用して基礎体温を上昇させる（p.280）．

　このように，卵巣は，卵胞期→排卵→黄体期の卵巣周期を約28日周期で繰り返す．卵巣周期に呼応して，子宮内膜は増殖期と分泌期を繰り返し，これを子宮周期（月経周期）という（**表7-5**）．すなわち，卵巣周期の前半の卵胞期は，卵巣からエストロゲンが出て子宮内膜に作用し，月経で脱落した子宮内膜の増殖を促す（子宮粘膜の増殖期）．排卵後，卵巣周期の黄体期には，卵巣から出たエストロゲンとプロゲステロンが子宮内膜の機能を活発化させて分泌期に導き，妊娠可能な状態にする．

　排卵された卵が，卵管膨大部で精子とであい受精すると，受精卵は卵割（細胞分裂）を繰り返しつつ，約7日後に子宮内膜に着床して胎盤を形成し，妊娠が成立する（p.280）．

　胎盤はLHと似た絨毛性ゴナドトロピン✎（hCG＊9），エストロゲン，プロゲステロンなどを大量に産生して妊娠を継続させる．

　子宮平滑筋に対しては，プロゲステロンは興奮性を抑制して妊娠を継続させるように作用し，エストロゲンは逆に興奮性を亢進させる作用を及ぼす．

　妊娠しなかった場合，プロゲステロンが低下して子宮内膜は脱落・出血する．これが月経であり，次の卵巣周期・子宮周期のサイクルが始まる．

　エストロゲンとプロゲステロンは，卵巣と子宮以外の組織にも

＊9：hCG = human chorionic gonadotropin

✎絨毛性ゴナドトロピン
妊娠反応は尿中に出た絨毛性ゴナドトロピンを検出する迅速検査である．

はたらきかけて，思春期以後の急激な身長の伸びと女性二次性徴の発現を引き起こす．すなわち，成長ホルモンとの協働によって軟骨内骨化を促し，男子よりも早期に思春期の急激な身長の伸びを促進する．その後，骨端線を閉鎖させて身長の伸びを停止させる．

❸ 更年期💊

閉経とは，50歳前後に卵巣機能が衰えて子宮周期が起こらなくなり，月経がなくなることである．エストロゲン欠乏状態となる結果，発作性の発汗過多・顔面紅潮などの血管運動発作と呼ばれる症状や，骨粗鬆症・自律神経失調症などの症状をきたす（更年期症状）．閉経後はエストロゲンの負のフィードバック調節作用がなくなるので，FSH・LHの分泌が亢進する．

7 その他のホルモンとその産生細胞

古くから知られている古典的な内分泌器官に加えて，さまざまな細胞がホルモンを分泌する．

❶ 消化管ホルモン

消化管粘膜に散在する内分泌細胞からは食事と連動して種々の消化管ホルモンが分泌され，迷走神経と協働してタイムリーな消化液の分泌と，消化管の蠕動運動の調節を行う．胃前庭の粘膜から出るガストリンは，胃腺の壁細胞を刺激して胃酸の分泌を促進する（胃液分泌の胃相）．セクレチンとコレシストキニンは十二指腸に胃内容物が入ると分泌される．セクレチンは，ガストリンの分泌を抑制し（胃液分泌の腸相），さらに強酸性の胃液を中和する重炭酸ナトリウムと水分に富んだ膵液の分泌を促す．コレシストキニンは消化酵素に富んだ膵液の分泌を促進し，胆嚢の収縮も引き起こして膵液と胆汁が同時に十二指腸に入る（p.103）．

絶食時には胃からグレリンが出て，成長ホルモンの分泌を促進したり，視床下部を刺激して食欲を増進させる．

インクレチンと総称される消化管ホルモン（GLP-1*10，GIP*11）は，食事に伴って小腸から分泌され，グルコースによる膵β細胞からのインスリン分泌を増強する．インクレチン分解酵素阻害薬（DPP-4阻害薬）が糖尿病治療薬として広く使用されている．

❷ 心房性ナトリウム利尿ペプチド💊

心房からは，ナトリウム利尿ペプチド（ANP）が分泌される．循環血液量が過剰になると心房に伸展刺激が加わり，ANPが分泌されて腎臓に作用し，ナトリウムと水の尿中への排泄を促進する．

💊 **更年期**

閉経前後の合計10年間を更年期という．更年期症状に対してエストロゲン補充療法を行うかどうかは専門家の判断が必要である．乳がん・子宮内膜から起こる子宮体がん・卵巣がんなどのがんは，エストロゲンがリスクを増大させること，動脈硬化がすでにある人ではエストロゲンでさらに悪化することに注意しなければならない．

*10：GLP-1 = glucagon-like peptide-1

*11：GIP = gastric inhibitory polypeptide（glucose-dependent insulinotropic peptide）

📖 **心房性ナトリウム利尿ペプチド（atrial natriuretic peptide, ANP）**

ヒトANP（human ANP＝hANP）は，急性心不全の重症患者で心臓にかかる負荷を軽減する目的で治療薬として用いられる．hANPの利尿作用（腎臓からナトリウムと水の排泄が増加して循環血液量が減少する）と血管拡張作用の双方によって心臓の仕事量が減るわけである．

その結果，循環血液量が正常に回復する．ANPは血管平滑筋にも作用して血管拡張を引き起こす．

❸ 造血ホルモン

造血ホルモンは，骨髄の造血組織にある造血幹細胞・前駆細胞に作用して，増殖と血液細胞への分化・成熟を促す．腎臓からは赤血球産生に必須の造血ホルモンであるエリスロポエチン✏が，肝臓からは血小板産生に必須の造血ホルモンであるトロンボポエチンが分泌される（p.135）．

❹ アンジオテンシンⅡ✏

血圧調節で重要な役割をもつアンジオテンシンⅡは，特定の細胞から分泌されるのではなく，血中の前駆物質に，腎臓から分泌される酵素レニンと肺血管内面に豊富に存在するアンジオテンシン変換酵素（ACE）が作用して，血管内でつくられる．アンジオテンシンⅡは血管平滑筋に作用して数分以内に血管収縮を起こす．また，副腎皮質からのアルドステロン分泌を起こし，アルドステロンは腎臓に作用して循環血漿量を増やす（p.48，159）．こうして，2段階で血圧を回復させる．

❺ 脂肪組織がつくるホルモン（アディポカイン）

正常な脂肪細胞は，エネルギー源であるトリグリセリド（中性脂肪）を貯蔵するだけでなく，さまざまなホルモンを分泌する．レプチンは視床下部にはたらいて食欲を抑制する．アディポネクチンは，インスリンのはたらきを増強し，炎症を抑制することにより，血管を健やかに保って動脈硬化を抑制する．

❻ 骨格筋・骨がつくるホルモン（マイオカイン，オステオカルシン）

近年，運動により骨格筋から分泌されるマイオカインと総称されるホルモンや，歩行や跳躍などの力学的刺激で骨から分泌されるオステオカルシンが，さまざまな良い効果を及ぼすことが明らかになってきた．運動には，エネルギー消費，筋肉増大・筋力増強などの効果があるが，それに加えて，適度な運動は，耐糖能異常（糖尿病とその予備軍）・メタボリックシンドローム・脂質異常症などの代謝性疾患の改善や，心筋梗塞からの回復促進，慢性腎臓病・慢性呼吸器疾患の進行予防，アルツハイマー型認知症の予防などの効果がある．これらの効果にマイオカインが関与している可能性がある．オステオカルシンには骨粗鬆症の予防・改善，造精能など「若返り」の効果が報告されている．

📖**エリスロポエチン**
さまざまな原因で腎臓の機能が低下すると，体液の恒常性維持ができなくなり，血液透析が必要になるばかりでなく，腎臓からエリスロポエチンが分泌されなくなるので，赤血球新生が低下し，赤血球とその中に含まれるヘモグロビンが低下する（腎性貧血）．かつては定期的に輸血していたが，現在は定期的にエリスロポエチンを注射する．

📖**アンジオテンシンⅡ**
アンジオテンシンⅡの前駆物質はアンジオテンシンⅠで，さらにその前駆物質はアンジオテンシノゲンといい，肝臓から血中へ分泌される．不活性な前駆物質であるアンジオテンシンⅠを活性のあるホルモンであるアンジオテンシンⅡに変換するアンジオテンシン変換酵素（angiotensin converting enzyme, ACE）の阻害薬や，アンジオテンシンⅡ受容体の遮断薬（angiotensin Ⅱ receptor blocker, ARB）は，アンジオテンシンⅡの効果を弱める効果があるので，高血圧などの治療薬として使われている（図7-12参照）．

第 **8** 章

神経系

A　神経系の概観

　神経系は脳・脊髄からなる中枢神経と，中枢神経から伸び出した末梢神経からなる（**図8-1**）．中枢神経は末梢神経を電線のように体の隅々まで分布させて末梢組織を支配し，情報を伝達する．情報のやりとりを行う細胞は神経細胞（ニューロン）で，標的細胞まで細長い突起（神経線維）を伸ばし，神経伝達物質を分泌して情報を伝える．脳・脊髄（中枢）から発する情報を下行性に末梢組織に伝える神経線維を遠心性線維という．逆に，末梢組織の情報を上行性に中枢へ伝える神経線維を求心性線維という．

1　中枢神経

　中枢神経は脳と脊髄からなり，脳は頭蓋骨に，脊髄は脊柱管に周りを囲まれて外力から守られている（**図8-16**，23参照）．脳・脊

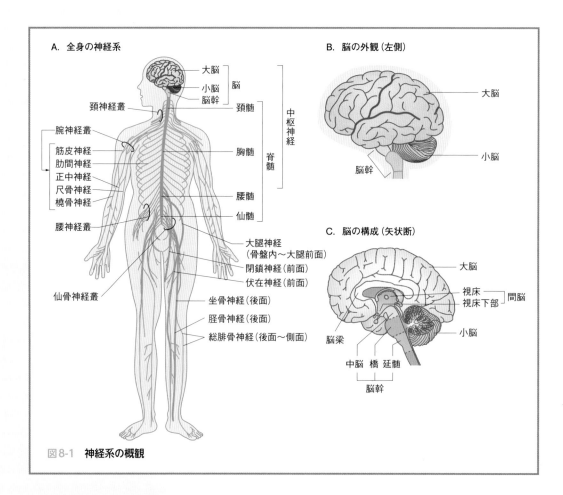

図8-1　**神経系の概観**

髄ともに髄液という細胞外液に浸り，3重の膜組織（髄膜）に包まれて，軟らかい豆腐が水に浸っているような状態で保護されている．

中枢神経は，胎生期に神経管という管が複雑な発達を遂げてでき上がり，著しく発達した左右の大脳半球（終脳）が間脳を中に包み込み，脳幹が続く．脳幹は中脳・橋・延髄からなり，その背側には小脳があって脳幹と連絡している．大脳・間脳・小脳・脳幹までを脳といい，延髄の下に脊髄が続いている．神経管の内腔は発達につれて髄液で満たされた脳室系を形づくる（図8-2）．

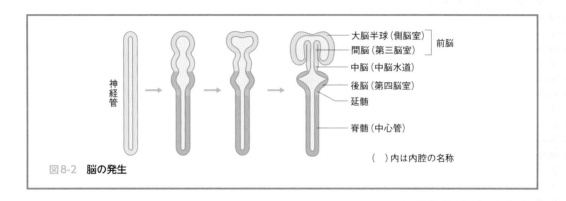

図8-2　脳の発生

大脳半球（側脳室）　] 前脳
間脳（第三脳室）
中脳（中脳水道）
後脳（第四脳室）
延髄
脊髄（中心管）

神経管

（　）内は内腔の名称

2　末梢神経

末梢神経には，脳から出入りする12対の脳神経と脊髄から出入りする31対の脊髄神経があり，脳・脊髄と末梢組織の間の情報伝達を担う．末梢神経を機能の面から分類すると，運動と感覚の情報を伝える体性神経と，内臓を支配する自律神経に大別される（表8-1）．体性神経は，運動の指令を中枢から骨格筋まで遠心性に伝える運動神経と，眼・耳や皮膚・深部組織の感覚を中枢へ求心性に伝える感覚神経からなる．一方，自律神経は交感神経と副交感神経が互いに拮抗する調節作用を内臓の平滑筋や腺に及ぼす（p.36）．

表8-1　末梢神経の機能的分類

末梢神経	体性神経	運動神経：中枢神経から骨格筋に収縮の指令を伝える（遠心性）
		感覚神経：感覚を中枢神経に伝える（求心性）
	自律神経	交感神経：中枢神経からの指令で活動を盛んにする作用（遠心性）
		副交感神経：中枢神経からの指令で休息と回復をもたらす作用（遠心性）
		内臓感覚を中枢へ伝える（求心性）

末梢神経の神経伝達物質
末梢神経の遠心性線維は標的細胞に対し以下の神経伝達物質で情報伝達を行う．

・運動神経：
　アセチルコリン（ACh）
　（骨格筋のニコチン性アセチルコリン受容体に作用）
・交感神経：
　ノルアドレナリン（NA）
　（血管・内臓のアドレナリンαまたはβ受容体に作用）
・副交感神経：
　アセチルコリン（ACh）
　（内臓のムスカリン性アセチルコリン受容体に作用）
なお，末梢神経の求心性線維（感覚神経）は脊髄後角に接続し，その一部は神経伝達物質のサブスタンスPを放出する．

中枢神経の神経伝達物質(1)

中枢神経の神経伝達物質は多数あり，抑制性にはたらくものもある．以下は代表的なもの．

興奮性：
- グルタミン酸
- アセチルコリン
- ドーパミン ⎫
- ノルアドレナリン ⎬ モノアミン
- セロトニン ⎪（総称）
- ヒスタミン ⎭

抑制性：
- γアミノ酪酸(GABA)
- グリシン

ほかに，重要な調節機能を担う**神経ペプチド**のグループ（オレキシンなど）や，除痛作用を及ぼす**内因性カンナビノイド**がある．

3 神経細胞と神経支持細胞 (図8-3, 4)

中枢神経も末梢神経も，情報伝達を行う神経細胞と，神経細胞の機能をサポートする神経支持細胞で構成されている．神経細胞どうしはシナプスという特殊な構造で接続し，全身に張りめぐらされた神経系というネットワークを構築している．

❶ 神経細胞とシナプス

神経細胞は細胞体から情報をやりとりする2種類の神経突起が伸び出しており，情報が入力する突起を樹状突起といい，情報を出力する突起を軸索という．これらの神経突起は細長く線維状に見えるので神経線維ともいい，坐骨神経の神経線維のような1m近いものもある．

軸索は標的細胞（ほかの神経細胞や骨格筋）まで伸びて，軸索の先端（神経終末）が標的細胞の細胞膜と近接してシナプスと呼

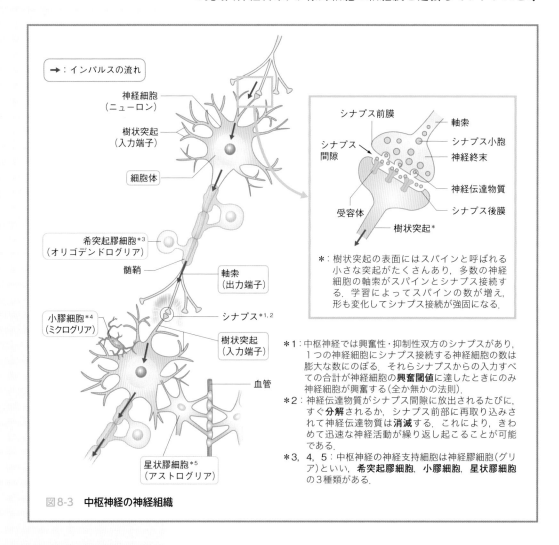

➤：インパルスの流れ

神経細胞（ニューロン）
樹状突起（入力端子）
細胞体
希突起膠細胞*3（オリゴデンドログリア）
髄鞘
小膠細胞*4（ミクログリア）
軸索（出力端子）
シナプス*1,2
樹状突起（入力端子）
血管
星状膠細胞*5（アストログリア）

シナプス前膜
軸索
シナプス間隙
シナプス小胞
神経終末
神経伝達物質
シナプス後膜
受容体
樹状突起*

*：樹状突起の表面にはスパインと呼ばれる小さな突起がたくさんあり，多数の神経細胞の軸索がスパインとシナプス接続する．学習によってスパインの数が増え，形も変化してシナプス接続が強固になる．

*1：中枢神経では興奮性・抑制性双方のシナプスがあり，1つの神経細胞にシナプス接続する神経細胞の数は膨大な数にのぼる．それらシナプスからの入力すべての合計が神経細胞の**興奮閾値**に達したときにのみ神経細胞が興奮する（全か無かの法則）．

*2：神経伝達物質がシナプス間隙に放出されるたびに，すぐ**分解**されるか，シナプス前部に再取り込みされて神経伝達物質は**消滅**する．これにより，きわめて迅速な神経活動が繰り返し起こることが可能である．

*3, 4, 5：中枢神経の神経支持細胞は神経膠細胞（グリア）といい，**希突起膠細胞**，**小膠細胞**，**星状膠細胞**の3種類がある．

図8-3　中枢神経の神経組織

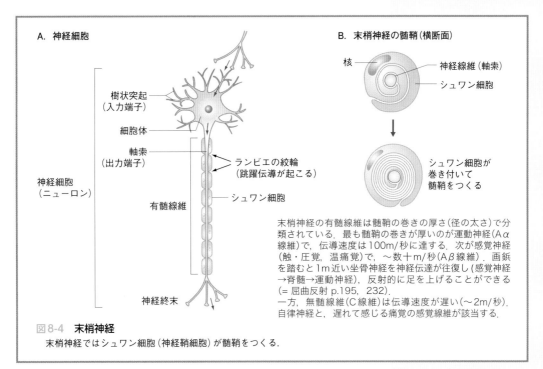

A. 神経細胞

樹状突起
（入力端子）

細胞体

軸索
（出力端子）

神経細胞
（ニューロン）

有髄線維

神経終末

ランビエの絞輪
（跳躍伝導が起こる）

シュワン細胞

B. 末梢神経の髄鞘（横断面）

核

神経線維（軸索）

シュワン細胞

シュワン細胞が
巻き付いて
髄鞘をつくる

末梢神経の有髄線維は髄鞘の巻きの厚さ（径の太さ）で分類されている．最も髄鞘の巻きが厚いのが運動神経（Aα線維）で，伝導速度は100m/秒に達する．次が感覚神経（触・圧覚，温痛覚）で，〜数十m/秒（Aβ線維）．画鋲を踏むと1m近い坐骨神経を神経伝導が往復し（感覚神経→脊髄→運動神経），反射的に足を上げることができる（＝屈曲反射 p.195，232）．
一方，無髄線維（C線維）は伝導速度が遅い（〜2m/秒）．自律神経と，遅れて感じる痛覚の感覚線維が該当する．

図8-4　**末梢神経**
末梢神経ではシュワン細胞（神経鞘細胞）が髄鞘をつくる．

ばれる特殊な構造を形成している．樹状突起から情報が入って刺激されると細胞体が電気的に興奮し，インパルス（活動電位）が素早く軸索を伝わり神経終末に達する．すると，神経終末から神経伝達物質がシナプス間隙に分泌され，標的細胞のシナプス後膜にある受容体に結合して情報を伝える．このように，神経の情報伝達は，血流を介する内分泌と違って，軸索突起を伝わる電気的興奮と，神経終末から分泌される化学物質（神経伝達物質）の連携プレーによって，きわめて迅速に伝えられる．

❷ 神経支持細胞

　中枢神経の神経支持細胞は神経膠細胞（グリア細胞）と呼ばれ，神経細胞の3倍近くも多い容積を占めている．髄鞘をつくるグリア（希突起膠細胞：オリゴデンドログリア），血管からの栄養を橋渡しするグリア（星状膠細胞：アストログリア），老廃物を貪食・処理するグリア（小膠細胞：ミクログリア）の3種類がある．

　一方，末梢神経の神経支持細胞は神経鞘細胞（シュワン細胞）と呼ばれ，神経線維に巻き付いて髄鞘をつくり，いわば電線の絶縁体のように，電気信号が混線しないようにはたらく．髄鞘の巻きが多く太い神経線維を有髄線維といい，ひと巻きだけの細い神経線維を無髄線維という．有髄線維では，隣り合うシュワン細胞

中枢神経の神経伝達物質（2）
うつ病では，セロトニンやノルアドレナリンを神経伝達物質とする神経細胞の一時的（可逆的）な機能低下があるため，これらのシナプス前部への再取り込み阻害薬が治療に用いられている．
神経細胞の変性・脱落をきたしている場合も，以下の例のように，関連する神経伝達物質の効果を補強する薬がある程度奏功する．
・**アルツハイマー病**：アセチルコリン分解酵素（コリンエステラーゼ）阻害薬
・**パーキンソン病**：ドーパミンの前駆物質やドーパミン受容体作動薬（受容体刺激薬）

髄鞘
髄鞘が傷害を受けて消失し，神経伝達が障害される神経疾患が**脱髄疾患**である．末梢神経に起こるもの（ギラン・バレー症候群）は運動麻痺が主症状であるが，中枢神経に起こるもの（多発性硬化症）は脱髄が生じた部位によりさまざまな症状が出現する．

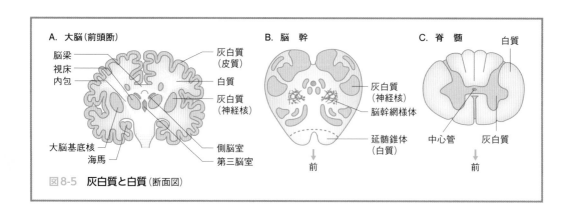

図8-5　**灰白質と白質**（断面図）

の境界で髄鞘がない部位（ランビエの絞輪）で電気信号が跳躍伝導するので，無髄線維に比べてずっと速い神経伝導速度で伝わる．

B　中枢神経

1　灰白質と白質

　中枢神経には，神経細胞の細胞体が集合して濃く見える灰白質と，神経線維が集合した白質がある．脳の表面を皮質といい，内部を髄質という．大脳・小脳の皮質は灰白質で覆われ，神経細胞の細胞体が何層にもぎっしりと並んでいる．皮質から発した神経線維は内部の髄質で白質を形成している．代表的な白質として内包（大脳皮質と脳幹・脊髄を連絡する投射線維の集まり：図8-5, 16）や脳梁（左右大脳半球を連絡する交連線維の集まり：図8-5, 7）がある．脳幹には脳幹網様体があり，意識レベルの維持に関わっている（図8-5, 11）．脊髄では内部に灰白質があり，その外側に神経線維が走行する白質がある（図8-5）．

　脳の内部（髄質）には白質のほか，特定の場所に神経細胞体が集まった灰白質が配置されており，これらを神経核という．重要な神経核として，大脳の内部にあり，運動を調節する大脳基底核，間脳にあり，感覚を中継する視床，脳幹にあり大脳基底核を調節する黒質と各脳神経の起点となる脳神経核がある（図8-5, 16）．

2　大　脳

　左右の大脳半球は大脳縦裂で分かれている（図8-6）．大脳半球の外側は，左右ともに深い溝（中心溝🖐，外側溝，頭頂後頭溝）

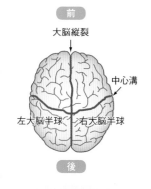

図8-6　**大脳縦裂**（上から見る）

🖐**中心溝**
中心溝はローランド溝とも呼ばれる．また外側溝（図8-7）はシルビウス溝ともいう．

によって前頭葉，頭頂葉，側頭葉，後頭葉に分けられ，表面に太いシワ✍が刻まれている．シワの膨隆部を脳回と呼び，前頭葉・頭頂葉には中心溝を挟んで中心前回・中心後回がある．

❶ 大脳皮質の機能局在

大脳皮質の特定の部位に同じ機能をもつ神経細胞が集まってさまざまな中枢を形づくっている．これを大脳皮質の機能局在という（図8-7，8，表8-2）．

ⓐ **運動中枢（一次運動野）**　中心溝の前で前頭葉の中心前回にあり，左右反対側の骨格筋に対して随意運動の指令を出す．上位運動神経細胞が体の各部位ごとにまとまって整然と並んでおり，これを体部位局在という．一次運動野の前方には高次運動野があり，運動のプログラミングを行って一次運動野に伝える．

ⓑ **感覚中枢（一次感覚野）**　中心溝の後ろで頭頂葉の中心後回にあり，ここへ左右反対側の体性感覚✍（一般体性感覚）の情報が集まる．一次運動野と同様の体部位局在があり，なかでも顔面（特に口唇）と手指を支配する神経細胞が多く，広い領域を占めている．

ⓒ **特殊感覚の中枢**　嗅覚・聴覚・視覚・味覚の中枢になり，嗅覚以外の感覚に関わる中枢は，すべて中心溝より後ろにある．

✍脳のシワ

大脳新皮質に収める神経細胞の数が膨大となったため，表面積が増大してシワを形づくるようになったわけである．

表8-2　特殊感覚中枢の位置

嗅覚中枢	前頭葉下面（大脳旧皮質に属する）
聴覚中枢	側頭葉の上面
視覚中枢	後頭葉の大脳縦裂に面した内側面
味覚中枢	頭頂葉の舌の体性感覚の中枢の下方

✍体性感覚

右足で画鋲を踏んづけると右の足底に痛みを感じるが，実際には左大脳の感覚中枢にある（右足底のその部位を担当する）神経細胞に情報が伝わって興奮し，右足底に痛覚を投射して「痛い」状態にしている．つまり，脳が痛みを起こしているわけである．

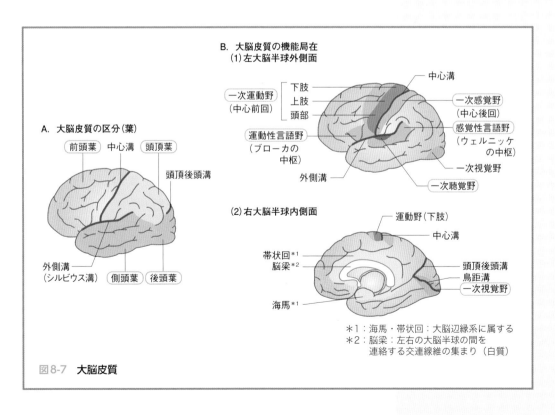

図8-7　大脳皮質

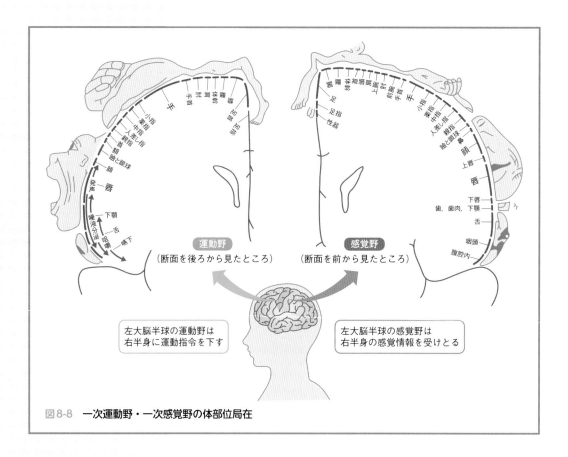

運動野
（断面を後ろから見たところ）

感覚野
（断面を前から見たところ）

左大脳半球の運動野は
右半身に運動指令を下す

左大脳半球の感覚野は
右半身の感覚情報を受けとる

図8-8　一次運動野・一次感覚野の体部位局在

失語症

運動性言語野が脳梗塞などによって傷害を受けると，運動性失語症となり，うまく話したり書いたりできなくなる．しかし，相手の言うことや文章の意味は理解できる．一方，側頭葉の感覚性言語野が傷害されると感覚性失語症となり，意味不明の言葉をぺらぺらと話す．本人も何を話しているかわかっていない．

高次脳機能

脳血管障害や頭部外傷，アルツハイマー病などの脳の変性疾患で高次脳機能障害が起こると，**失語**，**失認**（物を見ても何かわからない），**失行**（洋服の着方や道具の使い方がわからない）などの症状や，注意欠陥，感情失禁（なんでもないことで泣き出す・怒りだす），社会的行動障害などが生じて生活に支障をきたす．

ⓓ **言語中枢**　　言語機能はヒトに特有の高次脳機能の一つである．言語中枢は大部分の人で左半球にある（右利き97%，左利き70%）．言語中枢がある側の大脳半球を優位半球という．

運動性言語中枢（ブローカの中枢）は左の前頭葉の運動野の下前方にあり，話す・声に出して読む・書くなどの機能を担当する．一方，感覚性言語中枢（ウェルニッケの中枢）は左の側頭葉聴覚野の後方にあり，自分や他人の話す言葉や読んだ文章の意味を理解する機能を担当する．

言語中枢が傷害されると，失語症という症状を呈する．

❷ **大脳皮質連合野**（**図8-9**）

運動野と感覚野をのぞいた大脳新皮質の広い領域は連合野といい，感覚情報（見えているもの・聞こえているもの・触っているものなど）が何かを認知し，思考・判断し，行動計画を立案し，実行に移す，というようなヒトに特有の高次脳機能を担当している．古い記憶（長期記憶）を蓄えているのも連合野である．

① 前頭連合野：目標設定・計画・実行，意欲・思考・判断・

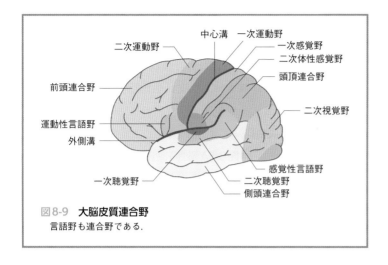

図8-9　**大脳皮質連合野**
言語野も連合野である.

創造.

② 頭頂連合野：空間認知・身体意識. 障害されると空間失認
（見えているが認識できない）・着衣失行（どうやって着たら
よいかわからない）などの症状を呈する.

③ 側頭連合野：音を言葉や音楽として認識したり, 見えてい
るものが何かを認知する.

❸ 大脳辺縁系（**図8-7B (2)**）

これまでみてきた大脳皮質の大部分はヒトになってから著しく
発達した大脳新皮質で, 大脳皮質の90%を占める. 一方, 下等
動物から存在する大脳旧皮質（大脳古皮質）は前頭葉下面の嗅覚
中枢, 側頭葉内側の海馬🦻（一時的な短期記憶の保持；**図8-5A**）,
脳梁周囲の帯状回などで, 大脳新皮質に押しやられて辺縁部にあ
る. これら旧皮質は, 海馬の隣にある扁桃体（快・不快, 怒り,
恐怖, 喜びなどの原始的な情動を起こす）などとともに大脳辺縁
系を構成し, 大脳新皮質や視床下部・脳幹と密接に連絡している.
これにより, 攻撃行動・逃避行動などの情動行動をとったり, 感
情や苦悩を大脳新皮質で感じたり, これらに伴う表情や体の動き
を表出するとともに, 自律神経の活動性の変化が生じる.

❹ 大脳の内部（内包と大脳基底核）（**図8-5A**）

ⓐ 内包（白質）　　大脳皮質運動中枢の上位運動神経細胞から発
した軸索は, 大脳半球内部の内包という大きな白質を通って脳
幹・脊髄へと下行する. この伝導路を錐体路🦻といい, 延髄の錐
体と呼ばれる部位で大部分左右が交叉したのち, 脊髄を下行して
反対側の骨格筋を支配する下位運動神経細胞にシナプス接続する.

🦻**海馬の役割**
海馬は新しいことを憶えてし
ばらく保持し（**短期記憶**）, そ
れを長期記憶として蓄える大
脳新皮質の各地へ送信する役
割を担っていると考えられて
いる. なお, 大脳新皮質への
記憶の定着は睡眠中に行われ
るという.

アルツハイマー病は認知症の
最も多い原因であり, **アミロイ
ドβ**と呼ばれる異常タンパク
が蓄積して神経細胞が変性・
死滅し, 脳が委縮する. 早期
から海馬の萎縮がみられるこ
とが多く, 実際, 病初期には,
最近の出来事（近時記憶）は
憶えていないが昔のこと（遠
隔記憶）はよく憶えている.

🦻**錐体路と錐体路徴候**
錐体路は大脳皮質運動中枢か
ら発し, 内包・脳幹・脊髄を
通って運動の指令を伝える中
枢神経の伝導路である. 傷害
されると, ① 対応する対側の
骨格筋の運動麻痺, ② 深部腱
反射の亢進, ③ バビンスキー
反射（病的反射）を呈する.
これらの所見をまとめて**錐体
路徴候**という.（なお, バビン
スキー反射とは, 錐体路の障
害で起こる特徴的な病的脊髄
反射. 足底の外側をかかとか
ら小趾の付け根へさらに拇趾
の付け根へ向けてこすると,
① 母趾が背屈し, ② その他
の足趾が扇状に広がる（正常
では母趾を含めて底屈する）.
なお, 生後3ヵ月ぐらいまで
は正常にみられる.

🐟 錐体外路障害

筋肉の収縮指令を伝達する錐体路に対し，錐体外路は，錐体路の指令情報を調節する役割を担う．錐体外路系が侵される代表疾患が**パーキンソン病**であり，中脳の黒質が変性して神経伝達物質の**ドーパミン**が枯渇し，大脳基底核への指令が届かなくなって発症する．静止時の振戦（震え），筋緊張の亢進（筋固縮），動きが少なく緩慢で前傾前屈姿勢，姿勢反射異常（転びやすい）などの錐体外路障害による症状をきたす．ドーパミンを補充する薬を内服する．

🐟 松果体

松果体は視床の後方にあり，夜になると睡眠を誘う**メラトニン**というホルモンを分泌する．メラトニン分泌は子どものころに多く，加齢とともに減少する．メラトニン受容体作動薬（受容体刺激薬）は入眠困難や高齢者の昼夜逆転の治療薬として用いられている．

脳梗塞や脳出血によって運動中枢や内包の障害が起こった場合や，脊髄損傷が起きると，錐体路が傷害され，反対側の運動麻痺が起こり，錐体路徴候🐟（p.177）と呼ばれる異常所見を呈する．

内包には，視床で中継され大脳皮質感覚野へ上行する求心性線維も配置されており，その障害で反対側の感覚麻痺も加わる．

ⓑ**大脳基底核（灰白質）**　内包の外側に大脳基底核と総称される大きな灰白質があり（**図8-5A**参照），尾状核，被殻，淡蒼球などで構成される．尾状核・被殻を合わせて線条体といい，被殻・淡蒼球を合わせてレンズ核という．これら大脳基底核は，中脳の黒質・赤核などと合わせて錐体外路系と総称され，大脳皮質運動中枢からの運動指令を瞬時に補正し，視床を介して大脳皮質へもどすことで姿勢・運動・筋緊張度の調節を行っている．大脳基底核や黒質が障害されると，姿勢の異常，不随意運動，筋緊張度の異常などが起こる（錐体外路障害🐟）．

🧠 **3　間脳・下垂体**（図8-10）

間脳は，視床・視床下部・松果体🐟などから構成され，左右の大脳半球に包み込まれた深部にある．視床は内包の内側で第三脳室の左右の壁をなす（**図8-5**）．視床の下に視床下部があり，さらにその下に内分泌器官の下垂体がぶら下がっている（**図8-10**）．

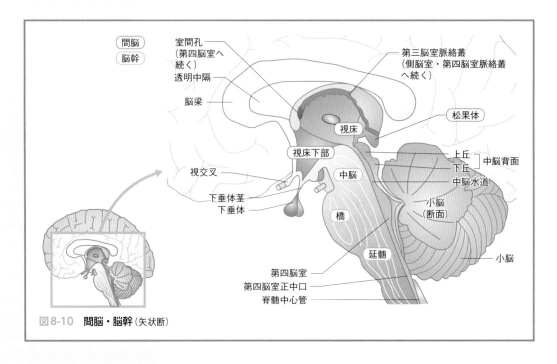

図8-10　**間脳・脳幹**（矢状断）

❶ 視床

視床は感覚の中継を行う．すなわち，嗅覚以外の特殊感覚と脊髄・脳幹から上行してきた体性感覚を大脳皮質の一次感覚野へ中継する．視床が傷害されると，反対側の体に著しい痛みが生じることがある（視床痛）．視床の後方にある外側膝状体・内側膝状体は視床の一部で，それぞれ視覚と聴覚を中継する．

視床はまた，大脳基底核や小脳から大脳皮質の運動野へ向かう運動の補正情報の中継も行う．

❷ 視床下部

視床下部は植物機能の中枢として，以下のはたらきをもっている．

ⓐ 体内と外界の情報を集めて必要な本能行動を起こす　視床下部には生命維持と種の保存にとって必要不可欠な中枢が多数存在する．すなわち，体内時計の中枢，体温調節中枢，摂食中枢・満腹中枢，浸透圧調節中枢（口渇中枢），生殖行動・母性行動の中枢などである．視床下部はこれらの中枢で体内の情報を集め，睡眠・覚醒のサイクルをつくり出し，空腹時の摂食開始と満腹時の摂食終了，口渇時の飲水や生殖・育児などの本能行動を起こす．感染症にかかったときに発熱するのも視床下部を介する反応である．

ⓑ 内分泌系の上位中枢として内臓機能を調節する　内分泌系に対しては，下垂体前葉・後葉から合計8種類のホルモン分泌を引き起こす（視床下部−下垂体系：p.149）．

ⓒ 自律神経系の上位中枢として交感神経・副交感神経を調節する　自律神経系の中枢は脳幹にある．視床下部はその上位中枢として必要な指令を下し，交感神経・副交感神経の活動性を決定づける．哺乳類の視床下部の一部を電気刺激すると，歯をむき出し，毛を逆立てて威嚇する反応と頻脈・血圧上昇が起こる．

📖 睡眠

一晩の睡眠は，**ノンレム睡眠（徐波睡眠）**と**レム（REM）睡眠**という2つの相を交互に繰り返している．ノンレム睡眠は夢を見ない深い眠りである．一方，レム睡眠では，体の筋肉は弛緩しているのに眼球が活発に動き（Rapid Eye Movement），夢を見ていることが多い．入眠後，深いレベルのノンレム睡眠に至り，その後おおよそ90分周期でレム睡眠が現れる．明け方に近づくにつれ，レム睡眠の期間が長くなり，ノンレム睡眠が浅くなって朝の目覚めへとつながる．

睡眠中にアミロイドβ（アルツハイマー病の原因物質）が脳から排出されることや，睡眠不足は将来認知症になるリスクが高いことが知られている．

📖 覚醒

メラトニンとは逆に，覚醒状態を維持する働きを担う神経細胞が視床下部にある（摂食中枢と一致）．脳幹網様体を含む脳のさまざまな部位へ軸索を伸ばして**オレキシン**という神経ペプチドを分泌して刺激する．このオレキシンニューロンが変性・脱落すると，**ナルコレプシー**という症状を呈し，びっくりしたり大笑いしたりした途端に深い眠りに落ちる．逆に，オレキシンニューロンの作用亢進は不眠症を引き起こす．オレキシン受容体拮抗薬（受容体遮断薬）が睡眠薬として使用されている．

> 👩 **Column** 視床下部と生命活動の日内変動
>
> 体内時計の中枢が視床下部の視交叉上核にあり，光の情報に従って24時間の概日リズム（サーカディアン・リズム）をつくり出している．その影響のもとに，自律神経系と内分泌系の活動は日内変動を示す（朝～昼は交感神経の，夕～夜は副交感神経の活動性が優位になる．また，朝にコルチゾール分泌が，夜間にはメラトニン分泌が最大になる）．現代社会は昼と夜のサイクルが消失しかかっており，このような不自然な生活リズムは人間の脳や身体の活動にさまざまな面で好ましくない影響を与えることがわかっている．睡眠のゴールデンタイムは夜11時～夜中の2時にあり，この時間の睡眠が日中の活動の質や長期的な健康状態に大きく影響する．睡眠時間は7～7.5時間で死亡率が最も低い．

Column　視床下部とストレス反応

外傷・出血・手術・感染・疼痛・寒冷・強い精神的負荷（恐怖・不安・怒り）など，生体の恒常性を乱す要因を侵襲（ストレッサー；一般にストレス）という．侵襲が加わったとき，これらの危機を乗り越えるために，視床下部は交感神経-副腎髄質（アドレナリン）系と下垂体前葉-副腎皮質（コルチゾール）系を通じてストレス反応を起こす．その結果，血圧上昇・血糖上昇が起こり，危機を乗り切ることができるのである．一方で，現代社会における過度のストレスは，これらの反応によって高血圧・高血糖を引き起こすことにつながり，生活習慣病の一因となっている．また，糖尿病患者では手術後に普段より高血糖となるので，十分な管理が必要である．

視床下部には，さまざまな感覚を認知し高次脳機能をつかさどる大脳新皮質や，記憶・情動をつかさどる大脳辺縁系から，さまざまな情報が入力される．それにより，意識的・無意識的に内分泌系と自律神経系が影響を受けることになる．精神的に緊張すると交感神経の活動性が亢進し，心拍数増加・血圧上昇・発汗が起こる．また，心理的ストレスにより，視床下部を介して自律神経失調症，無月経，摂食障害，心因性多飲，過換気症候群，パニック障害などが起こることがある．いわゆる心身相関という現象には視床下部が深く関与しているのである．

❸ 下垂体

視床下部は下垂体茎を通じて下垂体後葉（神経下垂体）とつながり，視床下部に細胞体のある神経内分泌細胞から伸びた軸索の神経終末が下垂体後葉から2種類の後葉ホルモン（バソプレッシンとオキシトシン）を血中に分泌する．下垂体前葉（腺下垂体）は後葉の前に付着し，下垂体門脈の血流に乗って到達する複数の視床下部ホルモンによる調節を受けて6種類の前葉ホルモンを分泌する（p.150，153）．

下垂体は視交叉のすぐ後ろでトルコ鞍という頭蓋底の骨のくぼみに載っている（図7-6，8-18参照）．下垂体腫瘍ができて視交叉が圧迫されると両耳側半盲という特殊な視野欠損をきたす（p.189）．

4　脳　幹（図8-10，12）

脳幹（中脳・橋・延髄）は間脳の後下方に接続し，以下の重要なはたらきをもつ．

ⓐ**延髄には生命中枢が存在する**　延髄には生きるために必須の呼吸中枢，呼吸調節中枢，循環調節中枢，嚥下中枢，嘔吐中枢などがあり，これらをまとめて生命中枢という．延髄が障害されると生命維持ができない．

ⓑ**覚醒状態を維持する中枢が存在する**　脳幹には脳幹網様体という灰白質と白質が網目状に入り混じった領域が上下に広く分布しており（図8-11），前述の視床下部覚醒中枢とともに覚醒状

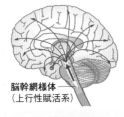

脳幹網様体
（上行性賦活系）

図8-11　脳幹網様体
脳の広い領域を活性化して覚醒状態を維持する（上行性賦活系）

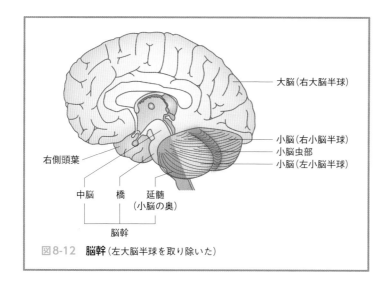

図8-12 **脳幹**(左大脳半球を取り除いた)

図中ラベル：
大脳(右大脳半球)
小脳(右小脳半球)
小脳虫部
小脳(左小脳半球)
右側頭葉
中脳　橋　延髄(小脳の奥)
脳幹

態を維持している(上行性賦活系).

　ⓒ**第Ⅲ～Ⅻ脳神経が出入りする**　中脳から延髄にかけて後述の12対の脳神経のうち第Ⅲ～Ⅻ脳神経が出入りし,これらの起点となる神経核(神経細胞体の集まり)が存在する.したがってこれらの脳神経を通じて起こる対光反射,輻輳反射,角膜反射,前庭動眼反射,咽頭反射,嘔吐反射,咳反射などの反射中枢は脳幹にあり,これらの反射は脳幹反射と総称される.

　ⓓ**上行性・下行性の伝導路が通る**　大脳皮質から下行する運動指令の伝導路(錐体路:延髄の錐体で大部分が反対側へ交叉する),脊髄から上行する感覚の伝導路,中脳の黒質から大脳基底核への伝導路など,多数の伝導路が脳幹を通っている.また,小脳との連絡を担う伝導路も脳幹から出入りしている.

　脳幹は生命維持と意識レベルの維持に必須なため,脳幹を養う動脈(椎骨・脳底動脈系 p.182)の閉塞や出血,あるいは脳ヘルニア🖊による脳幹圧迫は致死的である.すなわち,意識レベル🖊が低下し,呼吸の異常が現れ,やがて血圧が低下して自発呼吸も保てなくなり,対光反射が消失して死🖊に至る.

5　小　脳(図8-12)

　運動は,大脳皮質運動中枢が発する個々の筋の収縮指令だけではうまくできない.小脳は多数の骨格筋が協調してスムーズな協調運動ができるように,大脳運動中枢から出された指令を即座に制御する役割を担う(広義の錐体外路系に属する).トレーニン

🖊**脳ヘルニア**
脳は,頭蓋骨の中にあるので,脳内出血や脳腫瘍などによって頭蓋内に余分な体積が加わると脳が下方へ押し出され,正常な区画からはみ出す.これを脳ヘルニアといい,はみ出した脳が最終的に延髄を圧迫すると呼吸停止をきたし,死に至る.

🖊**意識レベル**
意識レベルが正常な状態は**意識清明**という.意識レベルの低下を半定量的に表すスケールとして,日本ではJapan Coma Scale(JCS)がよく用いられる.

🖊**死**
人の死には,古くから受け入れられている**心臓死**(心停止・呼吸停止・対光反射消失の死の三徴をもって医師が診断する)と,日本では1997年に法律(臓器移植法)で定められた**脳死**がある.脳死は,脳幹を含む脳全体が,原因が明らかな理由により不可逆的に機能停止した状態であり,人工呼吸により酸素供給が保たれれば心臓やその他の臓器は動き続けるが,脳は死んでいる.脳死の診断は経験のある二人以上の医師が,① 深昏睡,② 自発呼吸の消失,③ 瞳孔両側散大,④ 脳幹反射の消失,⑤ **平坦脳波**,の全項目を確認し,かつ6時間の間隔を置いて変化ないことを確認することが必要.なお,6歳未満の小児や低体温・薬物中毒などの場合は回復の可能性があることから脳死判定を行ってはならない.
(なお,**脳波**とは,頭部の定められた部位に21個の電極を装着して脳の神経細胞の電気的活動を記録するもので,てんかんの診断には必須.脳死でみられる平坦脳波はまったく電気的活動がないことを意味する.)

📖 小脳性運動失調

小脳の障害の最大の特徴は運動失調である．どんな動作も多数の筋の協調運動によってはじめてスムーズに実現するが，これが障害されて思う通りに動かせなくなる．

これに対し，錐体路の障害は，個々の筋肉への収縮指令が伝達されず，運動麻痺をきたす（動かせなくなる）．

なお，錐体外路系（大脳基底核や中脳黒質など）の障害も麻痺は起こらず，思う通りにうまく動かせなくなる．その特徴は小脳失調とは明らかに異なり，不随意運動（動かすつもりはないのに動く）をはじめ，疾患により特徴的でさまざまである．（なお，パーキンソン病の末期には筋固縮（かたく固まったようになる）のため動かせなくなるが，これは運動麻痺とは異なる．）

📖 脳の動脈と脳血管疾患（脳卒中）

脳血管疾患は脳を養う動脈が破れたり（脳出血），詰まったり（脳梗塞）することが原因で発症し，わが国の死因の第4位である．かつては脳出血が多かったが，欧米型ライフスタイルの現代は粥状動脈硬化や心房細動（心房が規則的に収縮せず，左心房内にできた血栓が脳動脈に詰まる）に起因する脳梗塞が多い．

📖 中大脳動脈

脳出血（長年，高血圧が続き，動脈壁がもろくなって破れる）は，中大脳動脈から大脳基底核に向かう穿通枝（レンズ核線条体動脈）で起こることが多い．ここは別名，脳卒中動脈と呼ばれる．

グによってスポーツや自転車乗りがうまくできるようになる運動学習とその記憶も小脳のはたらきである．小脳には，筋・関節の深部感覚の情報が脊髄から，平衡感覚の情報が前庭から入力される．小脳はこれらの情報と運動学習の記憶を照らし合わせ，瞬時に制御情報を大脳皮質運動中枢へ向けて出力する．

　小脳機能が障害されると，姿勢制御の異常や協調運動がうまくいかない小脳性運動失調📖の症状が現れ，思う通りに手足を動かせなくなる．歩行は両足を横に大きく広げてかろうじてバランスをとり，ふらつきながら歩く酔っ払いの歩き方（千鳥足歩行）になる（過度のアルコールは一時的な小脳失調を起こす）．また，手指で自分の鼻を指し示す指鼻試験や，かかとで反対側の膝をたたく踵膝試験を行うと，目的に到達するまでに大きく揺れ動く症状（企図振戦(きと)）がみられる．また，両手を交互に裏返しながら太腿をたたく反復変換運動がうまくできないなどの特徴を示す．このように，あらゆる協調運動は小脳のはたらきなしではなしえない．

Ⓒ　脳を養う血管

1　脳の動脈 📖

　脳は，左右の内頚動脈と左右の椎骨動脈によって養われている．両者は脳底部で連絡しあってウィリス動脈輪（脳底動脈輪）（図8-13）という輪を形成した後，前・中・後各1対の大脳動脈となって脳表面を進み，脳実質内へ枝を出す．

❶ 内頚動脈系

　内頚動脈は脳底部で中大脳動脈📖に移行し，同時に前大脳動脈の枝を出して，両者で運動野・感覚野・聴覚野・優位半球の言語野・連合野を含む大脳の広い領域と眼の網膜を養う（図8-14）．

❷ 椎骨・脳底動脈系

　鎖骨下動脈から左右の椎骨動脈が分岐して頚椎の横突起の孔を通って上行し，頭蓋内に入ると脳底部で左右が合流して1本の脳底動脈となり小脳・脳幹を養う．その後，脳底動脈は左右2本の後大脳動脈に分かれて大脳の後頭葉（視覚野を含む）を養う．椎骨・脳底動脈系と内頚動脈系は後交通動脈によって互いに連絡し，前交通動脈（左右の前大脳動脈を連結する）とともにウィリス動脈輪を形成している．

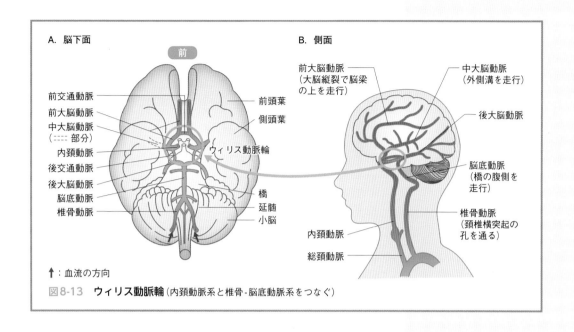

A. 脳下面

前

前交通動脈
前大脳動脈
中大脳動脈
(---- 部分)
内頸動脈
後交通動脈
後大脳動脈
脳底動脈
椎骨動脈

前頭葉
側頭葉
ウィリス動脈輪
橋
延髄
小脳

↑：血流の方向

B. 側面

前大脳動脈
（大脳縦裂で脳梁
の上を走行）

中大脳動脈
（外側溝を走行）

後大脳動脈

脳底動脈
（橋の腹側を
走行）

椎骨動脈
（頸椎横突起の
孔を通る）

内頸動脈
総頸動脈

図8-13　**ウィリス動脈輪**（内頸動脈系と椎骨-脳底動脈系をつなぐ）

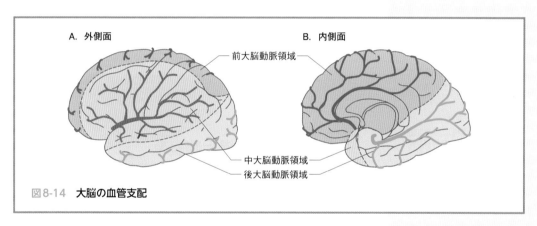

A. 外側面

B. 内側面

前大脳動脈領域

中大脳動脈領域
後大脳動脈領域

図8-14　**大脳の血管支配**

2　脳の静脈

　脳の静脈血は脳の内部からクモ膜下腔の太い静脈に注ぎ，さら
に集合して，後述の大脳鎌・小脳テントの中を走行する硬膜静脈
洞（**図8-15, 16**）や頭蓋底の静脈洞を経て，内頸静脈に合流する．

3　脳の血液循環の特徴

　脳を養う動脈は脳表面のクモ膜下腔（p.184）を走行し，脳実質
内へ向けて細い枝（穿通枝：側副路のない終動脈）を分岐する．
脳の血液循環はある程度の血圧変動があっても一定の血流量を維
持できる機能（自動調節能）をもっている．
　脳と一般の末梢組織の血液循環とのいちばん大きな違いは，脳

Column　脳血管障害の部位による症状の違い

　内頚動脈系の脳梗塞が起こると，部位に応じた欠落症状が出現する．例えば失語症と右側の運動麻痺・感覚麻痺が起これば，左半球の中大脳動脈が詰まっていると推測できる．

　一方，椎骨動脈系の脳梗塞は，ごく軽症な場合はめまいや小脳性運動失調，しゃっくりなどで気づかれて的確に対処できるが，生命中枢にダメージを与える大きい梗塞や出血が起こると救命が難しくなる．

*1：BBB = Blood brain barrier

　では毛細血管から脳組織への物質の受けわたしが血液脳関門（BBB*1）と呼ぶしくみによって厳しく制限されていることである．これにより，水溶性の薬は脳の神経組織に入っていくことはない．一方，脂溶性物質（全身麻酔のガスや睡眠薬）は血液脳関門を自由に通過できる．

　脳の血管は，血中の二酸化炭素が上昇すると拡張し，逆に酸素が上昇すると収縮する性質がある．脳の血管が拡張すると脳浮腫（むくみ）をきたす．脳浮腫が起きている患者では治療の一環として高濃度の酸素を投与して脳血管の収縮をはかる．

脳浮腫
脳出血・脳梗塞や脳腫瘍の周りでは血管透過性が亢進し，血漿成分が血管外へ漏れ出て浮腫（むくみ）が起こる．出血や脳腫瘍の体積に加えて脳浮腫は頭蓋内圧（脳圧）をさらに亢進させ，放置すると脳ヘルニア（p.181）を引き起こす．

髄膜炎と髄液検査
髄膜に細菌やウイルスが感染すると髄膜炎を発症し，発熱，頭痛・嘔吐，意識障害をきたす．腰椎穿刺（脊髄クモ膜下穿刺：腰椎の椎間から無菌的にクモ膜下腔へ注射針を挿入する）により，髄液の圧と性状を検査する．なお，正常な髄液は**無色透明・水様**で，髄液圧は70〜180 mmH₂O（水柱の高さ）．タンパク質や細胞成分はほとんど含まれていない．

D　髄膜・髄液と脳室系

1　髄膜とクモ膜下腔

　中枢神経は脳・脊髄ともに，3重の髄膜（脳脊髄膜）に包まれて髄液（脳脊髄液）に浸った状態で保護されている．髄膜は外側から硬膜・クモ膜・軟膜の順に重なっている（図8-15）．硬膜は頭蓋骨の骨膜に密着した線維性の強固な結合組織，軟膜は脳・脊髄表面に密着したやわらかく薄い膜である．クモ膜は硬膜の内側に密着したクモ膜本体から細い突起（クモ膜小柱）を無数に出して軟膜に橋渡しし，クモ膜と軟膜の間に髄液で満たされたクモ膜下腔というスペースを形づくっている．つまり，脳・脊髄はクモ膜小柱によって脳脊髄液の中に保持されているわけである（図8-15）．脳を養う太い動脈は脳表面でクモ膜下腔を走行しているので，脳動脈瘤（動脈の壁が膨らんで薄くなり，破れやすくなった状態）があると，破裂してクモ膜下出血を起こし，突然激烈な頭痛が発症する．

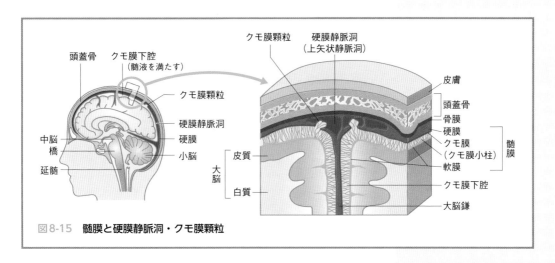

図8-15 髄膜と硬膜静脈洞・クモ膜顆粒

硬膜は，左右の大脳半球の間のすきま（大脳縦裂）と，大脳・小脳の間のすきまに伸び出して，それぞれ大脳鎌，小脳テントと呼ぶ結合組織性の膜を張り出している（**図8-16**）．いずれも二重の膜の間に太い静脈を挟みこみ（上・下の矢状静脈洞と横静脈洞），脳から出た静脈血の通路を提供している．上矢状静脈洞には髄液を静脈血に吸収させるクモ膜顆粒という組織が突き出している．

2 脳室系と髄液

脳の中には髄液で満たされた脳室というひと続きの空間があり，脊髄の中心管に続いている．中枢神経は胎生期に神経管という管状の原基から発達し，脳室は複雑な発達過程に合わせて内腔の形が変化したものである．すなわち，左右の大脳半球の中には側脳室があり，室間孔（モンロー孔）を通じて左右の視床に挟まれた第三脳室に続き，さらに細い中脳水道を経て橋と延髄の背側の第四脳室に続く．第四脳室は脊髄中心管に続いている．髄液は脳室の壁にある脈絡叢という組織で毛細血管の中を流れる血漿成分をもとに産生され，タンパク質に乏しい無色透明な細胞外液である．脳室・中心管を循環した後，第四脳室の正中孔（マジャンディー孔）と外側孔（ルシュカ孔）からクモ膜下腔に出て脳と脊髄の周りを循環し，最後に，頭頂骨の内面を走行する上矢状静脈洞に突き出たクモ膜顆粒という組織から静脈血中に吸収される（**図8-17**）．髄液の量は150mL程度で，1日に3回入れ替わる程度（約500mL）産生され循環している．なお，髄液の流れが障害されると脳の中に溜まって脳室を拡大させ，水頭症✎を起こす．

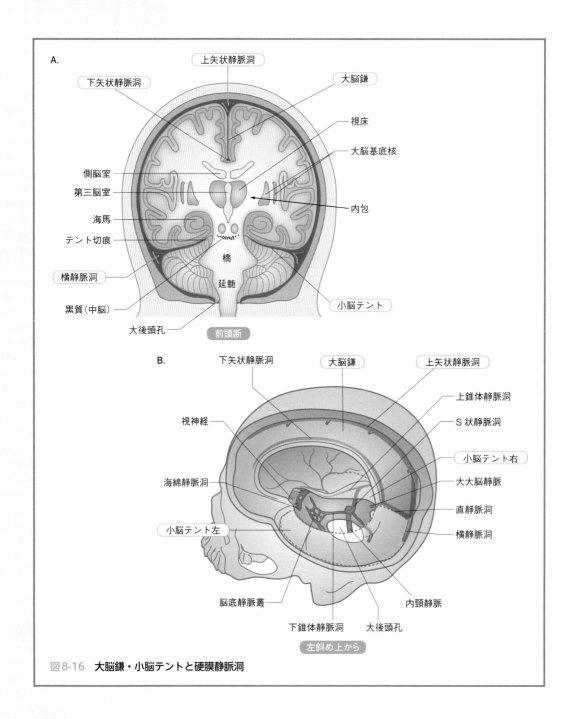

A.

上矢状静脈洞

下矢状静脈洞

大脳鎌

視床

大脳基底核

側脳室

第三脳室

海馬

テント切痕

横静脈洞

黒質（中脳）

大後頭孔

内包

橋

延髄

小脳テント

前頭断

B.

下矢状静脈洞

大脳鎌

上矢状静脈洞

上錐体静脈洞

Ｓ状静脈洞

小脳テント右

大大脳静脈

直静脈洞

横静脈洞

視神経

海綿静脈洞

小脳テント左

脳底静脈叢

下錐体静脈洞

大後頭孔

内頸静脈

左斜め上から

図8-16　**大脳鎌・小脳テントと硬膜静脈洞**

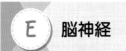

E　脳神経

　脳神経は脳から出入りする末梢神経で第Ⅰ〜Ⅻ脳神経の12対があり，それぞれ固有の名称をもっている（**図8-18**）．脳神経に含まれる体性神経は頭頸部の運動と一般感覚・特殊感覚を支配して

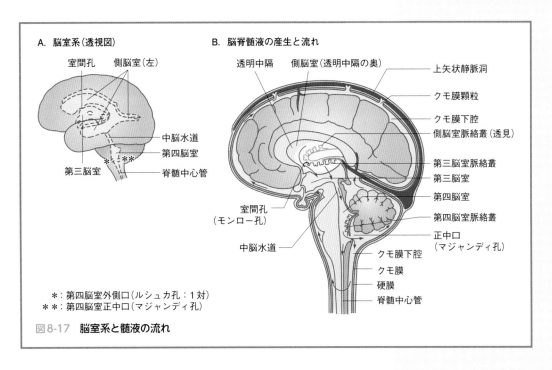

A. 脳室系（透視図）

室間孔　側脳室（左）

中脳水道
第四脳室
第三脳室
脊髄中心管

B. 脳脊髄液の産生と流れ

透明中隔　側脳室（透明中隔の奥）

上矢状静脈洞
クモ膜顆粒
クモ膜下腔
側脳室脈絡叢（透見）
第三脳室脈絡叢
第三脳室
第四脳室
第四脳室脈絡叢
正中口
（マジャンディ孔）
クモ膜下腔
クモ膜
硬膜
脊髄中心管

室間孔
（モンロー孔）

中脳水道

＊：第四脳室外側口（ルシュカ孔：1対）
＊＊：第四脳室正中口（マジャンディ孔）

図8-17　**脳室系と髄液の流れ**

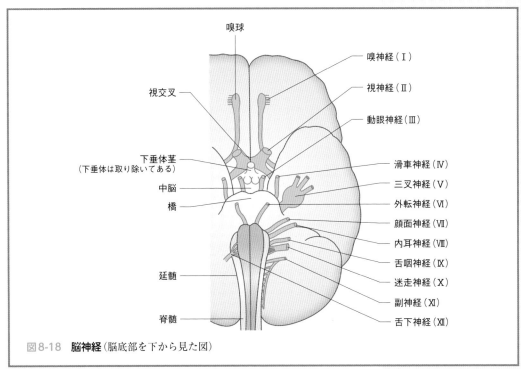

嗅球

視交叉

下垂体茎
（下垂体は取り除いてある）
中脳
橋

延髄

脊髄

嗅神経（Ⅰ）
視神経（Ⅱ）
動眼神経（Ⅲ）
滑車神経（Ⅳ）
三叉神経（Ⅴ）
外転神経（Ⅵ）
顔面神経（Ⅶ）
内耳神経（Ⅷ）
舌咽神経（Ⅸ）
迷走神経（Ⅹ）
副神経（Ⅺ）
舌下神経（Ⅻ）

図8-18　**脳神経**（脳底部を下から見た図）

　いる．脳神経の一部（Ⅲ，Ⅶ，Ⅸ，Ⅹ）は副交感神経を含む．特に
迷走神経（Ⅹ）は人体最大の副交感神経を含み，胸部・腹部の内
臓（直腸・膀胱を除く）を広く支配している（**表8-3**，**図7-1**参照）．

表8-3　脳神経のはたらき

I	嗅神経	感 においの感覚を中枢に伝える
II	視神経	感 視覚を中枢に伝える
III	動眼神経	運 開眼する・眼球を動かす 副 虹彩・毛様体筋の調節（対光反射，縮瞳，輻輳反射）
IV	滑車神経	運 眼球を動かす
V	三叉神経	感 顔面・舌（前2/3）の一般感覚 運 咀嚼運動
VI	外転神経	運 眼球を動かす
VII	顔面神経	運 顔面表情筋の運動・閉眼 感 味覚（舌の前2/3） 副 唾液分泌（舌下腺・顎下腺），涙液分泌
VIII	内耳神経	感 聴覚・平衡感覚を中枢に伝える
IX	舌咽神経	運 嚥下運動 感 味覚（舌の後ろ1/3），一般感覚（口蓋・咽頭・舌の後ろ1/3） 副 唾液分泌（耳下腺）
X	迷走神経	副 胸部・腹部の内臓の調節（徐脈，気管支平滑筋収縮） 運 嚥下運動，発声（喉頭筋） 感 内臓感覚（気道・消化管），咳反射（求心路）
XI	副神経	運 胸鎖乳突筋・僧帽筋の運動
XII	舌下神経	運 舌の運動

感：感覚神経　　運：運動神経　　副：副交感神経

脳神経のはたらきは，野生動物にとっては，餌を探し出し，腐っていないか確かめて口に入れ，咀嚼・嚥下するために，また敵がやってきたことをいち早く知るために不可欠である．ヒトでは言葉の発音をつくる（構音✐），表情をつくるなど，コミュニケーションにとっても重要である（**表8-3**）．

　ⓐ**嗅神経：嗅覚を伝える**　　嗅神経（Ⅰ）は嗅覚を伝える．鼻腔の天井（嗅粘膜）にある嗅細胞は空気中のにおい物質を化学受容体で結合して感知する神経細胞であり，嗅神経は頭蓋底にある篩骨の篩板にあいた孔を通って頭蓋内に入り，脳底部の嗅球に達して次の神経細胞にシナプス接続する．嗅覚情報は嗅球での一次情報処理を経て，前頭葉・側頭葉の下面にある嗅覚中枢（大脳辺縁系に属する）に伝えられる．嗅覚情報は扁桃体や海馬にも伝わり，記憶や情動を呼び覚ます．

　ⓑ**視神経：視覚を伝える**　　眼の網膜にある視細胞で受け取った光の情報は視神経（Ⅱ）によって伝えられ，後頭葉にある視覚中枢で視覚として感じられる．

✐**構音**
発声（声帯筋を動かす迷走神経のはたらき）に加えて，発音をつくる**構音**には，口唇・舌・軟口蓋・頬などの筋肉を動かす必要がある．これらを動かす第Ⅶ，Ⅸ，Ⅹ，Ⅻ脳神経や筋自体の麻痺，あるいはこれら脳神経まで指令を伝える中枢神経に障害が起こると，発音がはっきりしない**構音障害**をきたす．

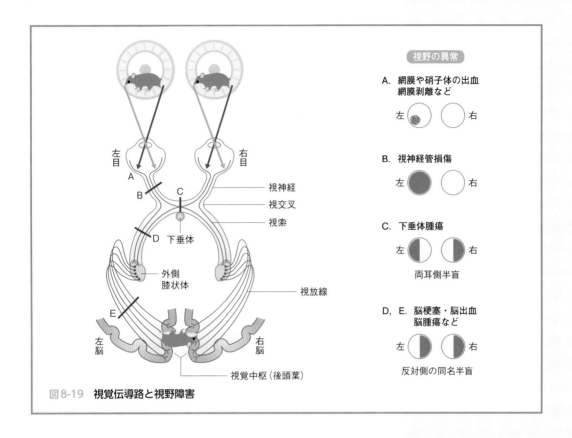

図8-19　視覚伝導路と視野障害

表8-4　動眼神経の特別な作用

開　眼	上眼瞼挙筋を収縮させてまぶたを開ける.
縮瞳とレンズの厚みの調節	眼球の中にある虹彩・毛様体の平滑筋を調節する.
対光反射（遠心路）	片眼に光を入れると両眼で縮瞳が起こる反射を対光反射という. 求心路は視神経で反射中枢は中脳にある.
輻輳反射（遠心路）	近くの物を見ると眼球が中央に寄り, 縮瞳が起こり, 水晶体が厚みを増して焦点を合わせる反射.
前庭動眼反射（遠心路）	頭が動いたとき眼球が反対方向に動いて見ているものから目を離さない反射.

　視神経は網膜の視神経乳頭（**図9-2, 5**参照）から眼球を出て視神経管という骨のトンネルを通って頭蓋内に入ると, 視交叉において網膜の鼻側半分から出た線維（＝耳側半分の視野情報を伝える）が左右反対側にわたる. これを半交叉という. 交叉した視神経と交叉しなかった視神経は合わさって視索となって脳内に入り, 外側膝状体（視床の一部）で中継されたのち, 視放線を経て後頭葉の視覚中枢に到達する（**図8-19**）. 視覚中枢では, 左右の眼が対象物を少しずれた方角から見た情報を統合し, その結果, 外界が立体的に認識される.

半交叉
左右の視野の右半分の画像情報（**図8-19**, ネズミの尾側）は網膜の左半分で受容されて左脳の視覚中枢へ（同, ↑）, 視野の左半分の画像情報（同, ネズミの頭側）は右脳の視覚中枢（同, ↑）に集められる. 下垂体腫瘍が大きくなると, 視交叉の中央が圧迫され, 両眼の耳側半分が見えなくなる両耳側半盲という視野欠損が起こる（p.180）

①求心路（末梢神経）
→②反射中枢（脳幹・脊髄）
→③遠心路（末梢神経）
からなる反射弓により，刺激
に対して大脳皮質を介さずに
（無意識に）反応する現象を
まとめて反射という．
①求心路は感覚神経や自律
神経を通る求心性線維．
③遠心路は運動神経または
自律神経．

✍複視
外眼筋の麻痺や外眼筋を支配
する脳神経（Ⅲ，Ⅳ，Ⅵ）の麻
痺が起こると，両眼視で物が
二重に見える複視の症状をき
たす．

✍三叉神経の病気
三叉神経が感覚を伝える顔面
の領域（図8-20）のどこか（患
側）に瞬間的な激痛が起こる
病気が三叉神経痛であり，三
叉神経が脳幹から出たところ
で血管により圧迫されて起こ
ることが多い．内服薬や神経
ブロック（麻酔薬による三叉
神経の神経伝達のブロック）
で改善しなければ，脳外科手
術の適応となる．

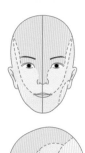

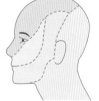

図8-20　三叉神経の枝の
分布域
□：眼神経（V₁）の分布域
□：上顎神経（V₂）の分布域
□：下顎神経（V₃）の分布域

　視神経が伝える視覚の情報は一部中脳に伝達され，後述する対光反射と輻輳反射の求心路となる（表8-4）．

　ⓒ動眼神経・滑車神経・外転神経：眼球を動かす　　眼球を動かす筋肉を総称して外眼筋といい，眼球の外側に6つついている（p.213）．このうち4つは動眼神経（Ⅲ）に，残る1つずつは滑車神経（Ⅳ）・外転神経（Ⅵ）に支配されている．「横目遣い」の方角を見る眼では外転神経の働きで外側直筋が収縮して外転する．また，自分の「足元を見る」ときは滑車神経のはたらきで上斜筋が収縮し，両眼が下内側を見る．それ以外の外眼筋は動眼神経の支配となる．実際の眼球運動では左右それぞれ6つ，計12の外眼筋が協調してはたらき，「寄り目（輻輳）」以外では両眼がそろって同じ方角を見るように協調して働き，物が二重に見えること（＝複視✍）はない．

　ⓓ動眼神経の特別な作用　　動眼神経（Ⅲ）は副交感神経を含む（表8-3）．また，眼球運動に加えて表8-4の役割を担う．

　動眼神経の細胞体は中脳にあるので，中脳が傷害されると動眼神経が麻痺して，眼瞼下垂，複視，瞳孔異同（左右の瞳孔の大きさが異なる），対光反射の異常が起こる．最大限の散瞳と対光反射の消失は脳幹の機能停止を意味する．死の三徴候は心停止・呼吸停止・対光反射の消失をいう．

　ⓔ三叉神経✍：顔面の一般感覚と咀嚼運動　　三叉神経（Ⅴ）は，顔面の皮膚・粘膜の体性感覚を支配する（図8-20）．三叉神経は脳神経で最も太く，眼神経（V₁），上顎神経（V₂），下顎神経（V₃）の3本に分かれて，それぞれ，前頭部から眼裂まで，眼裂から口裂まで，口裂から下顎までの顔面領域の皮膚・粘膜の一般体性感覚を担当する．眼にほこりが入ったときの痛みや歯の痛みも三叉神経が伝える．角膜やまつ毛に触れたとき，まばたきをする角膜反射・睫毛反射の求心路は三叉神経である．舌の一般感覚（熱い，冷たい，舌をかんで痛い）は三叉神経の枝が伝える（一方，味覚は顔面神経と舌咽神経が伝える）．さらに，下顎神経は運動神経を含み，咬筋を支配して咀嚼運動を起こす．

　ⓕ顔面神経✍：顔面表情筋の運動と味覚　　顔面神経（Ⅶ）は，顔面表情筋の運動を支配し，このうち眼輪筋が収縮すると閉眼する．顔面神経はまた，舌の前方2/3の味覚を伝える．さらに，涙腺・鼻腺と唾液腺（舌下腺・顎下腺）の分泌を担当する副交感神経も顔面神経に含まれる．顔面神経は橋の下端から起こり，内耳神経とともに内耳道に入り，顔面神経管を通って頭蓋の外に出る．

途中で分岐する鼓索神経が味覚と唾液分泌を担う．耳小骨筋の動きを調節するアブミ骨筋神経も顔面神経の枝である．

⑨ **内耳神経（蝸牛神経・前庭神経）：聴覚と平衡感覚を伝える**　内耳神経（Ⅷ）は，聴覚器（蝸牛）から発し聴覚情報を伝える蝸牛神経と，平衡感覚器（前庭と半規管）から発し，平衡感覚情報を伝える前庭神経からなる（**図9-9** 参照）．蝸牛神経と前庭神経は合流して内耳神経となり，内耳道という骨の中のトンネルを顔面神経とともに通り，橋の下端に入る．

聴覚は内側膝状体（視床の一部）で中継されて大脳側頭葉の聴覚中枢まで伝えられる．一方，平衡感覚は中脳で処理されて大脳基底核と小脳に伝えられ，バランスを崩したときの立ち直りや協調運動のための重要な情報となる．

⑩ **舌咽神経：舌根部・咽頭・軟口蓋の感覚と嚥下運動，耳下腺分泌**　舌咽神経（Ⅸ）は舌と軟口蓋・咽頭に分布して，舌の後方1/3の一般感覚と味覚，軟口蓋と咽頭粘膜の感覚を伝える．

舌咽神経はさらに迷走神経とともに嚥下運動（p.84）と咽頭反射（咽頭後壁に舌圧子などで触れるとオエッとなる反射）に関わる．舌咽神経の麻痺が起こると軟口蓋の動きが障害され食物が鼻腔に逆流する．また，唾液腺のうち耳下腺の分泌を担当する．さらに頚動脈洞と頚動脈小体に分布し，血圧と酸素分圧の情報を延髄へ送る（**図3-19** 右参照）．

⑪ **迷走神経：胸部・腹部の内臓の調節と嚥下運動・発声**　迷走神経（Ⅹ）は人体最大の副交感神経であり，延髄から起こって頚部・胸部・腹部（S状結腸まで）の内臓に広く分布する．徐脈，気管支の収縮と分泌，消化管の運動と分泌の促進を起こす（**図8-21**，p.81）．また，軟口蓋・咽頭・喉頭に分布して感覚と運動を支配し，嚥下反射と発声をつかさどる．さらに気道粘膜と消化管の感覚を伝え，咳反射と嘔吐反射の求心路を担う．

迷走神経は総頚動脈に沿って下り，胸腔に入って心臓枝・気管支枝と喉頭へUターンする反回神経を出す．さらに食道に沿って肺門の後ろを下降し，横隔膜を貫いて腹腔に入る．

⑫ **副神経**　副神経（Ⅺ）は純運動性で，胸鎖乳突筋・僧帽筋に分布し，頚の運動・肩の挙上に関与する．

⑬ **舌下神経**　舌下神経（Ⅻ）は純運動性で，舌筋（横紋筋）を支配し舌の随意運動を起こす．舌下神経が麻痺すると，舌を真っすぐに突き出せず，麻痺側に偏位する．

顔面神経の病気
顔面神経麻痺は，顔面神経運動枝が動かす顔面表情筋の麻痺が起こり，顔面が左右非対称になる（患側の眉を上げられない，閉眼ができない，口角が下がり笑顔をつくれない・よだれが垂れる）．多くはウイルス感染が原因で，顔面神経がむくみ，顔面神経管の中で圧迫されて麻痺する．鼓索神経やアブミ骨筋神経も圧迫されると唾液分泌の減少や患側の聴覚過敏を伴う．できるだけ早く抗ウイルス薬とステロイド薬を開始する．

内耳神経と聴神経腫瘍
内耳神経は臨床で聴神経とも呼ばれる．聴神経腫瘍は内耳神経（多くは前庭神経）のシュワン細胞から起こる良性腫瘍で，患側の難聴で発症する．

頚動脈洞と頚動脈小体
頚動脈洞は血圧のセンサーで圧受容器反射を担う．頚動脈小体は酸素分圧のセンサーで，呼吸の化学調節を担う．これらの反射の求心路は舌咽神経である．

嚥下反射
嚥下運動には延髄の嚥下中枢（迷走神経核の一つ）がつかさどる嚥下反射と大脳運動野から発する随意運動の指令が必須である．延髄の嚥下中枢の障害，あるいは大脳からの伝導路のいずれが障害されても嚥下が障害される（前者は**球麻痺**，後者は**仮性球麻痺**と呼ばれる．この場合の球は延髄を指す）．

反回神経
反回神経は，迷走神経の枝で，胸腔内から頚部へとUターンして喉頭と気道に分布し，声帯筋による発声と咳反射（求心路）を担う．
喉頭がんや甲状腺がんによって反回神経麻痺が起こると，嗄声や誤嚥を起こす．両側の反回神経が麻痺すると声門が閉じて窒息する．

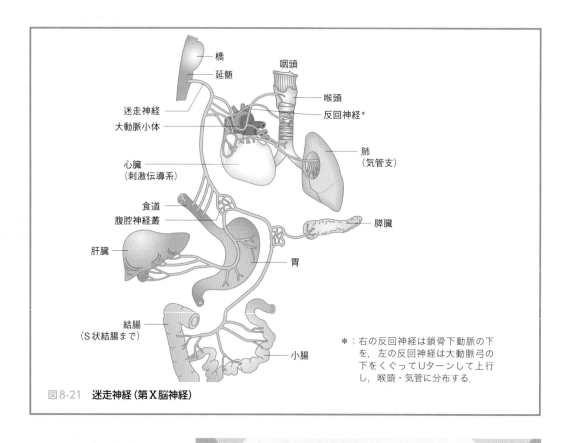

図8-21　**迷走神経（第Ⅹ脳神経）**

図中のラベル：
橋、延髄、咽頭、喉頭、反回神経*、迷走神経、大動脈小体、肺（気管支）、心臓（刺激伝導系）、食道、腹腔神経叢、膵臓、肝臓、胃、結腸（S状結腸まで）、小腸

＊：右の反回神経は鎖骨下動脈の下を，左の反回神経は大動脈弓の下をくぐってUターンして上行し，喉頭・気管に分布する．

F　脊髄と脊髄神経

1　脊髄と脊髄神経の概観（図8-22，23）

　脊髄は延髄に続く中枢神経で，脊柱管の中に収められている（図8-22）．延髄が大後頭孔を出るところで脊髄となる．脊髄は直径1cm程度，長さは40〜45cmで，頚髄（C），胸髄（TまたはTh），腰髄（L），仙髄（S），尾髄が連なっている（尾髄はヒトでは退化している）．上肢と下肢へ向かう脊髄神経が出入りする頚髄と腰髄は神経細胞が多いために太くなっており，頚膨大・腰膨大という．脊髄の成長は脊柱の成長より早く止まるため，脊髄は脊柱管の末端（第5腰椎）よりもかなり短く，第1〜2腰椎の高さで脊髄円錐となって終わり，終糸という結合組織に移行する．

　脊髄神経は脊髄から出入りする前根・後根が合わさって形成される末梢神経である（図8-23）．頚髄から頚神経8対（C_1〜C_8），胸髄から胸神経12対（T_1〜T_{12}），腰髄から腰神経5対（L_1〜L_5），仙髄から仙骨神経5対（S_1〜S_5），尾髄から尾骨神経1対（C_0）の計31対が発し，それぞれ対応する椎間孔（上下の椎骨の接続部で

📖脊柱管
脊柱は椎骨（脊椎）が上下に連なった「せぼね」である．1個の椎骨は前方の椎体と後方の椎弓からなる（図10-19参照）．椎弓のアーチで囲まれた穴（椎孔）が上下にトンネル状に連なったものが脊柱管である．

📖椎間孔
第1頚神経は第1頚椎の上から出る．第2〜8頚神経はそれぞれ第1〜7頚椎の下の椎間孔から出る．胸神経・腰神経は対応する番号の椎骨の下の椎間孔から出る．

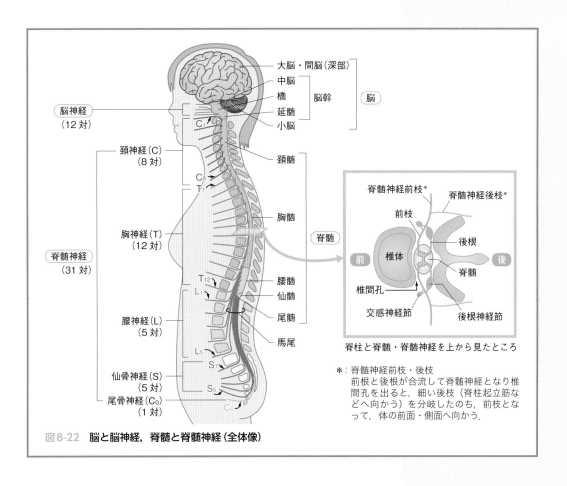

図8-22 **脳と脳神経，脊髄と脊髄神経（全体像）**

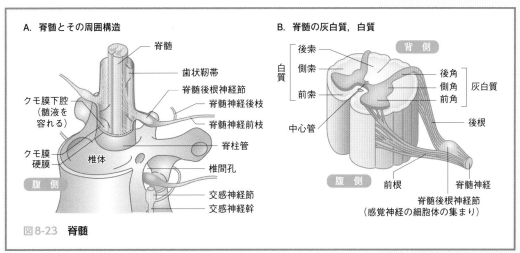

図8-23 **脊髄**

左右側方にあいたすきま）から出て末梢組織へ向かう（**図8-22**）．
（頚神経は第1頚椎の上からも出るので頚椎の数（7個）より1対多
く，8対となっている）．腰髄・仙髄から発する腰神経・仙骨神

経は，出口となる椎間孔までの長い距離を馬の尻尾のように束になって走行しており，これらをまとめて馬尾という（**図8-22**）.

　脊髄神経は，四肢・体幹の骨格筋を支配する運動神経，皮膚・関節・腱・骨膜・壁側漿膜からの体性感覚を伝える感覚神経，そして自律神経の一部を含んでいる.（血管と皮膚の汗腺・立毛筋を支配する交感神経は，運動神経・感覚神経と併走して末梢へ向かう.）

❶ 脊髄の灰白質と白質

　脊髄は，脳とは反対に，内部に神経細胞体の集まりである灰白質がH形（断面）に広がっており，その周りを神経線維からなる白質が取り囲んでいる（**図8-23**）.

　内部の灰白質で左右の前方に突出した部分を前角，左右後方に突出した部分を後角という. 胸髄・仙髄では，前角と後角の間に側角という灰白質の出っぱりがある.

　外側の白質は前索，側索，後索に分けられ，脳からの情報を伝える神経線維の束（下行性伝導路）や，脊髄に末梢から入力した情報を脳へ伝える上行性伝導路が決められた場所に配置されている（**図8-23**）.

❷ 前角・後角と前根・後根

　脊髄前角には，骨格筋に向かう運動神経（下位運動神経細胞）の細胞体があり，ここから発する軸索（運動線維）はまとまって前根という束になり脊髄を出る. 一方，後角に向かって脊髄に入る神経線維の束を後根といい，感覚神経の軸索からなる. 感覚神経の細胞体は脊髄の外で後根の中に集合して後根神経節（脊髄神経節）という膨らみをなしている. 後根の感覚神経軸索は，脊髄後角に入り後索を上行するか，反対側の前索や側索を上行する神経細胞に接続する. 一部は介在神経細胞を介して前角の運動神経に接続し，脊髄反射（p.195）を引き起こす（**図8-25**）.

　このように，運動神経は原則として前根を通って脊髄から出ていき，感覚神経は，後根を通って脊髄に入る. この原則をベル・マジャンディの法則という. 前根と後根は合流して1本の脊髄神経になり，椎間孔を通って末梢へ出ていく（**図8-22, 23**）.

❸ 側角

　胸髄の側角には交感神経（節前神経）の細胞体があり，その軸索は前根の運動線維に合流して脊髄から出ていき，脊柱の両側にある交感神経幹か腹大動脈前面の交感神経節で節後神経にシナプス

✎ 後根神経節（脊髄神経節）

幼いころ水痘（水ぼうそう）に罹患すると，水痘/帯状疱疹ウイルス（両者は同じウイルスが起こす）が後根神経節に潜伏感染することがある. 大人になってから，ストレスが加わって免疫力が低下したときに後根神経節のウイルスが活性化・増殖し，帯状疱疹を引き起こす. すなわち，感覚神経を伝わって支配するデルマトームの皮膚領域に水疱を伴う発疹とかなり強い疼痛を引き起こす.

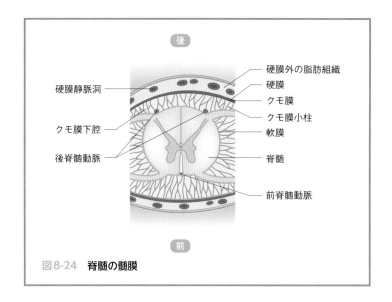

図8-24　**脊髄の髄膜**

接続した後，節後神経が内臓や血管・皮膚へ向かう．一方，仙髄の側角には骨盤内臓器へ向かう副交感神経（骨盤神経）の細胞体が集まっている．

2　脊髄の髄膜と血管

　脊髄は脳と同じように三重の髄膜で包まれている．脳とは違い，脊髄の硬膜は脊柱管の骨膜と密着せず，硬膜外✎（硬膜上腔）には血管に富む脂肪組織がある．脊髄を養う血管は，左右の脊髄神経の出入りする椎間孔を通って硬膜外から脊髄クモ膜下に入り，左右が合流して脊髄の前後で1本の前脊髄動脈と2本の後脊髄動脈となり，脊髄を養う（**図8-24**）．

3　脊髄反射（**図8-25**）

　脊髄に反射中枢がある反射を脊髄反射といい，感覚神経（求心路）からの入力が脊髄の反射中枢で運動神経（遠心路）に接続されて骨格筋へ出力され，けがや火傷を回避するような反射運動が起こる．例えば熱いものに触れると瞬間的に手を引っ込めたり，画鋲を踏むと思わず足を上げる反射を屈曲反射といい，危険を回避する無意識の反射運動である．また，画鋲を踏んだ足と反対側の下肢を伸ばすのは交叉伸展反射という．膝蓋腱反射・アキレス腱反射（p.246）は深部腱反射（伸張反射）ともいい，それぞれ打腱器で腱をたたくとその筋が伸長されて筋紡錘が反応し，筋伸長の情報が後根から脊髄前角の運動神経細胞に接続され筋収縮が起こ

✎脊髄クモ膜下麻酔（腰椎麻酔）と硬膜外麻酔
脊髄クモ膜下麻酔はクモ膜下腔に麻酔薬を注入して脊髄に入る感覚神経を麻酔し，虫垂炎や帝王切開など下腹部の短時間の手術の除痛を図る．一方，**持続硬膜外麻酔**は，硬膜の外に細いチューブを留置し麻酔薬をゆっくりと持続注入して術中・術後やがんの持続的な除痛を図る．

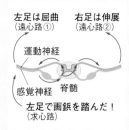

図8-25　**脊髄反射の例（屈曲反射と交差伸展反射）**
反射弓は，求心路（感覚神経）→反射中枢（脊髄）→遠心路（運動神経）からなる

Column　脊髄損傷

転落事故などで脊椎の骨折が起こると脊髄損傷をきたす．脊髄には，脳から運動神経への指令を下行性に伝える伝導路（＝錐体路；p.177），感覚神経からの情報を脳へ伝える上行性伝導路，そして仙髄を中心とした排尿・排泄の下位中枢へ脳からの制御指令を伝える下行性伝導路が通っている．したがって，脊髄を横断する損傷が起こると，受傷の瞬間からこれらの伝導路が遮断され，受傷した脊髄分節以下の運動麻痺・感覚麻痺と膀胱直腸障害が出現する．四肢の運動障害に関しては，胸・腰髄の損傷では両下肢の麻痺（対麻痺）が，頚髄の損傷では上下肢の麻痺（四肢麻痺）をきたす．

呼吸筋麻痺：横隔神経はC_3〜$_5$から，肋間神経はT_1〜T_{12}から発している．C_3より上位で頚髄損傷が起こると，呼吸筋への指令がすべて遮断され，以後，人工呼吸器管理が必要となる．C_3〜$_5$より下位での頚髄損傷では，肋間筋ははたらかないが横隔膜ははたらくので自発呼吸が可能である．

血圧低下：頚髄の横断性損傷では脳幹から交感神経への指令が遮断されるので血圧低下が起こる．

脊髄反射：反射中枢が脊髄損傷部位にある脊髄反射は消失するが，受傷部位より下位に反射中枢がある脊髄反射は消失しない．深部腱反射はむしろ亢進する（錐体路が障害されたときに出現する錐体路徴候の一つ（p.177））．

デルマトームと感覚麻痺
感覚麻痺の領域がデルマトームに一致していれば，対応する脊髄分節（または，それから発する後根）の傷害が原因と推測できる．また，脊髄クモ膜下麻酔で麻酔薬が効いている高さを知ることができる．

胸神経
上位胸神経（T_1・T_2）は前腕尺側・上腕尺側の感覚を，下位胸神経（T_9〜T_{12}）は腹部・腰背部の感覚を伝える（**図8-26**）．

腕神経叢
腕神経叢は肺尖の近くに位置するため，肺尖にできた肺がんが腕神経叢に浸潤すると神経障害をきたし，上肢の痛みや運動・感覚麻痺を起こす（**パンコースト腫瘍**）．

る．筋が過剰に引き伸ばされて損傷するのを防ぐ意味がある．膝蓋腱反射の反射中枢は脊髄分節のL_4にあり，膝の伸展が起こる．アキレス腱反射の反射中枢はS_1にあり，足の底屈が起こる．

4　デルマトーム

31対の脊髄神経がそれぞれ発する脊髄の領域を脊髄分節という．それぞれの脊髄分節から発する感覚神経は皮膚の特定の領域を支配しており，これをデルマトーム（皮膚分節）という（**図8-26**）．胸髄から発する胸神経（T_1〜T_{12}）は肋間神経となって各肋骨の下面に沿って前方へ向かい，胸式呼吸を担当する肋間筋を支配するとともに，肋間に沿った輪切り状のデルマトームを形成して感覚を伝える．一方，四肢のデルマトームは四つん這いになった姿勢でみるとわかりやすいように，四肢長軸に沿った区分を示す．

5　神経叢

上肢・下肢を支配する脊髄神経の前枝は神経叢と呼ぶ神経の束を形成し，ここで上下の脊髄分節から発した神経が入り混じって末梢へ向かう神経に分かれる（**図8-27**）．横隔膜を支配する横隔神経は上部頚髄（C_3〜C_5）から発し，頚神経叢を経由して胸腔内を下降し，横隔膜に達して腹式呼吸の指令を伝える．上肢を支配する神経（正中神経，橈骨神経，尺骨神経など）は下部頚髄から発し，腕神経叢を経由して上肢へ向かう．腰髄・仙髄から発す

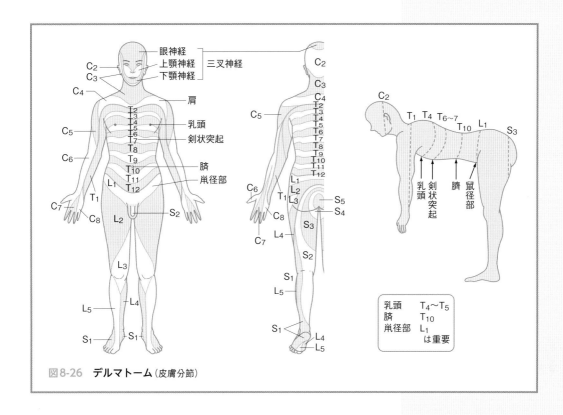

乳頭	$T_4 \sim T_5$
臍	T_{10}
鼠径部	L_1
	は重要

図8-26　デルマトーム（皮膚分節）

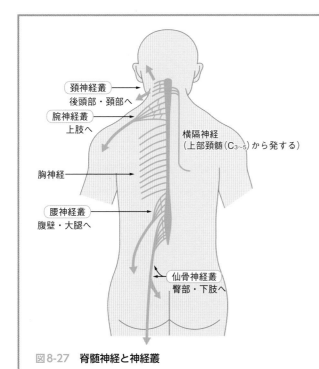

図8-27　脊髄神経と神経叢

$C_1 \sim C_4$の脊髄神経（前枝）は胸鎖乳突筋の奥で**頚神経叢**を形成した後，後頭部・頚部と，横隔膜へ向かう（横隔神経）．

$C_5 \sim T_1$の脊髄神経（前枝）は腋窩動脈に沿って**腕神経叢**を形成し，**橈骨神経・正中神経・尺骨神経**などに分岐して上肢の筋と皮膚を支配する．

$T_2 \sim T_{11}$の脊髄神経（前枝）は神経叢をつくらず，肋骨の下縁内側に沿って前方へ延び（**肋間神経**），肋間筋と腹壁（側腹部〜下腹部）の筋，その表面の皮膚を支配する．

$T_{12} \sim L_4$の脊髄神経（前枝）は腸腰筋の中で**腰神経叢**を形成したのち，腸腰筋・下腹部・鼠径部・陰部を支配する神経と**大腿神経・閉鎖神経**などに分岐する．後二者はそれぞれ大腿の前面と内側の筋と皮膚を支配する．

$L_4 \sim S_4$の脊髄神経（前枝）は仙骨の前面と外側で**仙骨神経叢**を形成したのち，臀部に分布する上殿神経・下殿神経，会陰・外尿道括約筋・外肛門括約筋を支配する**陰部神経**と，大腿後面を下降する**坐骨神経**に分岐する．坐骨神経は総腓骨神経と脛骨神経に分岐し，大腿後面と下腿・足のすべての筋を支配する．

197

る脊髄神経は，互いに入り混じって腰神経叢・仙骨神経叢を形成したのち，前者から大腿の前面と内側を支配する大腿神経（先で伏在神経となる）と閉鎖神経が，後者から大腿後面・下腿・足を支配する坐骨神経（人体最大の末梢神経）が出る．

6 上肢・下肢を支配する主要な末梢神経

❶ 腕神経叢から発し上肢を支配する神経（図8-28, 29）

　橈骨神経は腕神経叢から分かれたのち，上腕骨の背側を斜めに下り，前腕橈側を下って手背に至る．上腕・前腕のすべての伸筋と手背の橈側半分の皮膚を支配する．上腕骨の骨折などで橈骨神経麻痺が起こると，手首の背屈・手指の伸展ができなくなる（垂れ手）．

　腋窩神経は橈骨神経の手前で分岐して三角筋を支配する．腋窩神経麻痺が起こると上肢を水平より上へ上げられなくなる．

　正中神経は上腕動脈に沿って下り，前腕正中を手掌へ向かい，手首にある線維組織でできたトンネル（手根管）を手指の屈筋腱とともにくぐって手掌に至り，母指球（図10-30）にある母指対立筋を支配する．手首の掌屈，第1～3指の屈曲，第1・2指でつまむ動作と，手掌の第1から第4指橈側半までの感覚を担当する．手指を酷使する人では手根管での機械的負荷により正中神経麻痺が起こりやすい．母指球が萎縮して手掌が猿の手のようになり，物をうまくつまめなくなる（猿手）．

　尺骨神経は上腕内側を下り，肘頭尺側で上腕骨の内側上顆と尺骨頭の間のすきま（肘部管）を通る（肘のぶつけどころが悪いと小指側にビリビリジーンと不快なしびれが走るのは尺骨神経が刺激されたためである）．ここでの圧迫などで尺骨神経麻痺が起こると，第4指尺側半分・第5指の感覚麻痺と屈曲拘縮，手背の骨間筋の萎縮が起こる（鷲手）．

❷ 腰神経叢から発し大腿前面・内側と下腿内側を支配する神経

　腰神経叢の上部から発する神経は，側腹部から下腹部にかけて腹壁の三層の筋と皮膚・外陰部を支配する．腰神経叢の下部からは大腿神経と閉鎖神経が出る．大腿神経は鼠径靭帯の下を通って大腿前面に下り，大腿四頭筋・縫工筋と大腿前面の感覚を支配する．閉鎖神経は閉鎖孔を通って大腿内側に至り，同部の感覚と内転筋群を支配する．大腿神経は先で伏在神経となり，下腿内側面・足の内側縁の皮膚に分布して感覚を支配する（図8-30）．

📖 **橈骨神経麻痺**
酔っ払いが公園のベンチの背もたれに上腕を乗せたまま一夜を明かすと，橈骨神経が圧迫されて一時的な麻痺が起こる．

📖 **正中神経麻痺**
新婚さんが腕枕で眠ると正中神経が前腕で圧迫され，翌朝一過性の正中神経麻痺が起こる．

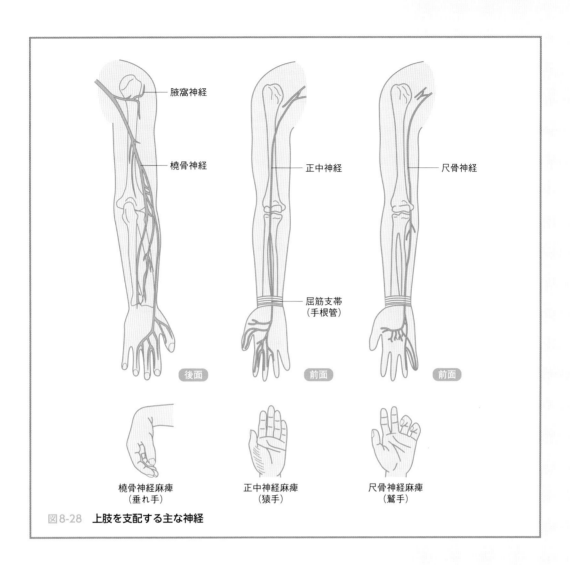

図8-28　**上肢を支配する主な神経**

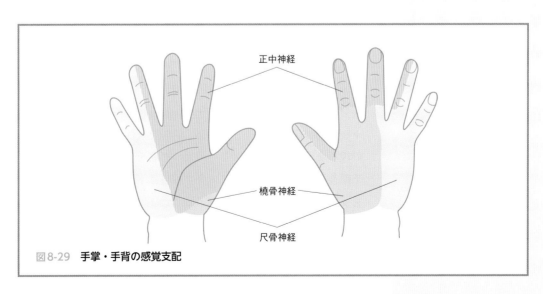

図8-29　**手掌・手背の感覚支配**

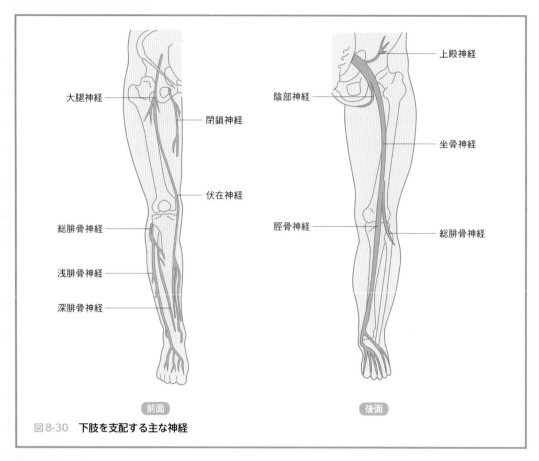

大腿神経

閉鎖神経

伏在神経

総腓骨神経

浅腓骨神経

深腓骨神経

前面

上殿神経

陰部神経

坐骨神経

脛骨神経

総腓骨神経

後面

図8-30　**下肢を支配する主な神経**

🖝坐骨神経
坐骨神経は腰椎椎間板ヘルニアや腰部脊柱管狭窄症などの原因で神経根が圧迫傷害を受けやすく、臀部・大腿後面・ふくらはぎ・足にかけて痛みやしびれを感じる。これらの症状を**坐骨神経痛**という。

🖝総腓骨神経
総腓骨神経は腓骨頭下部を通るが、ここは側臥位での長時間の手術やギプス固定などで圧迫されやすい。総腓骨神経麻痺が起こると足の背屈ができなくなる（**下垂足**）。

🖝深腓骨神経
正座で足がしびれるのは深腓骨神経が圧迫されて下腿の伸筋が可逆的に麻痺するためである。総腓骨神経麻痺と同様、足の背屈ができなくなる（下垂足）。

❸ 仙骨神経叢から発し大腿後面と下腿・足を支配する神経

　坐骨神経🖝はL_4〜S_3に由来し、あとに分かれる総腓骨神経と脛骨神経が合体した最大・最長の末梢神経である。大腿後面の屈筋と下腿・足のすべての筋を支配する。坐骨神経は大殿筋の下縁中央から大腿後面に出て、膝窩の上方で総腓骨神経と脛骨神経に分かれる。総腓骨神経🖝は腓骨頭の下を外側から回り込んで、下腿外側の腓骨筋群を支配する浅腓骨神経と、下腿前面と足背の伸筋群を支配する深腓骨神経🖝に分かれる。脛骨神経は膝窩中央から下腿後面の深部を下降して下腿の屈筋を支配したのち、脛骨内果の後ろを回って足底に至り、足底の屈筋を支配する。脛骨神経は下腿後面と足底の感覚を、総腓骨神経は下腿外側面・足背の感覚を支配する。

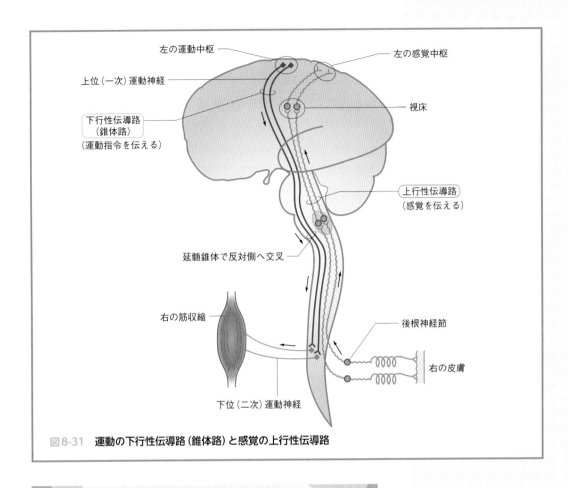

図8-31　運動の下行性伝導路（錐体路）と感覚の上行性伝導路

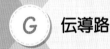 伝導路

　中枢神経の中で同じ役割をもつ神経線維の束を伝達路という．特に，大脳皮質運動中枢から運動の指令を脳幹・脊髄に伝える下行性伝導路と，さまざまな感覚を中枢へ伝える上行性伝導路が重要である（図8-31）．

❶ 運動の下行性伝導路（遠心性）

　前頭葉の大脳皮質運動中枢（一次運動野，図8-9）から発する運動指令は，内包・脳幹を通って脊髄へ下行し，脊髄前角の下位（二次）運動神経に伝えられる．この中枢神経内部を通る運動指令の伝導路を皮質脊髄路という．その大部分は延髄の錐体で左右交叉（錐体交叉）することから錐体路といい，反対側の脊髄側索を下行する（外側皮質脊髄路）．錐体交叉しなかった線維は同側の脊髄前索を下行してから交叉して反対側の前角で運動神経にシナプス接続する（前皮質脊髄路）．したがって，大脳皮質運動

✎ 錐体路とその障害

　錐体路は大脳半球から脊髄まで下降する伝導路であり，内包や脳幹の脳梗塞や，脊髄損傷など，中枢神経に生じるさまざまな原因で障害される．
　一方，筋委縮性側索硬化症（amyotrophic lateral sclerosis, ALS）は，錐体路（上位運動ニューロン）だけでなく，脳幹・脊髄から末梢へ向かう下位運動ニューロンも侵される原因不明の変性疾患である．全身の筋肉の運動麻痺が進行し，構音障害・嚥下障害（球麻痺症状），さらには呼吸筋も麻痺する．外眼筋の麻痺が最も遅く起こるため，五十音表を眼で指し示すか，外眼筋の動きをコンピュータで文字変換する装置の助けを借りてコミュニケーションを取ることが可能である．

中枢は反対側の運動を支配している．顔面表情筋など頭頚部の筋への運動指令は，大脳皮質運動中枢から脳幹（反対側）にある脳神経核までの伝導路（皮質核路）によって伝えられる．

❷ 感覚の上行性伝導路（求心性）

　一般体性感覚は，表在感覚（皮膚感覚）と深部感覚に大別される．表在感覚には，普段皮膚・粘膜で感じる触圧覚・痛覚・温度覚がある．壁側漿膜（胸膜・腹膜）や骨膜も体性感覚神経が支配し，位置のはっきりした鋭い痛覚を感じる．筋・腱・関節からの深部感覚には，重力の感覚，骨格筋の伸展具合や関節・腱の位置覚・振動覚などがある．これら深部感覚が伝わらないと，眼を閉じるとふらついて倒れてしまう症状が起こる（ロンベルグ徴候）．また歩行時は足を大きく投げ出して地面に打ち付けるようにして歩くようになる．

　以上の一般体性感覚は，感覚神経から数えて合計3個の神経細胞を乗り継いで反対側の大脳皮質感覚中枢（一次感覚野，**図8-9**）に伝えられる．このうち，深部感覚と精細な触圧覚は，同側の脊髄後索を上行して延髄で中継され，反対側にわたる（後索−内側毛帯路）．温痛覚と粗大な触圧覚は，脊髄後角に入るとすぐ中継されて反対側にわたってから前索と側索を上行する（前・外側脊髄視床路）．こうして脊髄の後索・前索・側索を上行してきた一般体性感覚は，いずれも反対側の視床で中継され，内包を通って大脳皮質感覚中枢に達する．

Column　認知症

　認知症の原因はアルツハイマー病（7割近く）が最も多く，ついで血管性認知症（約2割）が多い（両者の合併もある）．血管性認知症は脳梗塞・脳出血などの脳血管疾患によるものであり，動脈硬化や高血圧などの生活習慣病への対策が予防につながる．アルツハイマー病の予防については，運動習慣（週2回以上，軽く汗をかく程度）のある人はない人に比べて20年後のアルツハイマー病発症が4割以下に減少すると報告されている．認知症発症の手前の段階（軽度認知障害 mild cognitive impairment，MCI）の人においても運動によって認知機能低下や脳委縮を抑制できるという．

　日本では2025年に65歳以上の高齢者の5人に1人が認知症になると予測されている．社会全体で認知症の人を支え，「共に生きる」観点から対策を進める必要がある．対等な人として敬意を払い，言葉や態度で「あなたを大切に思っています」という心を通わせるコミュニケーションが基本的に大切である．フランスの2人の元体育教師が認知症病棟での勤務経験から編み出した「ユマニチュード」に学ぶところは大きい．

第 **9** 章

感覚器系

| 学習目標 |

1 感覚には，特殊感覚・一般体性感覚・内臓感覚の3種類があること，それぞれを伝える神経の種類を理解する

2 内臓痛が一定の領域の体性痛（関連痛）を引き起こすことを理解する

3 音・光・機械力などの物理的エネルギーやさまざまな化学物質による情報が対応する受容体を介して，中枢へ伝達されて感覚として感じられることを理解する

4 視覚器の構造，視覚の受容のしくみと伝達する脳神経を理解する

5 聴覚器の構造，聴覚の受容のしくみと伝達する脳神経を理解する

6 平衡感覚器の構造，平衡感覚の受容のしくみと伝達する脳神経を理解する

7 嗅覚器の構造，嗅覚の受容のしくみと伝達する脳神経を理解する

8 味覚器（味蕾）の構造，味覚の受容のしくみと伝達する脳神経を理解する

9 皮膚の構造と皮膚のバリア機能・感覚器としての機能を理解する

10 体温調節のしくみを説明できる

A　感覚器 総論

1　感覚はどうやって感じられるのか

　私たちは，無意識のうちにも，身体の内外の環境からの刺激を素早く感じ取り，これに対して反射的に（あるいは熟慮の末）適切な行動をとり，また学習や思索を行うことができる．刺激をキャッチして感じる機能を感覚機能といい，これを担当する器官を感覚器という．感覚器の感覚細胞がそれぞれに適した刺激（適刺激）を受容すると，その情報は電気信号となって感覚神経を通じて中枢神経（脊髄・脳）へ伝えられ，その中の伝導路を通って大脳皮質の感覚中枢（p.175）に達する．感覚中枢の神経細胞は，電気信号をそれぞれの感覚に変換し，感じた体の部位に投射して感覚として「感じられる」しくみになっている．

2　感覚の分類

　感覚は，視覚，聴覚・平衡感覚（平衡覚），嗅覚，味覚などの特殊感覚と，皮膚や筋・腱・骨膜・壁側漿膜で感じられる体性感覚，それに，内臓で感じられる内臓感覚の3つに大別される．

　特殊感覚と体性感覚は感覚神経（体性神経の求心性線維）が伝えるのに対し，内臓感覚は自律神経（交感神経・副交感神経）に含まれる求心性線維が伝える（**表9-1**）．

　感覚は，生きていく上でさまざまな危険を回避し，適切に行動するために必須の情報といえる．痛覚・温冷覚（温度覚）がなければ，けがややけどを避けられないし，深部感覚が低下すると閉眼して立っていることすらできなくなる（p.245）．

📖 投射
事故などで切断され，失ったはずの手足に痛みを感じることがある（幻肢痛）．これは切断された神経の活動性が変調をきたし，大脳皮質感覚中枢を刺激する結果，感覚中枢が以前と同じように痛みを投射するためである．

📖 痛覚
まれな遺伝性疾患である先天性無痛無汗症の患児では，触圧覚はあるが痛覚がなく，危険を回避できないため，外傷・熱傷を繰り返し，指や舌先がなくなったり，度重なる骨折・脱臼の後遺症で歩けない状態になることが多い．また，汗腺はあるが暑くても発汗せず，体温調節ができないため高熱や低体温を繰り返す（神経成長因子の受容体遺伝子の変異により，温痛覚を伝える神経線維と発汗をつかさどる交感神経節後線維が発達しないことが原因）．外傷の回避や体温調節に必要な処置は保護者による配慮が欠かせない．

📖 関連痛
関連痛の典型例は以下のようである．
・狭心症・心筋梗塞⇒左肩・左上肢・左下顎の痛み
・胆石症⇒右肩の痛み
・尿管結石⇒患側背部・側腹部・大腿前面内側の痛み
関連痛の成因は，内臓痛の電気信号が自律神経の求心性線維を通って脊髄分節に入ると，その一部が同じ分節に入る体性痛の上行性伝導路へ合流して脳へ伝えられるためといわれている．

表9-1　3つの感覚と中枢へ伝える神経

体性神経の求心性線維（感覚神経）	① 特殊感覚：視覚，聴覚，平衡感覚，嗅覚，味覚
	② 体性感覚（一般体性感覚） ・表在感覚：触圧覚，痛覚，温冷覚（温度覚） ・深部感覚：関節の動き，筋・腱の伸長，振動覚など
自律神経の求心性線維	③ 内臓感覚 ・内臓痛＊：内臓・血管に由来する腹痛・胸痛など ・臓器感覚：空腹感・口渇感・尿意・便意・悪心・胸やけなど

＊：内臓痛は，体の一定領域に投影されて体性痛として感じられる関連痛を伴うことがある．

3 感覚の適刺激

感覚刺激には，物理的な刺激（光・音・機械力・温度）や化学物質（におい・味物質や発痛物質）など，さまざまな種類の刺激がある．感覚細胞はそれぞれがもつ受容体の性質によって，ある特定の種類の刺激だけに反応する．これをその感覚器の適刺激という．感覚・感覚器と適刺激の対応を**表9-2**に示す．

4 感覚器の性質

感覚細胞が反応できる最小の刺激の強さを閾値といい，閾値が低いほど感度がよい（高い）といわれる．

同じ感覚刺激が持続するとしだいに感じられなくなる現象を順応という．暗い部屋から明るい外に出ると最初はまぶしいがしだいに慣れてくる明順応や，暗い部屋に入ってしばらくするとある程度見えるようになる暗順応が代表的である．嗅覚では，ある特定のにおいに対して急速に順応するが，別のにおいは感じることができる．触圧覚は順応が速いのに対し，痛覚は順応がほとんど起こらず，持続する激しい痛み（疼痛）は患者に著しい苦痛を与える．

刺激の強弱の程度がよく判別できる感覚とそうでない感覚があり，前者には視覚・聴覚や触圧覚・重量感覚があり，後者には味覚・嗅覚などがある．刺激の強弱が判別できる最小の刺激差を弁別閾といい，これが小さい感覚は判別性がよいという．

受容体

機械力受容体と多様刺激受容体はそれ自体が陽イオンチャネルであり，刺激を受けると直接電気的興奮を引き起こす．また，視覚・嗅覚・味覚の受容体（光・化学物質受容体）の場合は，刺激されると間接的に電気的興奮を引き起こす．

表9-2 **感覚・感覚器と適刺激**

感　覚			適刺激	感覚器・感覚細胞	受容体
特殊感覚	視覚		光	網膜の視細胞（錐体・杆体細胞）	光受容体（ロドプシンなどの視物質）
	聴覚		音（音波）	内耳（蝸牛）の有毛細胞	機械力受容体
	平衡感覚		重力・加速度	内耳（前庭・半規管）の有毛細胞	機械力受容体
	嗅覚		化学物質（におい物質）	嗅上皮の嗅細胞	化学物質受容体
	味覚		化学物質（味物質）	味蕾の味細胞	化学物質受容体
一般感覚	表在感覚	痛覚*	侵害刺激	感覚神経の自由神経終末	多様刺激（ポリモーダル）受容体
		温冷覚**	温度・化学物質		
		触圧覚	機械力	マイスネル小体・パチニ小体など	機械力受容体
	深部感覚		機械力	筋紡錘・腱紡錘・関節受容器など	機械力受容体

＊：痛覚を引き起こす適刺激（**侵害刺激**）には多様な刺激があり，強い機械力（穿刺・切断・強い圧迫など）のほか，極端な高音・低温，外界の腐食性化学物質や体内で組織損傷により放出されるさまざまな分子がある．強い機械力は特殊な機械力受容体が，それ以外の多様な侵害刺激の多くは，高温・低温にも反応する多様刺激（ポリモーダル）受容体が受容する．

＊＊：体温より高温・低温それぞれに反応する温・冷別々の神経（ニューロン）によって伝えられる．温ニューロンはトウガラシの辛味成分（カプサイシン）にも反応し，また，冷ニューロンはミントに含まれるメントールにも反応する．

痛み（疼痛）

痛み（疼痛）は，ほかの感覚と異なり，不快・不安・恐怖などの負の感情を伴う．これは，急性の侵害刺激によって生じた痛み（**侵害受容性疼痛**）の神経伝達が，大脳皮質の感覚中枢だけでなく，情動をつかさどる大脳辺縁系を含む脳のさまざまな領域に伝えられて生じる脳内の活動によるものであり，強力な「警告信号」としてはたらく．これにより，安静の保持や治療行動をとらせたり，また今後受傷を回避するような動機づけとなる．一方，痛みの神経伝達の経路（末梢～中枢神経）のどこかで神経細胞の活動性が変調をきたし，慢性疼痛を引き起こすことがある（**神経障害性疼痛**）．これは，神経自体の損傷や炎症等が原因の場合と，侵害受容性疼痛の当初（急性期）に原因除去と除痛が適切でなかったことが原因で侵害刺激が去った後にも痛みの神経伝達が増幅されて続く場合がある．いずれも脳内のさまざまな部位の活動を引き起こし，負の感情に加えて，不眠，食欲不振，抑うつなどの症状を生じることが多い．

痛みを自覚する患者には迅速な原因の除去と（原因が見当たらない場合にも）最大限の除痛が必要である．

反射反応

急性の疼痛は反射的に自律神経の活動性を亢進させる．
- 交感神経⇒頻脈・血圧上昇・発汗・散瞳
- 副交感神経⇒嘔吐

対光反射（1）

片眼に光を入れると両眼の瞳孔が小さくなる（縮瞳）反射である．対光反射（p.208）の消失は死の三徴候の1つである（あと2つは心停止と呼吸停止）．

5 感覚刺激が引き起こす反射反応

感覚器からの電気信号が大脳皮質の感覚中枢に到達する前に，無意識のうちに素早い反応を引き起こす場合があり，これを反射という．例えば，まぶしい光に対して「まぶしい」と思う以前に無意識に瞳孔が小さくなる縮瞳反射，体が傾くと無意識にバランスを取るように姿勢を立て直す姿勢反射，熱いものに触れると思わず手を引っ込める屈曲反射など，数多くある．反射は危険な刺激から身を守るために筋の収縮を通じて素早く対処するしくみである．反射を引き起こす中枢（反射中枢）は，大脳皮質の感覚中枢より下位の中枢神経（脳幹・脊髄）にある．感覚器から反射中枢まで（求心性線維）を反射の求心路，反射中枢から反応を起こす筋肉まで（遠心性線維）を反射の遠心路といい，求心路→反射中枢→遠心路のつながりを反射弓という．

B 視覚器

1 視覚器の構成と役割

視覚器は，感覚器である眼球と，上下の眼瞼（まぶた）・涙器・外眼筋などの眼球付属器（副眼器）から構成される（図9-1）．眼球の壁は外側から順に，線維膜（角膜・強膜），脈絡膜，網膜の3重の膜からなり，その最内層の網膜は眼球の後ろに接続する視神経（第Ⅱ脳神経）によって脳と結ばれている．光刺激は網膜の視細胞（錐体・杆体の2種類がある）で受容され，電気信号に変換されて視神経を通って脳内に入り，大脳の後頭葉にある視覚中枢に伝えられて視覚という特殊感覚として感じられる．網膜で受容した光刺激は視覚以外にも，視床下部の体内時計の中枢を介して生理機能の日内変動を引き起こし，また，中脳を介して対光反射を引き起こす．

2 眼球

眼球は前後にやや長い球形（前後径約24mm）で左右の眼窩の中にある．前面（黒目の部分）は光を透過させる透明な角膜で，そのほかは白色の強膜（白目）で覆われ，これらはまとめて眼球線維膜（眼球外膜）といい，両者とも緻密なコラーゲン線維でできている．強膜表面は無色透明な眼球結膜で覆われている．

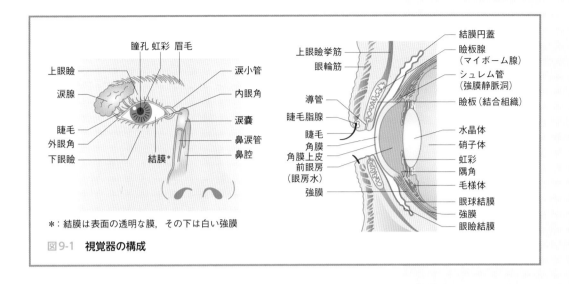

図9-1 **視覚器の構成**

*：結膜は表面の透明な膜，その下は白い強膜

　角膜の奥には茶色い円盤状の虹彩^{こうさい}が瞳孔（黒目の中心）を取り囲み，光は角膜を通って瞳孔から入光し，虹彩の後ろにある無色透明な水晶体（レンズ）と，水晶体の後ろにある無色透明なゼリー状の硝子体を通って眼球の内側を覆う網膜に達する．虹彩は瞳孔に入る光の量を調節するカメラの絞りの役割を担い，角膜・強膜移行部で毛様体に接続する．毛様体は細い線維を介して水晶体を保持し，レンズの厚みを調節して網膜に光の焦点を合わせる遠近調節を担う．毛様体に続く脈絡膜（ブドウ膜）は血管とメラニン色素に富んで黒く，強膜の内側で眼球内面を覆って眼球内を暗くし，暗箱のように光のノイズを減らす．脈絡膜・毛様体・虹彩をまとめて眼球血管膜（眼球中膜）という．角膜から水晶体までのスペース（眼房）は，毛様体から分泌される無色透明な細胞外液で満たされており，これを眼房水という（**図9-2**）．

❶角膜

　外界からの光が最初に通過する角膜は，コラーゲン線維の規則正しい配列からなる透明な組織である．表面には角膜上皮があり，眼球結膜に接続する（重層扁平上皮）．角膜は前方へ凸にカーブしており，光を屈折させ，瞳孔から眼球内に光を集め入れる役割を担う．角膜で最初に屈折を受けた光は，眼房水を通って水晶体に射し込み，ここでさらに屈折を受け，硝子体を通過したのち，ちょうど網膜の位置に画像を結ぶ．

　角膜には血管の分布はないが感覚神経に富み，角膜が刺激されると反射的に両眼のまばたきが起こる．これを角膜反射（瞬目

眼球結膜

血中ビリルビンが上昇すると眼球結膜・皮膚が黄染する（黄疸）．また，下眼瞼の眼瞼結膜は毛細血管を流れる赤血球によりピンク色を呈するが，貧血（赤血球・ヘモグロビンの減少）があると白っぽくなる．眼球結膜・眼瞼結膜のアセスメントは重要である．

虹彩

虹彩は，有色人種ではメラニン色素に富み，茶褐色をしているが，白色人種では色素が少なく，人によって青色，灰色，緑色，茶色などさまざまな色をしている．

毛様体

虹彩と毛様体は内部に平滑筋をもつ．これらは眼球内部にあるので内眼筋と総称される．（眼球の外について眼球を動かす骨格筋群を外眼筋という．）

角膜反射

滅菌生理食塩水で湿らせた細い脱脂綿を視界に入らないほうから近づけて角膜にそっと触れると，両眼でまばたき（瞬目）が起こる．求心路は三叉神経（Ⅴ），遠心路は顔面神経（Ⅶ）である．

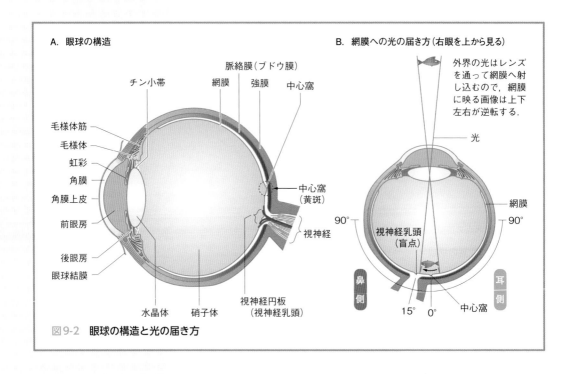

A. 眼球の構造

脈絡膜（ブドウ膜）

チン小帯　　網膜　強膜　中心窩

毛様体筋
毛様体
虹彩
角膜
角膜上皮
前眼房

後眼房
眼球結膜

中心窩
（黄斑）

視神経

水晶体　硝子体　視神経円板
（視神経乳頭）

B. 網膜への光の届き方（右眼を上から見る）

外界の光はレンズを通って網膜へ射し込むので，網膜に映る画像は上下左右が逆転する．

光

網膜

90°　90°

視神経乳頭
（盲点）

鼻側　　耳側

15°　0°　中心窩

図9-2　眼球の構造と光の届き方

反射）という．また，異物が角膜の痛みを引き起こすと自然に涙があふれてきて異物を洗い流す（流涙反射）．

❷ 虹彩

　虹彩は，瞳孔を取り囲むドーナツ状の組織で，眼に入る光の量を調節する（カメラの絞りの役割）（**図9-3**）．瞳孔を取り囲んで輪状に配列する**瞳孔括約筋**と放射状に配列する**瞳孔散大筋**という2種類の平滑筋が中にあり，まぶしいところでは，瞳孔括約筋が収縮して瞳孔が小さくなり（縮瞳），暗いところでは，瞳孔散大筋が収縮して瞳孔が大きくなる（散瞳）．縮瞳は副交感神経〔動眼神経（Ⅲ）に含まれる〕，散瞳は交感神経のはたらきによる．正常では瞳孔は左右がまったく同じ大きさの正円で，片眼に光を入れると両眼の瞳孔が同じように縮瞳し，光をそらすと両眼の瞳孔が散大する．これを**対光反射**という．交感神経の活動が亢進した状態（外傷・大出血や疼痛・緊張・不安などの緊急事態）では，光の量によらず散瞳がみられる．

　なお，近くを見るとき，左右の眼は自然に内側に寄って「寄り目」になり，同時に瞳孔が縮瞳する．これを**輻輳反射**という．

❸ 毛様体

　虹彩に接続する毛様体は，遠近調節と眼房水の分泌を担う．

　ⓐ遠近調節　表面から**チン小帯（毛様体小帯）**という無数の

📖対光反射（2）
光を入れたほうの眼に起こる反応を直接反射，反対側の眼に起こる反応を間接反射という．対光反射の求心路は視神経（Ⅱ）で，反射中枢は中脳にあり，遠心路は動眼神経（Ⅲ）に含まれる副交感神経である（p.206）．

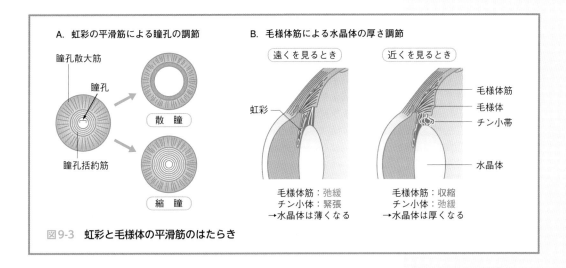

A. 虹彩の平滑筋による瞳孔の調節

瞳孔散大筋
瞳孔
瞳孔括約筋

散　瞳
縮　瞳

B. 毛様体筋による水晶体の厚さ調節

遠くを見るとき　近くを見るとき

虹彩
毛様体筋
毛様体
チン小帯
水晶体

毛様体筋：弛緩
チン小体：緊張
→水晶体は薄くなる

毛様体筋：収縮
チン小体：弛緩
→水晶体は厚くなる

図9-3　虹彩と毛様体の平滑筋のはたらき

細い線維が出て水晶体を保持し，内部にある毛様体筋（平滑筋）の収縮度合を調節することにより毛様体小帯の張り具合を変えて水晶体の厚みを調節し，外界の画像が網膜の位置にぴったりと焦点を結ぶようにフォーカス（ピント）を合わせる．

　⑥眼房水分泌　　毛様体の表面を覆う上皮細胞が分泌している．眼房水は瞳孔を通って前眼房に至り，角膜強膜接続部（隅角）付近にある強膜静脈洞（シュレム管）へ流出して眼房を去る．眼房水は一定の眼房圧（眼圧：14〜16mmHg）で眼球の形を保ち，同時に，血管をもたない角膜・水晶体・硝子体に酸素と栄養を与える．緑内障は眼圧上昇が一因となって網膜の神経組織がダメージを受け，視野欠損・失明に至る病気である．

❹ 水晶体・硝子体

　水晶体は弾力性に富む透明な両凸レンズで，透明な水晶体上皮とそれが変化してできた水晶体線維が玉ねぎのように重なり合ってできている．老化によって弾力性が失われ，十分な厚みを回復できない状態が老視で，近くを見るときには凸レンズで補正する．また，内部が変性して白濁した状態が白内障であり，レンズを摘出して人工眼内レンズを入れる．

　硝子体は膜に包まれた無色透明なゼリー状の物質である．水晶体と硝子体には血管がない．

❺ 脈絡膜

　脈絡膜のメラニン色素は眼球内部を暗箱のように暗く保ち，瞳孔から入る光以外のノイズを遮断する（瞳孔が黒く見えるのは脈絡膜が黒いからである）．脈絡膜の豊富な血管網は，網膜表面に

水晶体の調節

遠くを見るときは毛様体筋が弛緩して平たくなり，水晶体から遠ざかって毛様体小帯がピンと張るため，水晶体は引き伸ばされて薄い凸レンズになる．一方，近くのものを見るときは毛様体筋が収縮し，水晶体に近づいて毛様体小帯が緩むため，水晶体は自らの弾性で厚い凸レンズに変化する．毛様体筋は瞳孔括約筋と同様，動眼神経（Ⅲ）に含まれる副交感神経により支配されている．

緑内障

緑内障は，進行するまで視野欠損に気づかれにくい．シュレム管への眼房水流出が妨げられて眼圧が上昇するタイプ（閉塞隅角）と，それ以外の原因（開放隅角）があり，網膜が障害を受ける．緑内障の患者に副交感神経遮断薬（抗コリン薬）を投与すると，眼圧が急上昇して急性増悪し，失明する危険があるので禁忌である．

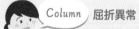

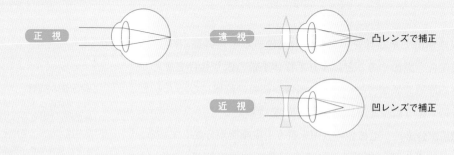

Column 屈折異常

　　近視・遠視・乱視はまとめて**屈折異常**という．日本人に多い近視は，眼球の前後径が長く，遠くの物体の像が網膜より手前に焦点を結ぶためにぼやけて見えるもので，凹レンズのメガネやコンタクトレンズで補正する．遠視はその逆で眼球の前後径が短く，焦点が網膜の背後に結ぶため，凸レンズのメガネやコンタクトレンズで補正する．幼児の遠視の場合，嫌がっても常時メガネをかけさせて視機能の訓練をする必要がある．幼児の視機能は6歳ごろまで発達を続けるためである．老視は，中年以降，水晶体の弾力性が弱まり，近くを見るときに十分厚みを増すことができないため焦点が網膜の後ろに結び，近くのものがぼやけて見えるもので，凸レンズのメガネで補正する．近視の人が老視になった場合には，1枚のレンズの中央部分は近視用レンズ，下方は遠視用レンズ（新聞を読むなど近くを見るときはレンズの下方を通して見るため）の曲率を兼ね備えた遠近両用レンズのメガネをかける．乱視は角膜表面に凹凸があり，画像の焦点を結ぶことができず，患側の片眼で見たときに対象物が複数個重なって見える．

正 視

遠 視　　　　凸レンズで補正

近 視　　　　凹レンズで補正

分布する血管とともに網膜を養う．

❻ 網膜 📖

　網膜は脈絡膜の内側で眼球内面の最内層にあり，メラニン色素をもつ網膜色素上皮の上に視細胞（錐体と杆体）があり，その上にシナプス結合した神経細胞が層状に配列している（**図9-4**）．眼に入った光は角膜と水晶体で屈折を受け，硝子体を通過して，網膜に左右上下が逆転した像として結ばれる．視細胞が光刺激を電気信号に変換して神経細胞に伝え，そこから出た軸索突起が視神経乳頭（**図9-2，5**）という楕円形の部位に集合して視神経となり，眼球から出ていく．視神経乳頭には視細胞がなく，対応する視野は視野検査でマリオット盲点と呼ばれる（**図9-7**参照）．視神経乳頭は，網膜に分布する血管の出入口にもなっている．

　視神経乳頭の外側に黄斑📖と呼ばれる部位があり，その中央は中心窩といって軽くくぼんでいる（**図9-5**）．中心窩は最も高い視力が得られる部位であり，ものを注視すると，画像の焦点は中心窩に結ばれる（**図9-2**）．

　光を受容する視細胞には錐体と杆体の2種類があり，錐体は中

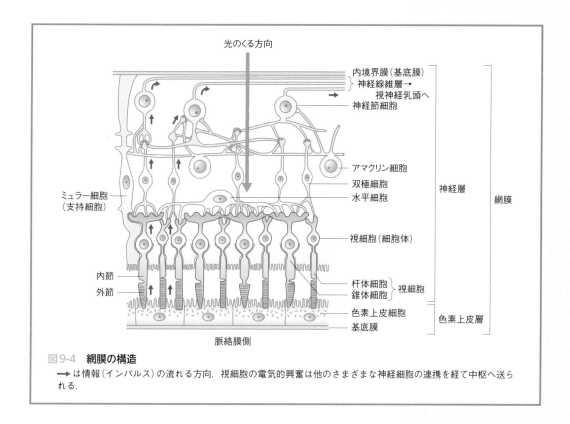

図9-4　網膜の構造
➡ は情報（インパルス）の流れる方向．視細胞の電気的興奮は他のさまざまな神経細胞の連携を経て中枢へ送られる.

黄斑
（中心窩）

視神経乳頭
（マリオット盲点に相当）

耳側

鼻側

動脈　　静脈
（写真提供：やなぎだ眼科クリニック 柳田 隆博士）
図9-5　眼底写真（正常；右眼）
黄斑は視神経乳頭の外側（耳側）に位置する．黄斑の中央のくぼみを中心窩という.

📖黄斑

緑内障はわが国の視覚障害・失明の原因として最も多いが，網膜病変が黄斑にまで広がらないと視野欠損に気づかれず，発見が遅れることが多い．**加齢黄斑変性症**は近年増加しており，初期は視野の中心が歪んだり欠けて見えたりするが，進行すると失明に至る．予防には禁煙と緑黄色野菜や青魚の摂取が有効である（酸化ストレス消去と炎症抑制効果）.

211

図9-6 光の三原色
三原色の光が混ざると白色光になる.

📖**視物質**
赤・緑に反応する視物質（光受容体タンパク）の遺伝子はX染色体上にあるので，その遺伝子変異で起こる赤緑色覚異常は男性に多い.

心窩に密集し，杆体は周辺部に多数存在している．錐体には，光の三原色［赤，青，緑］（**図9-6**）にそれぞれ対応する3種類があって色覚を担い，視野の中心でとらえた注視の対象物の形と色調をはっきりと識別する（**図9-7**）．一方，杆体は色を区別できないが，薄暗いところでは錐体より感度よくはたらく．このため薄暗いところでは中心視野よりも周辺視野にあるもののほうがよく見える.

錐体も杆体も，光に反応して構造が変化する光受容体タンパク（視物質📖）をもち，そのはたらきで光が電気信号に変換されて視神経へ伝えられ，脳内へ伝達される．視物質の感光反応にはビタミンA誘導体（レチナール）が必要である．光を受容してレチナールが不活性化されると網膜色素上皮で再生し，補給される．ビタミ

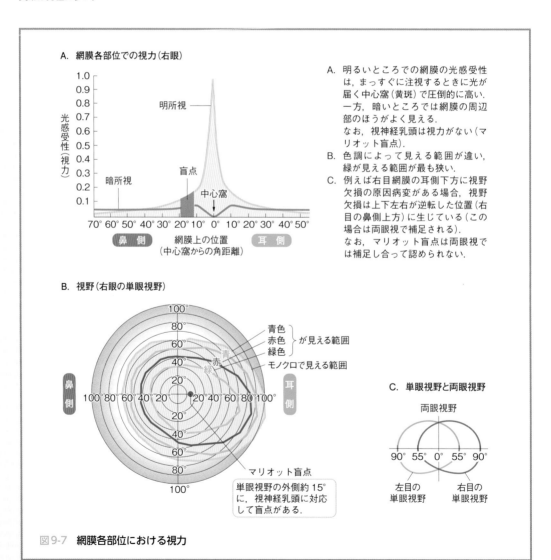

図9-7 網膜各部位における視力

212

ンA欠乏症では薄暗いところで視力が落ちる夜盲症（鳥目）になる.

　私たちを取り巻く環境の明るさは，星明りから直射日光の下まで100万倍以上の幅がある．これに対応するため，瞳孔の大きさを調節する対光反射に加えて，視細胞には視物質の活性化状態を変化させるしくみが備わっている．それが明順応と暗順応🔖である.

🔖 3 網膜から視覚中枢までの脳内伝導路

　網膜には水晶体を通過した外界の光が上下左右逆転した形で像を結ぶ（図9-2B）．網膜からの電気信号は，後頭葉の視覚中枢に達して視覚として感じられる（p.188）．このため，視野欠損は，網膜や眼内の異常だけでなく，脳内の視覚伝導路や視覚中枢の異常によっても生じる（図8-19参照）．なお，視野とは，正面の1点を注視した状態で見える範囲のことで，左右別々に検査する（図9-7B）.

🔖 4 眼球付属器

❶ 涙と涙腺・鼻涙管

　涙液（涙）は涙腺から絶えず分泌され，瞬目のたびに眼球表面に広がって潤し，内眼角の上下にある涙点から鼻涙管に吸収され，鼻腔内（下鼻道）にある鼻涙管の出口から排出される（図9-1）.

❷ 上眼瞼と下眼瞼

　まぶた🔖（上眼瞼・下眼瞼）は眼球を保護する役割をもち，眼輪筋（顔面表情筋の一つで顔面神経Ⅶの支配）の収縮で閉眼し，上眼瞼挙筋（動眼神経Ⅲの支配）の収縮で開眼する．眼瞼の裏側を覆う眼瞼結膜は眼瞼円蓋で眼球結膜につながり，ともに表面を涙液に潤されて互いに滑らかに動くことができる．観察がしやすい下眼瞼の眼瞼結膜は，毛細血管が豊富なため正常ではピンク色に見えるが，貧血があるとピンク色が減じて白っぽく（蒼白に）見える．眼瞼の縁には睫毛（まつげ）があってゴミが眼裂に入るのを防ぎ，マイボーム腺🔖（特殊な皮脂腺）が開口してその分泌物が涙の層の表面を薄く覆い，涙の蒸発を防いでいる.

　眼瞼の内部には結合組織性の瞼板があって，まぶたの形を維持している（図9-1）.

❸ 外眼筋

　眼球の外側には外眼筋🔖と総称される6個の横紋筋（随意筋）が付着しており，眼球を動かしている（図9-8）．左右の眼は，近く

🖊️ マイボーム腺

睫毛の内側まで濃いアイメークをしていると，マイボーム腺の分泌が妨げられ，涙が蒸発しすぎてドライアイをきたす．一方，マイボーム腺や睫毛の根元に開口する汗腺・脂腺に自身の皮膚常在菌が感染して炎症を起こしたものが麦粒腫（ものもらい）である．

🖊️ 外眼筋

上直筋・下直筋・内側直筋・外側直筋・上斜筋・下斜筋の6種類があり，上斜筋（滑車神経Ⅳ）と外側直筋（外転神経Ⅵ）以外は動眼神経（Ⅲ）の支配である．（なお，通常，開眼をつかさどる**上眼瞼挙筋**も外眼筋に含める．）
上斜筋は眼窩の奥から前方に進んだあと，眼窩上縁内側にある軟骨のリング（滑車の役割をもつ）を通って後ろ向きに向きを変えてから眼球上面に斜めに停止する．下斜筋は眼窩の下内壁から起こり，眼球の下から外側面に斜めに停止する．

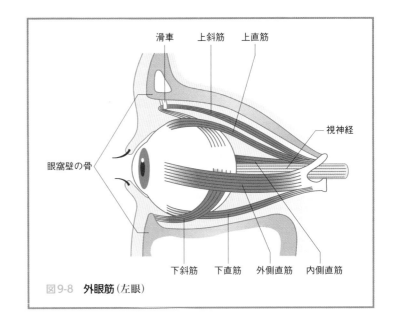

図9-8　**外眼筋**（左眼）

を見るときは寄り眼になり（輻輳反射），それ以外はいつも協調して同じ向きに動き，左右の眼がとらえた画像のずれが中枢で処理されて立体視となる．これら外眼筋やその支配神経の麻痺が起こると，眼球が偏位し，両眼視で物が二重に見える複視の症状が出現する（p.190）．

Ⓒ　聴覚器と平衡感覚器

聴覚で感じる音の本態は空気の振動（音波）であり，音の高さ（音程）は音波の振動数（周波数：多いほうが高い）を，音の大きさは振動の振幅（エネルギー）を反映して聞こえる．平衡感覚は重力や加速度を感じるもので，体のバランスをとる上で不可欠である．

1　耳の構造

耳は，外耳，中耳，内耳の3つの部分からなり，いちばん奥にある内耳に聴覚と平衡感覚の感覚器がある．外耳と中耳は伝音器であり，外耳から鼓膜に伝わった音の振動が，中耳にある耳小骨によって大きさを調整されて内耳まで伝えられる．中耳から耳管が伸びて上咽頭に開口している．

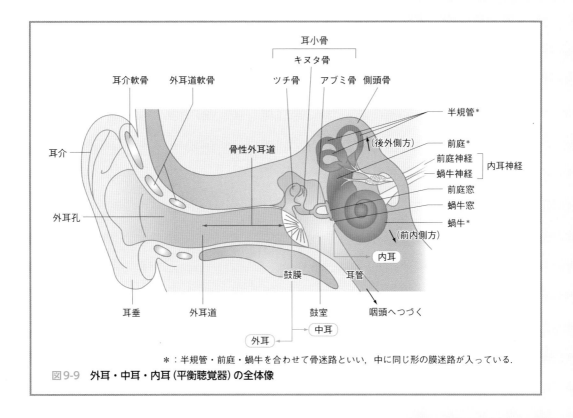

＊：半規管・前庭・蝸牛を合わせて骨迷路といい，中に同じ形の膜迷路が入っている．

図9-9　**外耳・中耳・内耳（平衡聴覚器）の全体像**

　内耳は側頭骨の中に収められた複雑な構造で，前方から順に，蝸牛，前庭，半規管と呼ばれる3つの領域が連なり，蝸牛が聴覚を，前庭と半規管が平衡感覚を担当する．これらは骨の中の空間（骨迷路）と，その中にある同様の形の膜性の袋（膜迷路）からなり，感覚器は膜迷路の中に収められている〔ラセン器（コルチ器）と球形嚢・卵形嚢・膜半規管〕．

　聴覚・平衡感覚を生じる刺激は電気信号に変換され，それぞれ蝸牛神経と前庭神経〔合流して内耳神経（第Ⅷ脳神経）となる〕を通って脳幹に入り中枢まで伝えられる（**図9-9**）．

2 外　耳

　外耳は集音装置である耳介（じかい）と外耳道からなり，音（音波）を外耳道の突き当たりにある鼓膜まで伝える．耳介は弾性軟骨で形が保たれ，下方には軟骨のない耳垂（じすい）（耳朶＝耳たぶ）が垂れ下がっている．

　外耳道は入り口（外耳孔）から鼓膜まで約3cmのS字状に緩くカーブしたトンネルで，内面を皮膚に覆われている．外耳道の内側2/3は側頭骨の中にある（骨性外耳道）．外側1/3は軟骨で裏打

耳介

動物は物音のする方角へ耳介を無意識に動かして集音効果を高めるが，ヒトではこの機能は退化している．耳介は薄く表面積が大きいために体温が奪われやすく，特に凍傷を受けやすい部位である．

ちされた軟骨性外耳道で，耳毛が外向きに生えて異物の侵入を防ぎ，皮脂腺やアポクリン汗腺(耳道腺)が多く，その分泌物にはがれ落ちた表皮が混ざって耳垢(耳あか)🖋となる．

🖋 3　中耳（鼓室）

中耳は側頭骨の中の空洞で鼓室ともいい，外耳と隔てる鼓膜とこれに接続する3つの耳小骨(ツチ骨・キヌタ骨・アブミ骨)があり，音によって生じた鼓膜の振動を，耳小骨を介して内耳まで伝える．

鼓膜は，楕円形をした光沢のある線維性の膜で，外耳側は表皮に，中耳側は粘膜に覆われ，知覚神経に富み，誤ってつつくと強い痛みを覚える．鼓膜は中耳側にややへこんだ菅笠状の形で外耳道に対して斜めに位置し，大音響による振動でも破れにくくなっている．

鼓膜の中耳側にはツチ骨が密着しており，これに関節を介してキヌタ骨・アブミ骨が接続し，アブミ骨は内耳の前庭窓に張った膜に付着している．音波が鼓膜に達すると，その高低〔音波の周波数(振動数)〕と大小(強さ：音波の振幅)に従って鼓膜が振動し，耳小骨を介して前庭窓を振動させる．耳小骨には2つの小さな耳小骨筋🖋(耳内筋)がついていて，過大な音により反射的に収縮し，内耳に伝達される振動を弱める．

鼓室の下壁からは耳管が伸びて咽頭上部に開口している．耳管は普段閉じているが，気圧が変化したとき(高いところや長いトンネルの中は気圧が低い)，あくびなどで耳管が開くと鼓室と咽頭が通じ，鼓室の内圧を外界の気圧と同じに調整する．

🖋 4　内　耳

内耳は側頭骨の中にあり，前方から順番に蝸牛・前庭・半規管と呼ぶ緻密骨で囲まれた複雑な形のスペース(骨迷路)と，その中に収められた同じ形状の膜でできた膜迷路からなる．蝸牛は聴覚，前庭と半規管は平衡感覚の感覚器を収めている．膜迷路の中は内リンパ🖋，外側は外リンパ🖋と呼ぶ細胞外液で満たされ，両者は交通がない．内耳の感覚細胞はいずれも膜迷路の中に配置された有毛細胞で，内リンパの振動や流れに反応して電気的に興奮し，その情報を蝸牛神経(聴覚)と前庭神経(平衡感覚)に出力する．両者は合流して内耳神経(第Ⅷ脳神経)となって脳幹に入る．

🖋 耳垢（耳あか）

鼓膜外表面と外耳道の表皮は外耳孔へ向かってゆっくりと横方向に移動しており，表層がはがれて耳垢に加わる．耳掃除を怠ると，耳垢が外耳道を閉塞して伝音性難聴をきたす．一方，乱暴な耳掃除によって外耳道が傷つくと，細菌が感染して外耳道炎を起こすことがある．耳垢の性状には白色乾燥タイプと黄色湿潤タイプの2種類あり，遺伝的に規定される．日本人は前者が多い．

🖋 耳小骨筋

耳小骨筋はツチ骨についた鼓膜張筋とアブミ骨筋で，それぞれ三叉神経の枝(下顎神経)と顔面神経の枝(鼓索神経)の支配を受ける．鼓膜張筋はツチ骨を介して鼓膜中央部分を中耳側に引っ張り，鼓膜の菅笠状の形を保持している．

🖋 内リンパ・外リンパ

内リンパはカリウムイオンが多く，細胞内液に近い組成をしているが，外リンパは普通の細胞外液と同じ組成でナトリウムイオンが多い．

❶ 蝸牛（聴覚）（**図9-10**）

蝸牛は，カタツムリの殻に似た2巻半のらせん状の空洞（骨迷路）で，その内部に蝸牛管（膜迷路）があって聴覚器であるコルチ器（ラセン器）を収めている．コルチ器は蝸牛管底部の基底膜上に約16,000個の聴細胞（有毛細胞）が整列し，その上に蓋膜が被さる構造をしている．基底膜は蝸牛管の底部から頂上にかけて，高音から低音までの音域順に共鳴する部位が連続しており，特定の高さの音に対応する部位が共鳴して振動すると，その部位にある有毛細胞だけが振動して蓋膜と接し，電気的興奮を起こして蝸牛神経に伝える．この電気的興奮が脳内に伝わり，側頭葉の聴覚中枢（p.191）に達して音として感知される．

蝸牛管の上下には外リンパで満たされた前庭階と鼓室階があり，両者は蝸牛のらせんの頂点で連続している．前庭階は中耳のアブミ骨が付着した膜が張った前庭窓に始まり，鼓室階は前庭窓の下にある蝸牛窓で終わる．音波の振動がアブミ骨から前庭窓に伝わると外リンパを振動させ，これが一瞬のうちに前庭階を上り

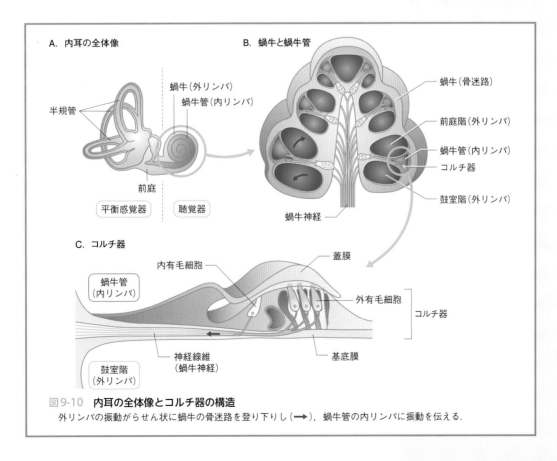

図9-10　内耳の全体像とコルチ器の構造
外リンパの振動がらせん状に蝸牛の骨迷路を登り下りし（➡），蝸牛管の内リンパに振動を伝える．

つめてらせんの頂点に達し，ついで鼓室階を下行して蝸牛窓へと抜けていく．この間，蝸牛管の内リンパが振動することにより，基底膜の特定部位が共鳴して振動し，その部位の有毛細胞が興奮して聴覚を生じる（図9-10）．

音色や人の声音は，音の高さで決まる音波の基本波形にさまざまな周波数の波形が重なってでき上がる．

❷ 前庭と半規管（平衡感覚）（図9-11）

前庭と3つの半規管は平衡感覚器を入れた膜迷路を収めている．

前庭にある膜迷路は球形嚢と卵形嚢✎（合わせて耳石器という）で，内壁に有毛細胞の集まりである球形嚢斑・卵形嚢斑（合わせて平衡斑という）がそれぞれ垂直面・水平面に配置されており，頭部の傾き（重力の方向）や直線運動を感知する．有毛細胞の上には炭酸カルシウムの耳石（平衡砂）を含むゼリー状の耳石膜（平衡砂膜）が載っていて，頭部の傾きや直線運動によって生じるズレが有毛細胞の感覚毛を曲げて電気的興奮を引き起こすのである．

前庭に続く半規管（前・後・外側半規管）は3つのループが互いに直交する平面にある．内部の膜半規管の起始部は膨らんで膨大部をなし，頭の回転を感知する有毛細胞が集まって膨大部稜を形

✎ 球形嚢と卵形嚢

両者は互いに細い管でつながり，さらに球形嚢は蝸牛管と，卵形嚢は膜半規管と連絡がある．

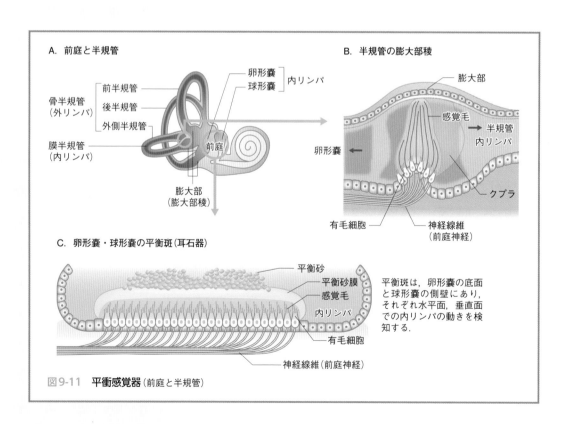

A. 前庭と半規管

骨半規管（外リンパ）
前半規管
後半規管
外側半規管

膜半規管（内リンパ）

卵形嚢
球形嚢
内リンパ

前庭

膨大部（膨大部稜）

B. 半規管の膨大部稜

膨大部
感覚毛
半規管内リンパ
卵形嚢
有毛細胞
神経線維（前庭神経）
クプラ

C. 卵形嚢・球形嚢の平衡斑（耳石器）

平衡砂
平衡砂膜
感覚毛
内リンパ
有毛細胞
神経線維（前庭神経）

平衡斑は，卵形嚢の底面と球形嚢の側壁にあり，それぞれ水平面，垂直面での内リンパの動きを検知する．

図9-11　**平衡感覚器**（前庭と半規管）

成している．有毛細胞の長い感覚毛はゼリー状の帽子（クプラ）の中に収められていて，それぞれの半規管の平面内での回転が内リンパの動きを介して感覚毛を曲げ，有毛細胞に回転加速度に応じた電気的興奮を引き起こす（**図9-11**）．

これらの有毛細胞の電気的興奮は前庭神経を通じて脳へ伝えられて平衡感覚となり，頭位の変化や回転によって無意識のうちに対象物を正視するよう眼や頚を動かす（前庭眼反射・前庭頚反射）．平衡感覚の情報はさらに小脳に達し，筋・腱・関節からの深部感覚や視覚からの情報と統合されて，体のバランスをとりスムーズな協調運動ができるように，さまざまな骨格筋の張力・運動が調整される．

 Column **難聴の種類と聴覚の検査**

難聴には，外耳・中耳に問題がある**伝音性難聴**と，内耳以降（内耳・内耳神経・脳）に問題がある**感音性難聴**がある．両者は，音叉から生じる音の空気伝導・骨伝導を比較する2つの試験（リンネ試験・ウェーバー（weber）試験）で区別が可能である．

リンネ試験は，片側の乳様突起（耳介の後ろの側頭骨の突起）に音叉を当てて骨伝導を聞かせ，聞こえなくなった時点で音叉を離し，同側の外耳孔のそばで空気伝導を調べる試験である．正常では骨伝導より空気伝導のほうが長く聞こえるので，まだ聞こえるのが正常である．聞こえない場合は，同側の伝音性難聴が疑われる．感音性難聴があると骨伝導・空気伝導ともに検者（健常人）に比べて早く聞こえなくなる．

ウェーバー試験は，眉間に音叉を当て，どちら側の耳によく聞こえるのかを調べる検査である．正常では両側が同程度に聞こえるが，片方で大きく聞こえる場合は，聞こえにくい側の感音性難聴か，あるいは，聞こえやすいほうの伝音性難聴が疑われる（ウェーバー試験は左右をダブル（W）で検査する試験）．

① **伝音性難聴**：

耳垢による外耳道の閉塞や中耳炎が原因となって起こる．まれにアブミ骨の異形成で難聴となる耳硬化症がある（耳硬化症が内耳の周りの骨に及ぶと感音性難聴や耳鳴り，めまいも生じる）．

② **感音性難聴**：

内耳の障害によるものとしては，加齢，薬剤の副作用，長時間の習慣的な騒音曝露などのさまざまな原因がある．ヘッドホンで音楽などを大音量で聞いていると，そのエネルギーで内耳の有毛細胞が破壊され，感音性難聴になる．妊娠初期に母体が風疹に罹患した場合，胎児に感染して先天性風疹症候群（先天性心疾患，感音性難聴，白内障）を発症することがある．

内耳神経以降に原因があるものに，内耳神経の神経鞘腫（聴神経腫瘍），脳内の伝導路や聴覚中枢（側頭葉）の異常によるものなど，さまざまな原因がある．

なお，難聴と区別が必要なものに感覚性失語症がある．大脳の感覚性言語中枢（大多数の人で左半球にある）の障害で起こり，よく聞こえているけれども言葉の意味がわからない状態である．

D 嗅覚器

1 嗅覚の役割と特徴

におい（快適なにおいや不快なにおい）は，最も原始的な特殊感覚であり，動物にとって天敵の接近や腐った食べ物を知るためになくてはならない感覚である．におい物質（揮発性の化学物質）は空気中を漂い，鼻腔の天井の嗅上皮にある嗅細胞がもつ受容体に結合して感知される．嗅覚の特徴として，1種類のにおいをかいでいるうちに短時間で感じなくなる（順応）一方で，ほかのにおいは感じることができるという選択的疲労が起こる．

嗅覚の中枢は前頭葉下面にあって，記憶や情動に関わる大脳辺縁系に属している．かつて経験したことがあるにおいをかぐと，それにまつわる記憶や感情が呼び覚まされることがある．嗅覚刺激は気分や行動に影響を与えることから，花やじゃ香，香木やハーブから，におい物質を抽出して香水やお香，アロマセラピーに活用されている．

嗅覚が障害された人は味覚があっても食事を味わえなくなる．

2 嗅覚器と嗅覚

嗅上皮（鼻粘膜嗅部，嗅粘膜）は一般の鼻粘膜（線毛上皮）と異なり，嗅細胞，支持細胞，ボウマン腺（粘液分泌腺）などからな

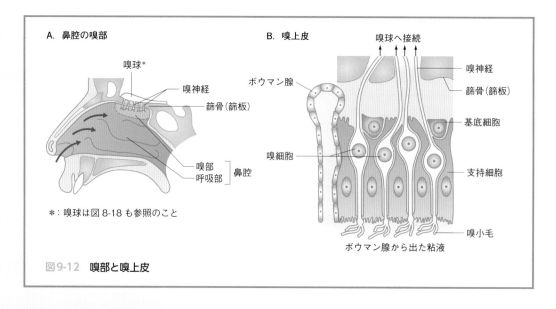

図9-12 嗅部と嗅上皮

A. 鼻腔の嗅部

嗅球*／嗅神経／篩骨（篩板）／嗅部／呼吸部／鼻腔

＊：嗅球は図8-18も参照のこと

B. 嗅上皮

嗅球へ接続／嗅神経／篩骨（篩板）／基底細胞／支持細胞／嗅小毛／ボウマン腺／嗅細胞／ボウマン腺から出た粘液

り，嗅上皮の表面はボウマン腺から出た粘液に覆われている．

　嗅細胞は特殊な神経細胞で，におい物質に対する嗅覚受容体のある多数の嗅小毛（樹状突起：入力端子）を嗅上皮表面に広げ，軸索突起（出力端子）は，嗅上皮の上に接する篩骨の篩板にあいた多数の小孔を通って頭蓋内に入り，その直上にある嗅球（嗅覚の一次中枢）に達する．粘液に溶け込んだにおい物質が嗅小毛の受容体に結合すると，嗅細胞が電気的に興奮し，電気信号が嗅球での情報処理を経て大脳皮質辺縁系にある嗅覚中枢に到達し，においとして認識される（**図9-12**）．

E　味覚器

1　味覚の役割と特徴

　舌は消化器系に属し，口腔底にあって内部に強大な舌筋（横紋筋）をもち，舌下神経（第XII脳神経）の支配のもとに舌を動かして食物を混ぜ合わせ，嚥下運動の主役を演じる．同時に，舌はその表面で味覚を感じる味覚器としても機能する．味覚は嗅覚とともに食物のおいしさを感じて食欲を増進させ，唾液や胃液の分泌を高めるとともに，腐敗したものや毒物など有害なものを判断して身を守る役割ももっている．味覚は個人差が大きく，順応が速い特徴がある．塩味については，高塩分食を摂り続けていると塩味を感じにくくなることが知られている．また，さまざまな薬や微量元素の亜鉛不足で味覚低下・味覚の変化が起こる．

2　味覚器のしくみ

　味覚の受容器を味蕾といい，舌の表面にある舌乳頭（有郭乳頭・茸状乳頭・葉状乳頭）の側面に位置している（舌乳頭で最も数が多い糸状乳頭には味蕾がない）（**図9-13**）．味蕾は味覚を受容する味細胞が数十個集合して花のつぼみのような形をなし，舌全体で数千個ある．味細胞は唾液に溶け込んだ味覚物質に対する受容体（味覚受容体）を備えている．この受容体は5種類に大別され，それぞれ味覚の5要素（甘味，苦味，塩味，酸味，うま味）に対応している（うま味の主成分は「世界遺産の和食」のだしに用いられる昆布・かつお節に含まれるグルタミン酸で，日本人研究者池田菊苗博士によって見いだされた）．味覚物質の刺激によって

嗅覚受容体

嗅覚受容体は化学物質を認識して結合する化学受容体であり，嗅細胞の細胞膜に組み込まれたタンパク質分子である．嗅覚受容体遺伝子は400個あまりあるが，ヒトは1万種類ものにおいを嗅ぎ分けられる．そのしくみは以下のようである．嗅細胞はそれぞれ1種類の嗅覚受容体しか発現していないが，その1種類の受容体は似通った構造をもつ多種類のにおい物質を（強弱の差をもって）結合し反応する．したがって，1種類のにおい物質は多数の嗅細胞をさまざまな程度に活性化する．この活性化パターンの違いがにおいの識別の基礎となり，1万種類ものにおいの識別を可能にしている．

嗅覚受容体を発見したBuck（バック）とAxel（アクセル）は2004年ノーベル賞を受賞した．

味覚低下・味覚の変化

認知症の患者では味覚低下・変化が起こることが良く知られている．また，2019年以降，世界中に感染が広がりパンデミックとなった新型コロナウイルス感染症（COVID-19）では味覚・嗅覚異常が特徴的な症状だったが，ウイルスが変異を繰り返すうち，この症状はあまり見られなくなった．

味覚受容体

辛味は5種類の味覚には含まれないが，唐辛子の辛味成分であるカプサイシンに対する受容体が反応する．この受容体は42℃以上の高温や痛覚に対しても反応する温覚受容体（多様刺激受容体の一つ）である．英語で「辛い」はhotというが，まさに分子メカニズムまでを言い当てた絶妙な表現である．

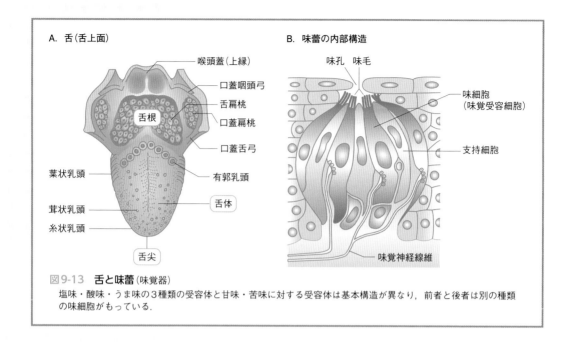

A. 舌(舌上面)

喉頭蓋(上縁)
口蓋咽頭弓
舌扁桃
口蓋扁桃
口蓋舌弓
有郭乳頭
舌根
舌体
葉状乳頭
茸状乳頭
糸状乳頭
舌尖

B. 味蕾の内部構造

味孔 味毛
味細胞(味覚受容細胞)
支持細胞
味覚神経線維

図9-13 舌と味蕾(味覚器)
塩味・酸味・うま味の3種類の受容体と甘味・苦味に対する受容体は基本構造が異なり,前者と後者は別の種類の味細胞がもっている.

味細胞が電気的に興奮すると,電気信号が味細胞の底面に接続した神経線維(顔面神経Ⅶの枝)を通って中枢へ送られる.

3 味覚と舌の一般感覚の伝達

舌の前2/3の味覚は顔面神経Ⅶの枝(鼓索神経:中耳を通過する),一般知覚(触覚・痛覚など)は三叉神経Ⅴによって中枢へ伝達される.一方,舌の後ろ1/3の味覚と一般感覚は,舌咽神経Ⅸによって伝達される.

F 皮膚

1 皮膚の役割

皮膚バリア機能
重症熱傷では皮膚バリア機能が喪失し,間質液がとめどなく漏出する.体表面積の30%以上の皮膚が損傷を受けると,輸液療法を施さないと血圧が低下し,危険な状態に陥る.また,まれな遺伝性疾患で皮膚のバリア機能をもたない新生児は,全身表面から間質液が持続的に漏出し,生後まもなく死亡する.

皮膚は全身の表面をすきまなく覆い(口腔・鼻腔・眼球を覆う粘膜を除く),体表面積は日本人の成人で平均1.6m²,重量は3kg程度(皮下組織を含めると体重の約16%)を占める.健康な皮膚は,体内からの水分喪失をくいとめ,外界からの物理的・化学的刺激や病原体の侵入から身体を保護するバリア機能と,外界からさまざまな刺激を受け取り中枢へ伝える感覚器としての機能を併せもっている.さらに,皮膚は体温調節において重要な役割を担い,身体内部の深部体温(脳と内臓の体温)を一定に保つため

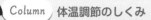

Column 体温調節のしくみ

　　体内のタンパク質は極端な高温で変性し（熱変性：ゆで卵状態），機能を失う．また，低温では酵素反応が進行しない．このため，体の深部（脳と内臓）の温度（深部体温）を一定に保つ体温調節のしくみが備わっている．体温調節中枢は視床下部にあり，皮膚の温度受容器からの情報に基づいて時々刻々，自律神経・内分泌系と体性神経を通じて以下のような調節を行っている．

皮膚血管の収縮・拡張

　　広大な皮膚に分布する血管は，寒冷時には交感神経のはたらきにより収縮して熱放散を防ぐ．暑いときは拡張して熱放散を促進する．また，皮膚には動静脈吻合が発達しており，この吻合を広げたり遮断したりして血流量を調節する．特に手掌には動静脈吻合が発達している．

暑熱時の発汗

　　外気温が体温より高くなると汗腺から汗を分泌し，水分蒸発に伴う気化熱が体表から奪われることにより体温上昇を抑える．重症な熱中症では発汗が停止して過高熱となり，生命の危機に瀕する（これはうつ熱といい，発熱とはいわない）．

寒冷時のふるえ

　　寒いときのふるえは骨格筋の小刻みな収縮であり，これにより熱産生が増大する．なお，感染症で悪寒戦慄（寒気を感じてガタガタとふるえる）のあとに高熱が出るのは，視床下部の体温のセットポイントが炎症性サイトカインの作用によって高く設定しなおされて寒気を感じ（悪寒），ついで骨格筋の収縮（戦慄）によって熱産生が高まり高熱を発するものである．（その後大量に発汗することにより上記のようにして解熱する．）

甲状腺ホルモンによる代謝亢進

　　寒冷刺激は下垂体前葉からの甲状腺刺激ホルモン（TSH）の分泌を増加させる．その結果，甲状腺ホルモンによる全身組織の代謝亢進とこれに伴う熱産生の増大につながる．

に，外気温と体内の熱産生に応じて血流と発汗を調節する．また，皮膚において紫外線のエネルギーにより，ビタミンDの第一段階の活性化が起こる．

　　皮膚の観察により，浮腫（むくみ：間質液の過剰），脱水，貧血（赤血球・ヘモグロビンの低下），循環不全，低酸素血症，黄疸，出血傾向など，さまざまな全身の異常を知ることができる．

2　皮膚の基本構造

　　皮膚は，表皮，真皮，皮下組織の3層構造からなり，表皮・真皮を狭義の皮膚という．表皮は上皮組織（重層扁平上皮），真皮は緻密な線維性結合組織で，皮下組織は皮下脂肪を蓄えた疎性結合組織である．血管や神経は深部から上行し皮下組織から真皮にかけて豊富に分布している（表皮には血管がない）．皮膚は付属器として毛と爪（合わせて角質器という），汗腺・脂腺（合わせて皮膚腺という）を備え，これらを含めて外皮という（**図9-14**）．

❶ 表皮

　　表皮は機械的刺激に強い重層扁平上皮で，表面は角化してケラ

ビタミンD

まず皮膚でコレステロールを原料として前駆物質がつくられ，紫外線のエネルギーによってビタミンD（不活性）となる．さらに肝臓と腎臓で2段階の代謝反応を受けて活性型ビタミンDになり，上部小腸からのカルシウム吸収に不可欠なホルモンとして作用する（p.157，236）．室内にこもりがちな高齢者や日焼け止めクリーム愛用者にはビタミンD欠乏の人が多く，骨軟化症・筋力低下をきたす．ビタミンDは肝油・青魚・卵黄・牛レバー・まいたけなどに多く含まれる．

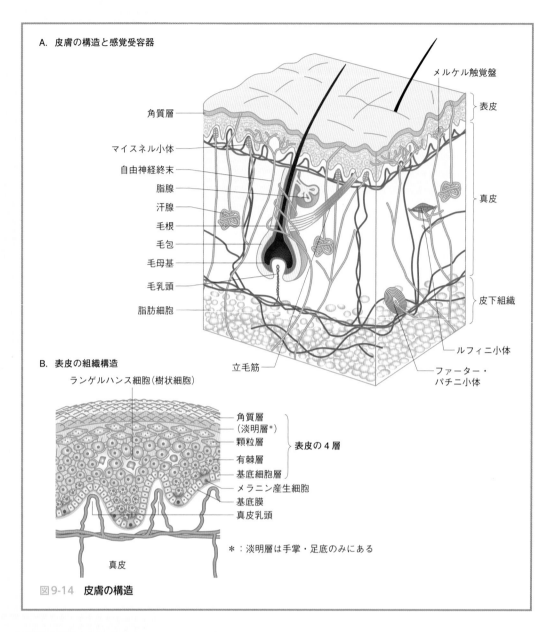

A. 皮膚の構造と感覚受容器

メルケル触覚盤

表皮

角質層

マイスネル小体

自由神経終末

脂腺

汗腺

毛根

毛包

毛母基

毛乳頭

脂肪細胞

真皮

皮下組織

ルフィニ小体

ファーター・
パチニ小体

立毛筋

B. 表皮の組織構造

ランゲルハンス細胞(樹状細胞)

角質層
(淡明層*)
顆粒層
有棘層
基底細胞層

表皮の4層

メラニン産生細胞
基底膜
真皮乳頭

真皮

＊：淡明層は手掌・足底のみにある

図9-14　皮膚の構造

ケラチン
ケラチンは上皮細胞に共通の細胞内骨格でさまざまな種類がある．細胞内を端から端まで横断し，さらに隣り合う細胞どうしの接着部位の細胞膜に強く結合しあい，細胞を超えた横の連結を強化している．これにより，表皮を引き延ばすような張力がかかっても，これに対抗して隣り合う細胞がはがれるのを防いでいる．

チン♨タンパクに富む丈夫な角質層で覆われ，体内の水分喪失を最小限にしている．それでも，汗以外で皮膚と呼気から1日800 mL程度の水分が外気へ蒸発しており，これを不感蒸泄♨(不感蒸発)という．

　表皮の重層扁平上皮はケラチン細胞(ケラチノサイト)と呼ばれ，真皮に接する最深部の基底膜上(基底層)で分裂・増殖し，しだいに上へ押し上げられて成熟し，有棘層・顆粒層を経て最上部で細胞が死んで抜け殻となり角質層を形成する．そして最終的に垢(頭皮ではフケ)となって脱落する．基底層で表皮細胞が生ま

れてから角質層から脱落するまでの周期は約28〜40日といわれ
る．手掌や足底では角質層の下に淡明層があって厚く，また，表
面にはいく筋もの並行する曲線模様の溝が刻まれ，指紋・掌紋・
足底紋をなしている．

　健康な表皮細胞は特殊な脂質を合成しており，皮脂腺の分泌物
とともに皮膚の表面を覆って水分を保つ保湿作用を発揮する．ま
た，化学物質の吸収（特に脂溶性物質）も行い，軟膏や貼付薬の
薬効につながっている．

　基底層には少数のメラニン産生細胞（メラノサイト）があり，
褐色色素のメラニンをアミノ酸のチロシンから合成して，表皮
細胞や毛のもとになる毛母細胞に受けわたす．皮膚のメラニンは
有害な紫外線を遮る役割をもち，黒色人種では多く，白色人種で
は少なく，黄色人種はその中間である．日光（紫外線）に当たる
と皮膚が炎症を起こして赤くなり，その後メラニンの産生が増し
て皮膚が褐色になる（日焼け）．強い日光に長時間当たると紫外
線の組織傷害作用で皮膚は赤くただれ，水疱ができてひどい火傷
のようになる．皮膚表皮細胞のメラニンが少ないと紫外線による
DNA損傷が起こりやすく，白色人種では皮膚がんの発生が高い．

　表皮には第3の細胞として免疫系に属する樹状細胞（ランゲル
ハンス細胞）が分布し，生体防御にはたらいている．樹状細胞は
造血幹細胞に由来し，病原体や異物を取り込んで処理し，免疫の
派出所である所属リンパ節に移動してリンパ球に抗原提示を行
い，対応するリンパ球を免疫反応へと活性化する．

　表皮に血管はないが，痛覚と温冷覚を伝える感覚神経の自由神
経終末は有棘層まで分布している．

❷ 真皮

　線維性結合組織からなる真皮は，線維芽細胞がつくり出す豊富
な膠原（コラーゲン）線維と少量の弾性線維（エラスチン：伸縮性
がある線維状タンパク）が交錯し，そのすきまを水分保持作用の
強いヒアルロン酸が満たし，皮膚に強靱性と弾力のある柔軟性を
与えている．真皮には皮下組織から続く血管と神経が豊富に分布
し，表皮に向かって突き出した真皮の突起（乳頭）の中に毛細血
管のループが入り込んで表皮に酸素と栄養を与える．また，触圧
覚の感覚器が配置され，これらから発する感覚神経と前述の自由
神経終末により表在感覚が伝えられる．また生体防御に関わるマ
クロファージや肥満細胞などの細胞が常在している．

不感蒸泄
汗を除き，皮膚と呼気から失われる水分を不感蒸泄といい，成人では700〜900mL/日に相当する．体温が1℃上昇するごとに15%増加し，気温が30℃以上では1℃上昇するごとに15%増加する．このため，肺炎などの発熱時や，夏季，高温の車内・室内では，子どもや高齢者の脱水に特に注意しなければならない．

メラニン
メラノサイトの細胞内顆粒でつくられ，顆粒が細胞突起の先端方向へ送られるにつれてメラニンが成熟して色が濃くなる．メラニンには，黒色と薄い黄褐色の2種類があり，黒色人種は前者を，白色人種は後者を，黄色人種は両方を産生する．成熟したメラニン顆粒はメラノサイトの先端から表皮細胞へ受けわたされ，表皮細胞の核の上を覆うように配置される．DNAは紫外線によって損傷を受け，断裂や遺伝子変異が起こり，皮膚がんの原因になる．そこで，メラニンは染色体DNAの上にかざされた黒い傘のごとく，紫外線を吸収してDNAを守っているわけである（メラニンの少ない白色人種には皮膚がんがきわめて多い）．紫外線をたくさん浴びるとメラニンの産生が増加して肌が黒くなる（日焼け）が，表皮細胞が寿命を終えてはがれ落ちるともとに戻る．

脂肪組織

脂肪組織には**皮下脂肪**と**内臓脂肪**がある．後者は通常は腸間膜にあるが，過剰なエネルギー摂取と運動不足の不健康な生活習慣を続けていると，内臓脂肪の脂肪細胞が肥大するとともに肝細胞内（脂肪肝）や骨格筋の中にも内臓脂肪が出現し，炎症を起こす生理活性物質を産生するようになる．これがメタボリックシンドロームであり，動脈硬化や糖尿病の悪化要因となるため保健指導の対象となる．

なお，特殊な脂肪組織として**褐色脂肪組織**がある．褐色脂肪細胞は細胞内の脂肪滴がまばらでミトコンドリアが多く，体温低下を防ぐ必要があるときにミトコンドリアでのATP産生を熱産生に切り替えるはたらきをもつ（褐色脂肪に対して通常の皮下脂肪や内臓脂肪を白色脂肪組織と呼ぶ）．

❸ 皮下組織

　皮下組織は疎性結合組織で脂肪組織（皮下脂肪）を含み，外力の衝撃をやわらげるクッションの役割を担っている．皮下脂肪は食事から得た余剰エネルギーを中性脂肪（トリグリセリド）として蓄えるエネルギー貯蔵庫としての役割のほかに，レプチン（食欲を低下させる）やアディポネクチン（インスリンの効果を高め，血管機能を良好に保つ）などのホルモンを分泌する．

❹ 皮膚の血液循環

　血管は皮下組織から真皮にかけて豊富に分布しているが，表皮には血管がない．皮膚の血流量は，交感神経のはたらきで大きく変化し，体温調節と全身の血流分配の調節を担っている．すなわち，暑いとき・風呂上がりや解熱時には，発汗に加えて皮膚血管が拡張し（皮膚はピンク色），体温を放散する．一方，寒冷時や身体的・精神的原因による交感神経緊張時には皮膚血管が収縮して皮膚は蒼白となり（同時に血管収縮によって血圧を上昇させ），皮膚の血流量を減らしてその分を主要臓器にまわしている．

　寝返りができない患者が長時間同じ体位で寝かされていると，皮膚が骨と寝床の間で圧迫されて血流障害を起こす．その結果，組織が壊死して脱落し，褥瘡を生じてしまう（体圧分散マットレスやクッションの使用，シーツ・寝具にシワをつくらないこと，体位変換などで予防する）．

3　皮膚の付属器

❶ 毛

　口唇と手掌・足底を除く全身には細かい体毛が生えており，頭髪，眉毛，睫毛，鼻毛，腋毛，恥毛では太く硬い毛が生えている．睫毛・鼻毛は異物の吸入を防ぐのに役立っている．腋毛・恥毛は思春期以降に性ホルモンの作用を受けて発生する．

　毛は表皮が真皮の中へ管状に落ち込んで特殊に分化した毛母基（毛母細胞からなる）からつくられ，表皮の角質層に相当する部分が円柱状の毛となって外へ伸び出している．毛は真皮から斜めに生えており，皮膚内部の部分を毛根，外の部分を毛幹という．毛幹は表層の皮質と内部の髄質からなり，皮質に含まれるメラニンの量が毛髪の色を決定する．毛幹の表面は角化細胞が変化した鱗状のキューティクル（毛小皮）で覆われている（キューティクルは紫外線やヘアカラー・脱色処理でダメージを受ける）．毛根は

周囲を毛包という鞘に包まれ，その外側に立毛筋✎（平滑筋）が付着している．皮脂を分泌する脂腺の多くは毛包内面（毛穴）に開口しており，立毛筋の収縮で皮脂が絞り出される．毛根の起始部は丸みを帯びた毛球となって毛母基を包み込み，毛母基の直下に毛乳頭と呼ぶ真皮が血管を伴って入り込んでいる．毛母基では毛乳頭から酸素と栄養を受け取って活発に細胞分裂し，細胞は上方へ押し出されて移動しつつ細胞分裂をやめて成熟し，細胞内にケラチンを蓄えて角化し，やがて核が変性して成熟した毛を形づくる（頭髪の伸びは1日約0.5mm）．毛球は3～5年ごとに機能を休止し，抜け毛を生じる．その後機能を再開して毛の成長が始まる．これをヘアサイクルという．頭髪は15万本程度あり，そのうち1割程度が交互に休止期に入り，1日数十本の抜け毛が生理的に生じるといわれている．

❷ 爪

　指先を保護・強化する爪は，皮膚に隠れている部分（爪根）にある爪母基の細胞が分裂・増殖し，角化して爪となり，表に出て爪体となる．爪の根元の半月状に白い部分（爪半月）は，角化が未

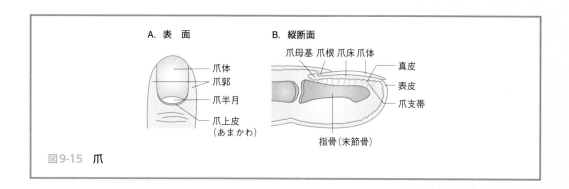

A. 表　面　　　B. 縦断面

爪体
爪郭
爪半月
爪上皮
（あまかわ）

爪母基　爪根　爪床　爪体
真皮
表皮
爪支帯

指骨（末節骨）

図9-15　爪

Column　チアノーゼ

　　　爪床や口唇が青紫色を呈している状態をチアノーゼといい，重篤な低酸素血症があることを意味する．血液中のデオキシヘモグロビンが5g/dL以上になるとチアノーゼが明らかになるといわれている．このため，貧血（ヘモグロビンの低下）がある場合はチアノーゼがはっきりしない．なお，健常者でも，プールで寒いときなどに爪床や口唇が青紫色になることがある．これは寒さで血管が収縮し，毛細血管を流れる血流がゆっくりになるために，長時間にわたって酸素がヘモグロビンから離れて組織へ移行し続け，局所的に毛細血管のデオキシヘモグロビンの量が増える結果起こる局所性チアノーゼであり，全身性の低酸素血症ではない．なお，一酸化炭素（CO）中毒による低酸素血症の場合には，チアノーゼはみられず，皮膚・爪床はCOを結合したヘモグロビンの色を反映してバラ色である．

熟な若い部分である（**図9-15**）．爪体の下は爪床と呼ばれ，角化しない表皮とその下の真皮からなる．爪は1日に約0.1 mm伸びる．

爪床🖐️は下層の真皮に分布する毛細血管を流れる動脈血の色（オキシヘモグロビンの鮮紅色）を反映し，正常人ではピンク色である．重度の低酸素血症ではデオキシヘモグロビンが増加して青紫色となり，これをチアノーゼという（p.75）．

❸ 汗腺と脂腺

ⓐ **汗腺（エクリン汗腺・アポクリン汗腺）**

エクリン汗腺🖐️（小汗腺）：全身に分布し（特に手掌・足底・前額部に多い），暑いときや運動時に全身性発汗を起こし（温熱性発汗），体温を調節する役割を担う．汗の蒸発に伴って気化熱が体から奪われるので，体温が高くならないように調節されるわけである．高熱が出た後も発汗に伴って解熱する．汗腺は交感神経に支配され，極端な血圧低下時など緊急事態では全身で発汗し，皮膚は冷たくびしょぬれになる．なお，汗腺に分布する交感神経の神経伝達物質は例外的にアセチルコリンである．

アポクリン汗腺（大汗腺）：腋窩・外耳道・乳輪・外陰部・肛門周囲などで毛包に開口しており，精神的緊張時に脂質やタンパク質に富む汗を分泌する（精神性発汗）．なお，乳腺は特殊に分化したアポクリン汗腺である．

ⓑ **脂腺**🖐️　大部分が毛包🖐️に開口し，毛包腺ともいう．脂質に富む分泌物を出して表皮と毛の表面を滑らかにする．皮脂の分解産物である脂肪酸は，皮膚を弱酸性にして細菌の繁殖を抑える．

4　感覚器としての皮膚

皮膚で感じられる体性感覚をまとめて表在感覚（皮膚感覚）といい，触圧覚・痛覚・温冷覚の3種類がある．これらは電気信号に変換されて体性神経の感覚神経から大脳皮質頭頂葉の感覚中枢まで伝えられる．感覚中枢は，受け取った電気信号をそれぞれの感覚に変換し，刺激を受けた部位に投射して感覚を生じさせる（p.175）．触圧覚は真皮に分布する特殊な機械力受容器で，痛覚・温冷覚は感覚神経の自由神経終末で受容する．

❶ 触圧覚の機械力受容器

マイスネル小体（マイスナー小体），パチニ小体（ファーター・パチニ小体）などの線維組織で包まれた機械力受容器が真皮にあり，感覚神経がそこに入り込んで増幅された触圧覚を受容する．

マイスネル小体は，表皮直下の真皮乳頭に存在し，表皮のわずかな偏位にも反応する．特に感覚の鋭い手指の腹や口唇・手掌・足底・外陰部に多く存在している．パチニ小体は，皮膚深層の真皮・皮下組織境界部や運動器にも存在し，圧を増幅する玉ねぎ状の層板構造をもつ．ほかに，表皮の基底層に密着したメルケル触覚盤やルフィニ小体などがある．私たちは，これらの受容器によって，触れたものの質感（滑らか，ざらざら，軟・硬，等々）を識別しているわけである．

❷ 痛覚と温冷覚🌿を受容する自由神経終末

　痛覚と温冷覚は，皮膚のほか，筋膜・腱・関節包・骨膜，漿膜・腸間膜など全身の結合組織に広く分布する感覚神経の自由神経終末が受容する．皮膚，運動器の結合組織，それに壁側胸・腹膜から発する体性痛🌿は体性神経の感覚神経が伝え，痛みの局在がはっきりと感じられる．一方，内臓痛🌿は自律神経の求心性線維が伝え，痛みの局在がはっきりしない．

　痛覚は，さまざまな侵害刺激（過度の機械的刺激・体温からかけ離れた温度などの物理的刺激や，外界の腐食性化学物質・体内の発痛性化学物質などの化学的刺激）によって生じ，危険を回避するために重要な役割を担う．痛覚は順応が起こらず，放置すると痛覚を引き起こした原因が去った後も痛覚が持続し，患者を苦しめることがある．術後やがん患者の疼痛はもちろんのこと，疼痛のコントロールはきわめて重要である．

　温冷覚は温・冷それぞれに反応する神経があり，その分布に従って皮膚にも温点と冷点を認める．過度の温熱・寒冷刺激は痛覚も引き起こす．

🌿痛覚と温冷覚

感覚神経の神経終末で特殊な感覚装置をもたないものを自由神経終末といい，多様な刺激に反応するタイプのさまざまな種類の受容体をもっている．この受容体は陽イオンチャネルで，機械力や体温からかけ離れた温度，化学物質等で刺激を受けるとチャネルが開き，感覚神経が脱分極（電気的興奮）を起こし，中枢へ伝えられる（**侵害受容性疼痛**）．また，三叉神経痛のような神経自体の圧迫・炎症や，侵害受容性疼痛がきっかけとなった末梢～中枢神経の活動性の変調によっても痛みが起こる（**神経障害性疼痛**）．なお，「痛覚」として刺激を受けた部位に投射して感じるのは「脳」であり，感覚神経の興奮だけでなく脳内のさまざまな活動が痛覚に影響を及ぼす．
鎮痛薬にはさまざまな種類があるが，このうち麻薬やその類似薬は，脳内の除痛性神経伝達物質であるβエンドルフィンの受容体（オピオイド受容体）に作用して強力な鎮痛効果を発揮する．

🌿体性痛

針で刺されたような場合，鋭く強い痛み（一次痛）が最初に感じられ，その後からじんじんするような鈍痛（二次痛）が続く．一次痛は伝導速度の速い有髄線維（Aδ線維）が伝えるのに対し，二次痛は伝導速度が遅い無髄線維（C線維）が伝える．

🌿内臓痛

内臓痛は，心筋梗塞のような臓器の虚血，大動脈壁の解離，管腔臓器のれん縮や，閉塞に伴う上流域の壁過伸展，肝・腎など実質臓器の被膜伸展などで起こる．内臓痛は関連痛（p.204）を伴うことが多い．

第 10 章

運動器系

学習目標

1 骨格筋の収縮により骨が動いて運動が起こることを理解する

2 全身の骨の名称，さまざまな関節の構造，関節可動域を理解する

3 固さと強靭さを担う骨の組成，組織構造と3種類の細胞，骨リモデリング
に及ぼすホルモン・重力・運動の影響を理解する

4 骨の長さ・太さの成長のしくみと関与するホルモンを説明できる

5 骨のカルシウム貯蔵庫としてのはたらきと，骨に作用してカルシウム代謝
を調節するホルモンを理解する

6 骨格筋の組織構造，収縮装置と収縮のしくみ，骨格筋特有のエネルギー代
謝のしくみ，クレアチンとクレアチニンを理解する

7 屈筋と伸筋，協力筋と拮抗筋，等張性収縮と等尺性収縮，深部腱反射を説
明できる

8 骨格筋の収縮は運動神経からの情報伝達に基づくこと，その情報伝達の場
所（神経筋接合部）と神経伝達物質（アセチルコリン）を説明できる

9 骨格筋は運動だけでなく，姿勢の保持や脊柱の形の保持にも重要なこと，
呼吸運動は横隔膜と肋間筋の収縮によることを理解する

10 全身の主要な骨格筋の名称と収縮で起こる運動を説明できる

A　運動器系の概要

　植物と違い，エサを求めて動き回る動物には，体を動かすしくみ，すなわち運動器が備わっている．脊椎動物に属するヒトの運動器は骨格と骨格筋（横紋筋）からなる．

　骨格は，骨・軟骨，隣り合う骨がなす関節，これらに付随する骨膜・関節包・靭帯などの結合組織から構成されている．骨格はいわば屋台骨として体の形を維持し体を支えるばかりでなく，頭蓋骨と脊柱は脳と脊髄を，胸郭と骨盤は内臓を保護する役割を果たしている．また，骨は全身のカルシウム（1.0〜1.2kg）の99％を含み，副甲状腺ホルモンの作用によって血中にカルシウムを供給するカルシウムの貯蔵庫としての役割ももっている．さらに，骨の内部の髄腔には造血組織の骨髄（p.138）を収めている．

　骨格筋は皮膚・皮下組織の深層にあり，関節をまたいで骨と骨をつなぐように付着し，収縮によって関節を動かして運動を起こす．骨格筋は縞模様をもつ横紋筋で，意思に基づいて動く随意筋である．骨格筋の両端は腱で骨に付着し，筋の中ほどには脊髄から発する運動神経が分布し，運動神経の興奮が神経筋接合部から伝わって筋収縮が起こる．随意運動は，本人の意思に基づいて大脳皮質運動中枢で生じる神経活動が脊髄を通って運動神経に伝えられて起こる．一方，骨格筋は意思によらず反射的な運動も行う．例えば重力に抗してさまざまな筋肉の緊張度を調節して体を支え（姿勢反射），熱いものに触れたり画鋲を踏んだときなどは思わず手足を引っ込める（屈曲反射）．知覚神経から脊髄に入った刺激が運動神経に直接伝えられて筋収縮を引き起こす反射による運動である．

　以上の運動器としてのはたらきに加えて，骨格筋はさまざまなはたらきを担っている．腹部では内臓を取り囲んで保護し，下肢の筋は運動すると静脈をしごき，心臓への血液還流を促進する（筋ポンプ）．骨格筋は全身のエネルギー代謝に深く関わり，寒冷時は骨格筋の震え（小刻みな収縮）によって熱産生が増加して体温を維持する．感染症で起こる悪寒戦慄では，寒気（悪寒）を感じ，骨格筋がガタガタと震え（戦慄），結果として高熱を発する．骨格筋量は年齢差・個人差が大きく（体重の2〜5割），基礎代謝量（安静時のエネルギー消費量）の個人差の一因となっている．近年の研究により，運動によって骨と筋肉から健康を保つうえで重要なホルモンが分泌されることがわかってきた．

🦴 腱
骨格筋が骨につく部分にあるコラーゲン線維の白い束（鶏肉のササミについているスジ）．

B　骨　格

1　骨の特徴

❶ 骨の構造

　成人の骨は体重の2割近くを占め，それぞれの部位にふさわしい形状をもつ206個の骨があり，長骨（長管骨），扁平骨，短骨，不規則形骨などに分類される．いずれの骨も表層の緻密質と内側の海綿質からなり，海綿質では薄い骨梁（骨小柱）が力の加わる向きに沿って配置され，骨に軽さと強さを与えている（**図10-1**）．大腿骨のような四肢の長骨（長管骨）は，棒状の中央部分である骨幹，骨両端の骨端，および，骨幹が骨端に移行する部分にあたる骨幹端の3つの部位が区別され，骨幹の内部には髄腔（骨髄腔）と呼ぶスペースがある．髄腔と骨梁の間のスペースには造血組織である骨髄（赤色骨髄）や脂肪（黄色骨髄）が詰まっている．

　骨の外側は，関節内の部分を除いて線維性結合組織の骨膜で覆われている．骨膜には豊富な感覚神経が分布し，鋭い痛覚を感じ，また骨膜には血管も豊富に分布し，骨皮質に開いた栄養孔と

> **緻密質**
> 骨の表層にある緻密質を骨皮質という．

> **感覚神経**
> 下腿前面には，皮膚直下に脛骨があり，ここを打ちつけると骨膜の感覚神経が激痛を伝える（弁慶の泣きどころ）．

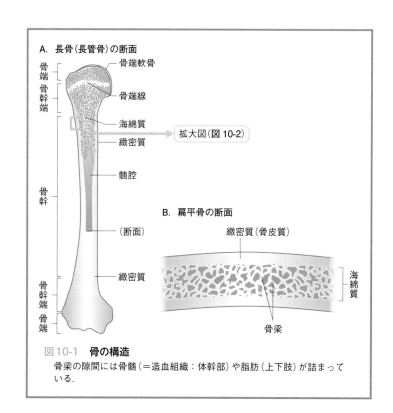

図10-1　骨の構造
骨梁の隙間には骨髄（＝造血組織：体幹部）や脂肪（上下肢）が詰まっている．

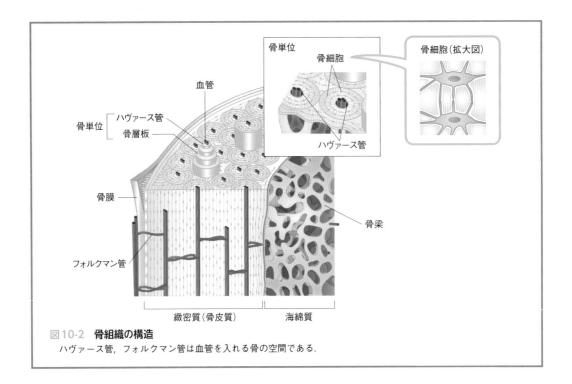

骨単位
骨細胞
骨細胞(拡大図)

血管

ハヴァース管
骨単位
骨層板

骨膜

ハヴァース管

骨梁

フォルクマン管

緻密質(骨皮質)　　海綿質

図10-2　骨組織の構造
ハヴァース管，フォルクマン管は血管を入れる骨の空間である.

🦴豊富な血流
大腿骨骨折や骨盤骨折では急速に大量出血し，失血死する危険がある.

🦴リン酸カルシウム
骨重量の約7割は，**ハイドロキシアパタイト**と呼ばれる性状のリン酸カルシウム(無機質)，約2割が基質タンパク(主にコラーゲン)などの有機質であり，残りが水分(細胞外液・細胞内液)である.

🦴骨基質タンパク
骨基質タンパクの大部分は**コラーゲン**である．その遺伝子異常が原因で正常なコラーゲンがつくられないと，骨が脆弱になり骨折を繰り返す(骨形成不全症).
別の骨基質タンパクである**オステオカルシン**は，運動によってごく少量がホルモンとして血中に放出され，受容体を介して作用する．筋肉増強，認知機能の改善，糖代謝改善，男性ホルモン分泌促進など，さまざまな良い効果を及ぼす.

呼ばれる孔を通って骨の中に進入している.

　骨に進入した血管は，骨表面に平行なハヴァース管(中心管)と，ハヴァース管どうしを横に連絡するフォルクマン管の中を通って縦横に分布し，酸素と栄養を供給し，骨の活発な代謝を支えている．このように骨組織には豊富な血流🦴がある(**図10-2**).

　骨はコンクリートのような塊ではなく，骨芽細胞，骨細胞，破骨細胞の3種類の細胞と，細胞外骨基質からなる．骨基質は，リン酸カルシウム🦴の結晶(ハイドロキシアパタイト，骨塩ともいう)が，コラーゲンを主体とする骨基質タンパク🦴に沈着しており，硬さとしなやかな強靭さを併せもっている.

　骨は骨芽細胞によってつくられる(骨形成)．骨芽細胞は自らつくり出した骨の中に埋没して成熟すると骨細胞となり，細い突起を出し合って互いに連絡し，活発に代謝を行って骨を維持している．つくられた骨は破骨細胞🦴という多核で大型の細胞によって溶かされ吸収されている(骨吸収)．骨は生涯にわたって骨形成と骨吸収によりつくり変えられており，これを骨のリモデリングと呼ぶ(**図10-3A**).

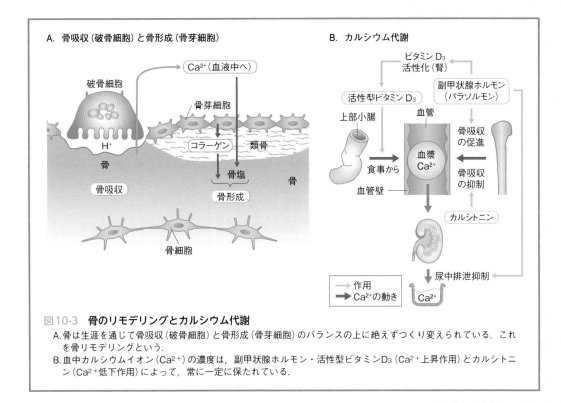

図10-3　**骨のリモデリングとカルシウム代謝**
　A.骨は生涯を通じて骨吸収（破骨細胞）と骨形成（骨芽細胞）のバランスの上に絶えずつくり変えられている．これ
　　を骨リモデリングという．
　B.血中カルシウムイオン（Ca²⁺）の濃度は，副甲状腺ホルモン・活性型ビタミンD₃（Ca²⁺上昇作用）とカルシトニ
　　ン（Ca²⁺低下作用）によって，常に一定に保たれている．

❷ 骨のリモデリング

　骨芽細胞による骨形成と破骨細胞による骨吸収のバランスを正
常に保ち，骨量を維持するためには，性ホルモンの作用と運動・
重力などの力学的な刺激が必要である．特に女性では閉経後に女
性ホルモンのエストロゲンの作用が低下する結果，骨形成が低下
し，骨吸収とのバランスが崩れて骨基質の基質タンパクとリン酸
カルシウムの両者が減少し，やがて骨がスカスカになる骨粗鬆症
を発症して骨折しやすくなる．

　私たちが地球上で絶えず受けている重力の作用や，運動による
力学的刺激も骨形成を促進する．骨格筋の腱付着部では骨膜への
刺激が膜内骨化を促進する結果，骨が隆起している．逆に運動不
足や宇宙飛行士のように重力の影響がなくなると，骨量が減少し
て骨粗鬆症になる．

❸ 骨とカルシウム代謝

　血中のカルシウムイオン（Ca²⁺）の濃度は，神経活動や筋収縮
の制御にきわめて重要である．骨はカルシウム貯蔵庫としての役
割をもち，血中Ca²⁺濃度が低下すると副甲状腺ホルモンの作用
で破骨細胞が活発に骨吸収を行い，血中にCa²⁺が放出されて血

🔖**破骨細胞**
破骨細胞は造血幹細胞由来で
マクロファージの性格をもつ．
大理石骨病は遺伝子異常によ
る破骨細胞の機能不全が原因
で骨のリモデリングがうまく
できず，骨量が多いがもろく
骨折しやすい．骨髄腔も狭
く，造血能低下がある．造血
幹細胞移植が試みられる．

🔖**骨粗鬆症**
予防にはカルシウム・ビタミ
ンD・タンパク質を十分に摂
り，適度に日光に当たり（ビタ
ミンD活性化の第一段階），運
動する（骨に機械的刺激が加わ
るジョギング・縄跳び・頻回
の踵落としやジャンプなど）．
治療には破骨細胞のアポトー
シス（計画的細胞死）を引き
起こすビスホスホネート製剤
が広く用いられている．
なお，高齢者は転倒で大腿骨
頚部骨折や腰椎圧迫骨折をき
たしやすく，転倒防止がきわ
めて重要．

中濃度が回復する．逆に，血中Ca^{2+}濃度が上昇すると，カルシトニンの作用によって破骨細胞が抑制され，骨へのカルシウム沈着を促進して血中Ca^{2+}濃度を低下させる．

　副甲状腺ホルモンはまた，腎臓にも作用してビタミンDを活性化する（p.119）．その結果，活性型ビタミンDは上部小腸に作用してCa^{2+}の吸収を促進し，骨形成を促進する（**図10-3B**）．

2 軟骨の構造

　軟骨は，軟骨細胞とこれがつくり出す軟骨基質からなる．軟骨基質はカルシウム含量が骨の1/20程度で骨のような硬さはないが，プラスチックのような堅牢さと弾力性を兼ね備えた組織である．軟骨で最も多いのは硝子軟骨で，半透明・均質で，繊細なコラーゲン線維と大量のムコ多糖類（アミノ酸を結合した多糖類）・水分を含み，肋軟骨，関節軟骨，骨端軟骨，気管・気管支軟骨にみられる．線維軟骨はコラーゲン線維が豊富で柔軟性に優れ牽引力にも強く，椎間板・恥骨結合にある．骨格のほかにも，耳介・喉頭蓋には弾性線維に富む弾性軟骨がある．なお，軟骨には血管が分布していない．

3 骨の発生と成長

　胎生期，ほとんどの骨はまず軟骨で原型ができてから骨に置き換わる（軟骨性骨発生）．例外的に頭蓋骨のような扁平骨では線維性結合組織の中に直接，骨がつくられる（膜性骨発生）．

　生後，長骨の長軸方向への成長は骨端軟骨の軟骨内骨化によって起こる（**図10-4**）．これは軟骨細胞が骨の長軸方向に沿って増殖し，その後骨に置き換わるもので，下垂体前葉から分泌される成長ホルモンの作用が不可欠である．小児の骨では，X線写真で骨端軟骨の部分が黒く抜けて見える（骨端線）．思春期には成長ホルモンと性ホルモンの協働作用で骨成長が加速するため身長が急激に伸びる．やがて骨端軟骨がすべて骨に置き換わるとX線写真で骨端線が消失し（骨端線の閉鎖），身長の伸びが止まる．

　骨の太さの成長は，骨膜（線維性結合組織）の直下にある骨芽細胞が骨をつくる膜内骨化による．また，骨折の治癒も，骨膜下の骨芽細胞による膜内骨化によって行われる．

　新生児は，頭蓋骨の膜内骨化が完了しない状態で生まれてくる．頭蓋骨の間は膜性結合組織のままで，このため，狭い産道を

骨ミタイダケド
骨ジャナイ

📖骨端線
骨端軟骨はカルシウムを含む骨と違いX線をよく透過するので黒く抜けて見える．
小児の骨端線（成長線）を含む骨折は骨の長軸方向への成長が障害される危険があり，ただちに経験豊富な整形外科医に紹介すべきである．

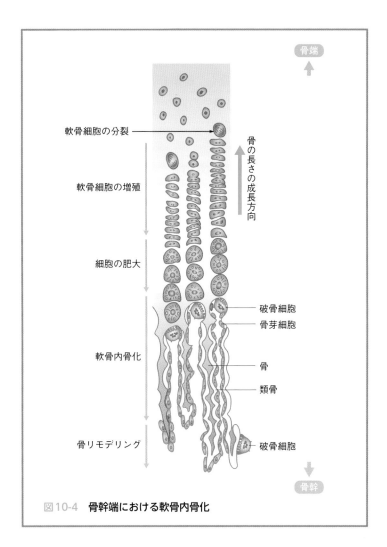

軟骨細胞の分裂

軟骨細胞の増殖

細胞の肥大

骨の長さの成長方向

骨端

破骨細胞
骨芽細胞

軟骨内骨化

骨

類骨

骨リモデリング

破骨細胞

骨幹

図10-4　骨幹端における軟骨内骨化

骨折

骨折断端が皮下にとどまっているものを**単純骨折**，骨折断端が皮膚から飛び出た骨折を**複雑骨折（開放骨折）**という．複雑骨折は細菌汚染から骨髄炎というきわめて治りにくい感染症を併発するリスクが非常に高い．受傷後6時間以内（**複雑骨折のゴールデンタイム**）に治療を開始する必要がある．

骨折をはじめ，脱臼，捻挫なども，出血や腫脹を最小限にするための応急処置（**RICE処置**）を実施する．すなわち患肢を安静（Rest）にし（骨折の場合は添え木で固定），氷で冷却（Icing）し，弾性包帯やテーピングで圧迫（Compression）し，患肢を挙上（Elevation）して病院へ搬送する．

骨折やがんの骨転移によって脊髄が圧迫され，**膀胱直腸障害**が現れた場合は緊急手術が必要である．治療が遅れると不可逆的となる．

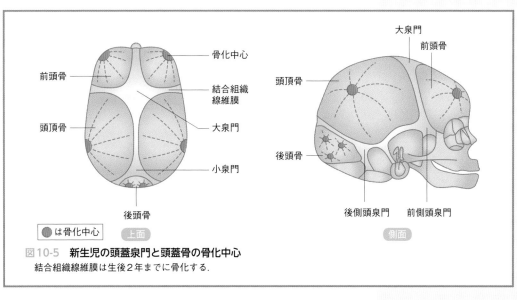

骨化中心

前頭骨

結合組織線維膜

大泉門

頭頂骨

小泉門

後頭骨

大泉門

前頭骨

頭頂骨

後頭骨

後側頭泉門　前側頭泉門

●は骨化中心

上面　　　側面

図10-5　新生児の頭蓋泉門と頭蓋骨の骨化中心
結合組織線維膜は生後2年までに骨化する．

237

通るとき，頭蓋骨が互いに近づき，頭を小さくして通り抜けることができる．頭蓋骨の間に残る膜性結合組織の部位は泉門と呼ばれ，触れるとペコペコと動く．前頭骨と頭頂骨の間の大泉門は1歳半までに，頭頂骨と後頭骨の間の小泉門は6ヵ月ごろまでに骨化して閉鎖する（図10-5）．

4 全身の骨格の概要（図10-6）

人体の正中に頭蓋と脊柱があり，それぞれ中枢神経の脳と脊髄を容れて保護している．体の支柱である脊柱は，31個の椎骨が軟骨組織の椎間板（椎間円板）とともに上下に連なったものである．胸部の脊柱は，胸骨・肋骨とともに胸郭を形づくり，心臓や肺など胸部の臓器を容れた胸腔をよろいのように取り囲んで保護

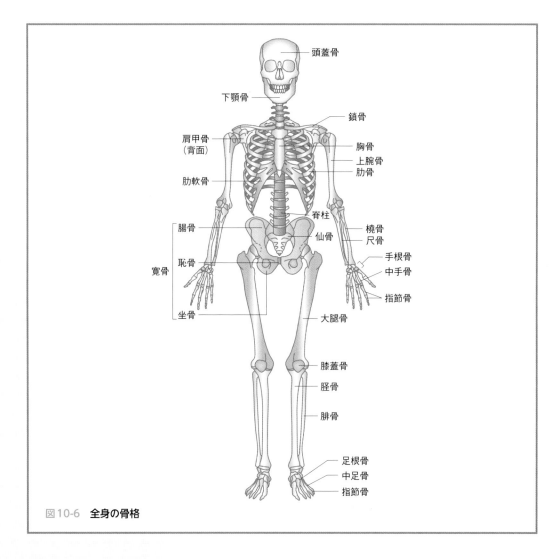

図10-6　**全身の骨格**

している．脊柱の下端は椎骨が癒合して仙骨となっており，左右の寛骨✐とともに骨盤を形づくっている．骨盤は鉢のように腹部臓器を下から支え，骨盤内臓器（膀胱・直腸や女性の卵巣・子宮）を容れている（**図10-31**参照）．

　四肢は，上腕・前腕・手からなる上肢と，大腿・下腿・足からなる下肢が，それぞれ上肢帯・下肢帯を介して体幹に接続している．上肢帯は鎖骨・肩甲骨からなり，鎖骨が胸骨と肩甲骨に接続し，肩甲骨が上腕骨と肩関節をなしている．前腕には，親指側に位置する橈骨と小指側に位置する尺骨があり，上腕骨と肘関節で接続している．手には手根骨・中手骨・指骨の3群の骨があり，手関節で前腕と接続し，中手指節間関節（MP関節）と，近位・遠位の指節間関節（PIP・DIP関節）で指の動きが可能となっている（p.254）．下肢では大腿骨が下肢帯である寛骨と股関節をなし，下腿の脛骨と膝関節を形成している．膝関節前面にある膝蓋骨（ひざこぞう）は，膝蓋腱（大腿四頭筋の腱）の中にある種子骨である．下腿の脛骨の外側には腓骨がある．腓骨は膝関節には関与しないが，脛骨とともに距骨と足関節を形成している．距骨の下に踵骨があり，アキレス腱（下腿三頭筋の腱）の付着部であると同時にかかとを形づくっている．距骨・踵骨を含めた7個の骨からなる足根骨の前方に足背（足の甲）を形成する中足骨が接続し，さらにその先に足趾（足ゆび）を形づくる趾骨が接続している．

5　関節の構造と動き

　骨と骨が接する部位を関節といい，可動関節（狭義の関節）と不動関節がある．

　可動関節では，相接する骨どうしが骨端部を滑らかな関節軟骨

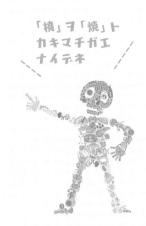

寛骨
寛骨は腸骨・坐骨・恥骨の3つの骨が成長後に骨結合により癒合したものである．

「橈」ヲ「焼」ト
カキマチガエ
ナイデネ

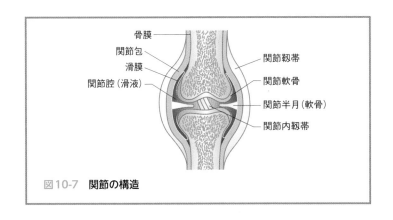

```
骨膜
関節包
滑膜
関節腔（滑液）
関節靱帯
関節軟骨
関節半月（軟骨）
関節内靱帯
```

図10-7　関節の構造

A. 球関節

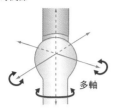

関節頭が球状であり，多軸性関節である（例：肩関節）．

B. 楕円関節

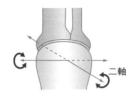

関節頭が楕円状．関節頭の長・短軸方向への二軸性の動きをもつ（例：橈骨手根関節）．

C. 鞍関節

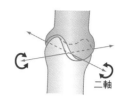

向かい合う関節面がともに馬の鞍のような形で互いが直交して向かい合うためそれぞれの軸方向の二軸性の運動ができる（例：母指の手根中手関節）．

D. 車軸関節

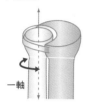

関節面が2本の骨の長軸方向にあり，長軸に沿って一軸性の運動をする（例：上橈尺関節）．

E. 蝶番関節

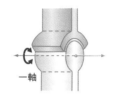

関節頭が骨の長軸と直交する円柱形で関節窩はそれに蝶番（ちょうつがい）のように回転する一軸性の運動をする（例：腕尺関節，指節間関節）．

F. 平面関節

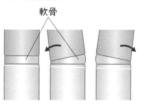

相対する関節面が互いに平面に近く，間に挟まれた軟骨がクッションのはたらきで前後左右に関節を曲げる（例：椎間関節）．

図10-8　関節面の形状による分類

関節可動域（ROM）

関節可動域（range of motion, ROM）は，解剖学的肢位（自然に立っている状態で体幹や四肢のとる肢位）を0°として，関節の運動範囲を関節角度計を用いて5°刻みで測定する．代表的なROMは以下のようである．

　膝関節の屈曲：0-130°
　足関節の底屈：0-50°
　　　　　背屈：0-20°
　肘関節の屈曲：0-160°
　手関節の掌屈：0-90°
　　　　　背屈：0-70°

関節の動きの制限

関節拘縮とは，関節可動域が制限された状態をいう．一方，**関節強直**は関節面が癒着してまったく動かせない状態をいう．

に覆われた状態で接し，周りを結合組織性の関節包に包まれている（図10-7）．通常，関節を構成する骨の端は，一方は突出した関節頭で，他方はくぼんだ関節窩となっており，その形状によって，さまざまな運動範囲（関節可動域，ROM）をもつ関節の種類がある（図10-8, 9）．関節包は，外側の線維性膜と内側の滑膜からなり，関節包のさらに外側は靭帯で補強されている．関節包内面の滑膜は血管に富み，滑液（関節液）を産生する．滑液は関節包の中（関節腔）を満たし，骨どうしの摩擦抵抗を最小限にする潤滑油の役割を果たすと同時に，血管のない関節軟骨に酸素と栄養素を与えている．大きな力が加わる股関節・膝関節には関節内靭帯があって関節構造を補強している．また，膝関節の中には半月板が，股関節の縁には関節唇があって関節を安定化している．半月板・関節唇はいずれも軟骨でできている．

　骨格筋の収縮によって起こる関節の動き（関節運動）は，関節の形と収縮する筋の組み合わせで決まる．

上　肢			下　肢		
関節名	運動方向		関節名	運動方向	
肩関節（肩甲骨の動きも含む）	屈　曲（前方挙上）	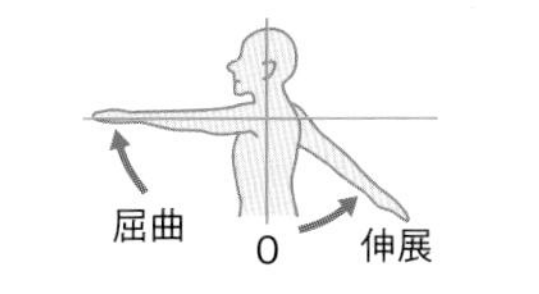 屈曲　0　伸展	股関節	屈　曲	骨盤を固定する　屈曲　伸展 0
	伸　展（後方挙上）			伸　展	屈曲　伸展 0
	外　転（側方挙上）	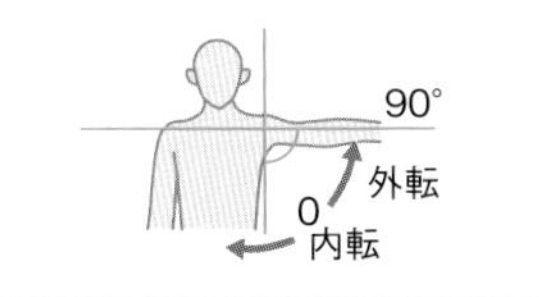 90°　外転　0　内転		外　転	外転　内転
	内　転			内　転	
	外　旋	1.　外旋　内旋		外　旋	
	内　旋	2.　外旋　内旋		内　旋	内旋　外旋
	水平屈曲	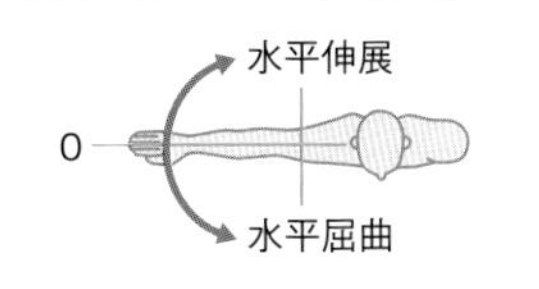 水平伸展　0　水平屈曲	膝関節	屈　曲	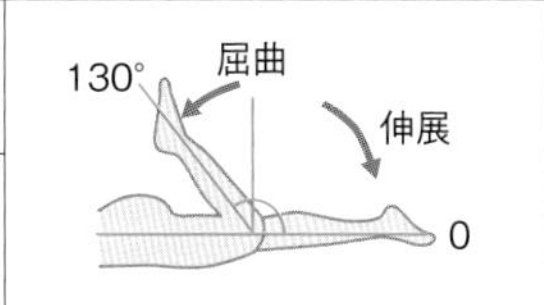 130°　屈曲　伸展　0
	水平伸展			伸　展	
肘関節	屈　曲	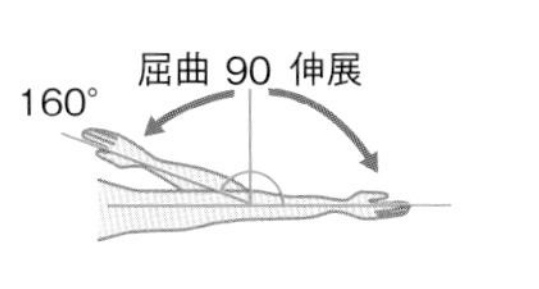 160°　屈曲 90 伸展	足関節	背　屈	20°　0　底屈 背屈　50°
	伸　展			底　屈	
	回　外	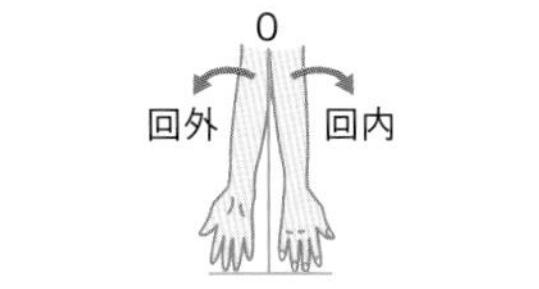 0　回外　回内		外　反	外反　内反
	回　内			内　反	
手関節	背　屈	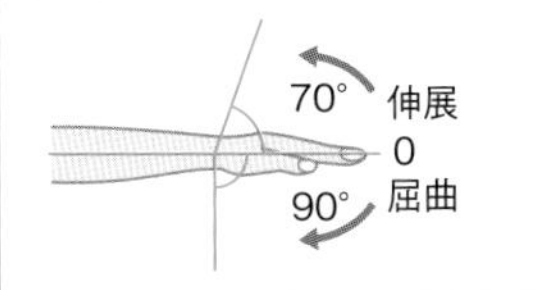 70°　伸展　0　90°　屈曲			
	掌　屈				
	橈　屈	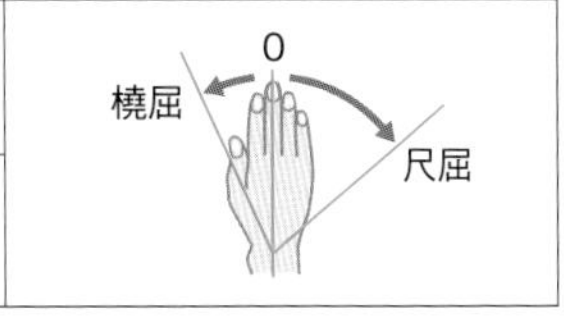 0　橈屈　尺屈			
	尺　屈				

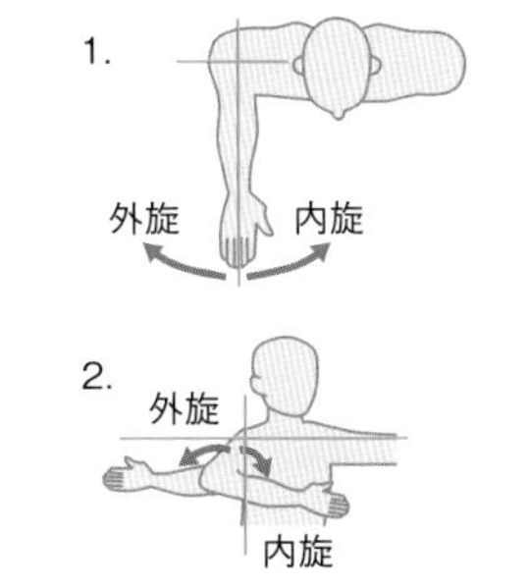

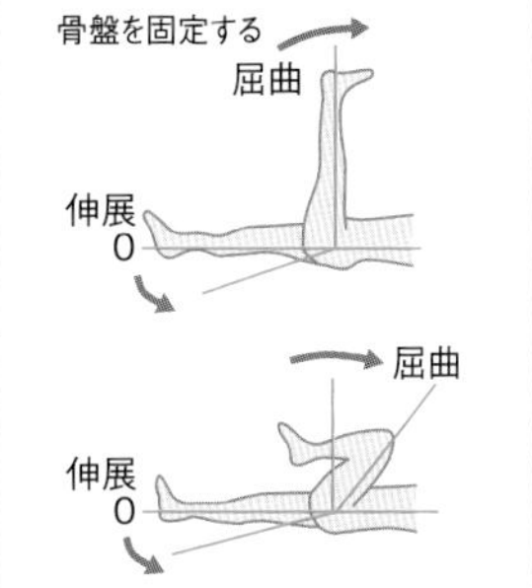

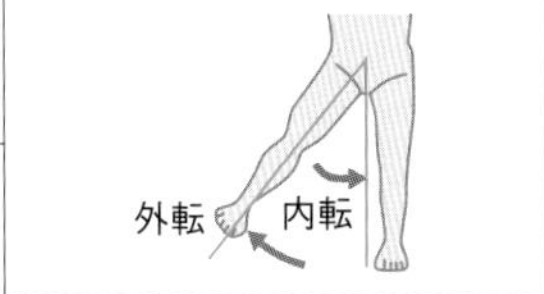

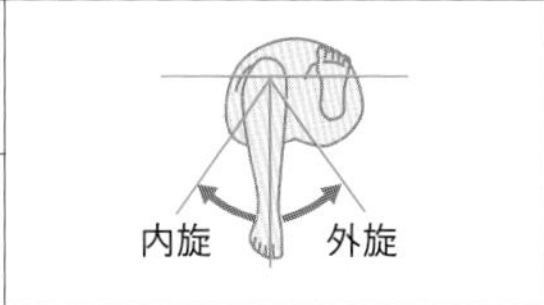

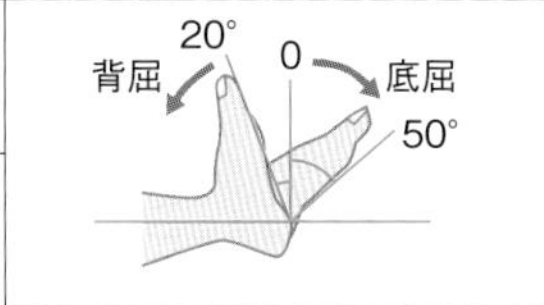

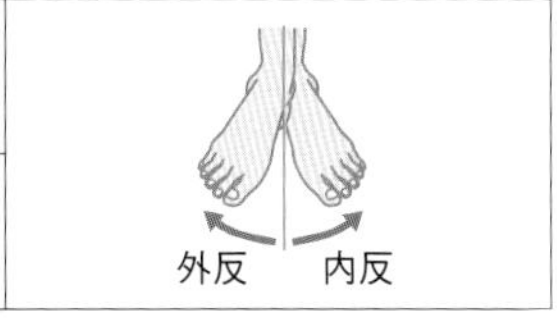

屈曲／伸展：関節で骨どうしがなす角度を小さく／大きくする.

外転／内転：肩関節・股関節で上肢・下肢を体の中心軸から遠ざける／近づける.

外旋／内旋：肩関節・股関節で上肢・下肢をひねり，長軸に対して外向き／内向きに回す.

回外／回内：前腕と手首をひねって親指を外側／内側に回す.

＊：ROM＝range of motion

図10-9　主な関節の関節運動と関節可動域（ROM＊）

C 骨格筋

1 骨格筋の概要

❶ 骨格筋の呼称

骨格筋は関節をまたいで別々の骨に腱を介してつき，収縮することによって関節を動かし運動を起こす．骨格筋の2つの骨付着部位のうち体の中心に近い近位部を起始，遠位部を停止といい，起始～停止の間は筋頭，筋腹，筋尾という（図10-10）.

人体には約400の骨格筋がある．個々の骨格筋の名称とは別に，同じ種類の運動をする筋肉のグループごとの名称があり，顔面表情筋✎，呼吸筋・呼吸補助筋，体幹を支える脊柱起立筋群，四肢関節の屈筋群・伸筋群などと呼ばれる．

❷ 協力筋と拮抗筋

ある関節の運動に関わる複数の筋のうち，協調して同じはたらきをするものどうしを協力筋，反対の方向にはたらくものは拮抗筋という（図10-11）．協力筋は関節の同じ側に，拮抗筋は反対側に位置しており，協力筋と拮抗筋は，片方が収縮するときは他方が弛緩する関係にある．例えば関節の屈曲は，複数の屈筋（上腕二頭筋）が協力筋として同時に収縮し，拮抗筋である伸筋（上腕三頭筋）は弛緩している．逆に関節を伸ばすときは，複数の伸筋が協力筋として同時に収縮し，拮抗筋である屈筋は弛緩する．

❸ 等尺性収縮と等張性収縮

一定の張力で収縮しながら関節運動を起こす状態を等張性収縮

✎**顔面表情筋**
顔面表情筋は骨格ではなく，顔面の皮下にあって皮膚を動かす．

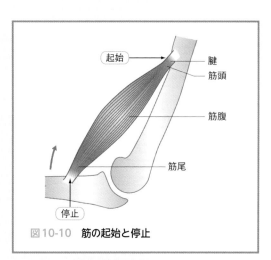

図10-10　**筋の起始と停止**

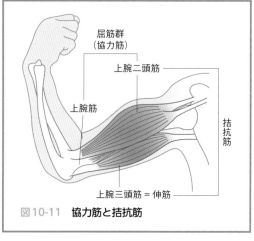

図10-11　**協力筋と拮抗筋**

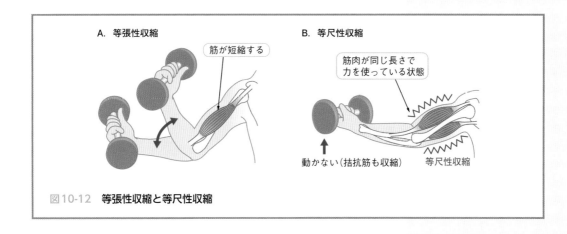

A. 等張性収縮

筋が短縮する

B. 等尺性収縮

筋肉が同じ長さで
力を使っている状態

動かない(拮抗筋も収縮)　等尺性収縮

図10-12　**等張性収縮と等尺性収縮**

といい，オールを漕いだりバーベルを持ち上げる運動が該当する．

　これに対し，筋肉の長さを変えずに力を込める(収縮させる)状態を等尺性収縮といい，拮抗筋も同時に収縮するため，関節は動かない．握りこぶしにさらに力を込めたり，肘を曲げたまま力こぶをつくったり，持ち上げたバーベルを支え続ける運動が該当する(**図10-12**)．

2　筋膜と腱・腱鞘

　骨格筋は，コラーゲン線維が密に集合した線維性結合組織の筋膜で包まれ，両端は腱となって2つの骨の骨膜に強固に付着している(鶏肉のササミについている白い膜が筋膜，ヒモ状のものが腱)．腱の代表は下腿三頭筋の腱であるアキレス腱である．腱が関節を越えている部位で腱の中に骨(種子骨)が含まれることがあり，その代表は大腿四頭筋の腱の中にある膝蓋骨である．種子骨は関節運動に伴う腱の方向転換の支点となり，また，腱が骨との摩擦ですり切れるのを防ぐ．

　腱を保護する装置として腱鞘(滑液鞘)がある．関節液と同様の滑液を中に容れた腱鞘が腱の周りを包みこみ，腱の動きを滑らかにしている．手首から指にかけて多くの腱鞘がある(**図10-13**)．

3　骨格筋の特徴

❶ 骨格筋の組織構造

　骨格筋の細胞(筋細胞)は，骨格筋の端から端まで達する細長い円柱状で線維のように見えるため，筋線維と呼ばれる．筋線維は多数の筋芽細胞が細長く融合し，成熟してできるため多数の

■等尺性収縮
筋肉を使わないと筋力の低下と筋萎縮が起きる(廃用性筋萎縮)．そのため，骨折をしてギプスを巻いたときは，等尺性収縮のトレーニングによって筋萎縮を予防する．

■腱鞘炎
筋を使いすぎて腱鞘に炎症が生じたもの．手指を使いすぎると手首の腱鞘炎を起こすことがある(**手根管症候群**)．

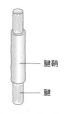

腱鞘

腱

図10-13　**腱鞘**

■筋線維
筋肉トレーニングによって筋肉が太くなるのは，タンパク質合成が促進されて筋原線維が増え，個々の筋線維が太さを増す結果である．加えて激しいトレーニングでは筋線維が断裂し，筋線維に付着している**サテライト細胞**(筋幹細胞)の増殖・成熟が促進されて新たな筋線維が生まれ，筋肉が増大する．

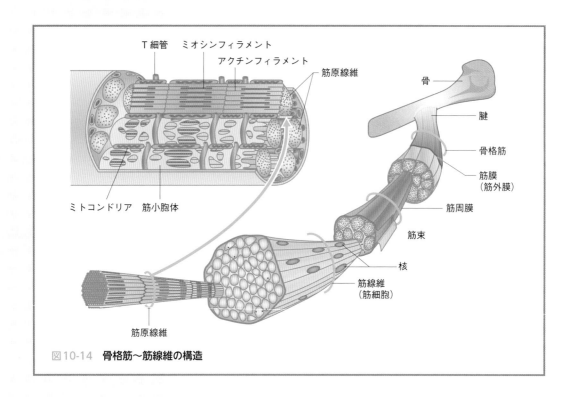

図10-14 **骨格筋〜筋線維の構造**

図中ラベル：T細管　ミオシンフィラメント　アクチンフィラメント　筋原線維　骨　腱　骨格筋　筋膜（筋外膜）　筋周膜　筋束　核　筋線維（筋細胞）　筋原線維　ミトコンドリア　筋小胞体

筋膜

骨格筋を包むコラーゲン線維の膜．地震などで下敷きになっていた人が救出されて筋肉への圧迫が解除されると，筋肉は筋膜の中でパンパンにむくみ，血流が行き届かなくなる．これは**筋区画（コンパートメント）症候群**と呼ばれ，筋膜を切開して除圧しないと筋細胞が死滅し，細胞内のK$^+$やミオグロビンが血中に出て高カリウム血症・腎不全をきたし，患者は死亡する．

運動神経（運動ニューロン）

頭部・顔面の筋に収縮の指令を伝える運動神経は脳幹から起こり，脳神経に含まれて筋へ向かう．

核をもつ多核細胞で，それ自体に増殖能はない．筋線維は束のようにまとまって薄い結合組織で包まれた筋束をなし，筋束がさらに集まって，厚い結合組織の筋膜で包まれて1個の骨格筋を形づくっている．筋膜には感覚神経が分布し，外力や発痛物質によって興奮し，中枢に伝わって痛みとして感じられる．

1本の筋線維の細胞内には，筋全長にわたる長さをもつ収縮装置である筋原線維がぎっしり詰まっており，その周りに収縮に必要なCa^{2+}を貯蔵する筋小胞体と，エネルギー分子ATPを産生するミトコンドリアが配置されている．

筋原線維は，収縮タンパクのアクチンとミオシンからなり，それぞれが多数重合して糸（フィラメント）のように連なったアクチンフィラメントとミオシンフィラメントが交互に規則正しく配列し，横紋筋の縞模様をつくっている（**図10-14**）．

❷ 骨格筋が収縮するしくみ

骨格筋の収縮は運動神経（運動ニューロン）からの指令による．運動神経は脊髄の前角または脳幹から発し，枝分かれして数十本に及ぶ筋線維のほぼ中央部に至り，筋線維の細胞膜と狭い間隙を介して接し，神経筋接合部（終板）と呼ばれるシナプスを形成している．1個の運動ニューロンとこれに支配される数十本の

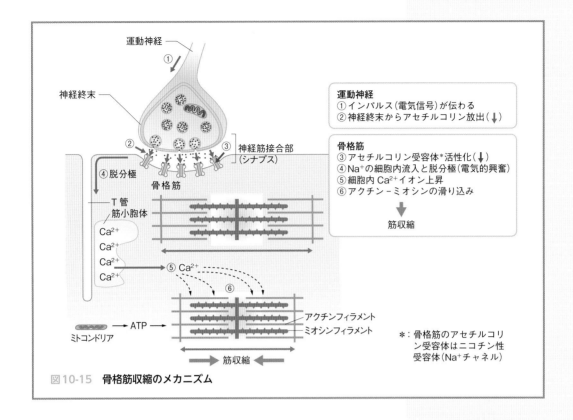

運動神経
① インパルス（電気信号）が伝わる
② 神経終末からアセチルコリン放出（↓）

骨格筋
③ アセチルコリン受容体*活性化（↓）
④ Na⁺の細胞内流入と脱分極（電気的興奮）
⑤ 細胞内 Ca²⁺イオン上昇
⑥ アクチン−ミオシンの滑り込み
↓
筋収縮

運動神経
① 神経終末
②
③ 神経筋接合部（シナプス）
④ 脱分極
骨格筋
T管
筋小胞体
Ca²⁺
Ca²⁺
Ca²⁺
Ca²⁺
⑤ Ca²⁺
⑥
ミトコンドリア → ATP →
アクチンフィラメント
ミオシンフィラメント
筋収縮

*：骨格筋のアセチルコリン受容体はニコチン性受容体（Na⁺チャネル）

図 10-15　**骨格筋収縮のメカニズム**

筋線維をまとめて運動単位という．

中枢神経からの指令が運動神経終末に至ると，神経伝達物質のアセチルコリンがシナプス（＝神経筋接合部）の間隙に放出され，筋線維細胞膜の（ニコチン性）アセチルコリン受容体✐に結合して筋線維に電気的興奮（細胞膜の脱分極）を引き起こす．これが引き金となって，筋小胞体に蓄えられていたCa²⁺が細胞質に出て筋原線維に作用し，アクチンフィラメントがミオシンフィラメントの間に深く入り込む滑走が起こる．その結果，筋全体の短縮，すなわち筋収縮が起こる（興奮−収縮連関✐）．

運動神経の興奮がおさまると神経筋接合部のアセチルコリンは分解酵素（アセチルコリンエステラーゼ）で分解されてなくなる．筋細胞は再分極して細胞内のCa²⁺が筋小胞体の中に回収され，筋原線維が弛緩✐してもとの長さにもどって次の興奮−収縮に備える（**図10-15**）．

❸ **深部感覚と筋紡錘・腱紡錘**

関節や腱，靱帯などには感覚神経が分布しており，関節の曲がり具合や運動・振動の感覚（深部感覚✐）を中枢に伝え，中枢はその情報をもとにさまざまな筋の収縮具合を調整する．

✐**アセチルコリン（ACh）受容体**

アセチルコリン（ACh）の受容体には２つのタイプがある．ニコチン性ACh受容体は骨格筋の神経筋接合部と自律神経節・中枢神経に存在し，アセチルコリンが結合するとNa⁺が流入して電気的興奮を引き起こす．（一方，ムスカリン性ACh受容体は副交感神経の作用点にある：**表7-1**参照）．

✐**興奮-収縮連関**

筋線維の電気的興奮が収縮を引き起こすことを興奮−収縮連関という．

✐**弛緩**

筋弛緩時のCa²⁺の筋小胞体への取り込みはエネルギーを要する．

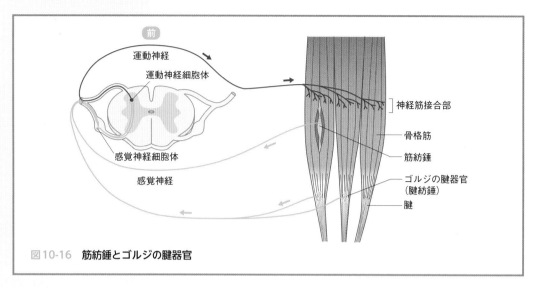

図10-16　**筋紡錘とゴルジの腱器官**

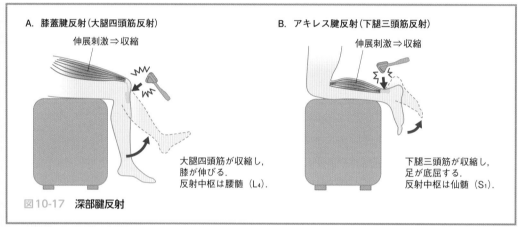

A. 膝蓋腱反射（大腿四頭筋反射）

伸展刺激⇒収縮

大腿四頭筋が収縮し，
膝が伸びる．
反射中枢は腰髄（L₄）．

B. アキレス腱反射（下腿三頭筋反射）

伸展刺激⇒収縮

下腿三頭筋が収縮し，
足が底屈する．
反射中枢は仙髄（S₁）．

図10-17　**深部腱反射**

深部感覚

深部感覚は固有感覚ともいい，表在感覚（触圧覚・温度覚・痛覚）と区別される．深部感覚が障害されると，直立姿勢で閉眼すると（視覚による補正ができないので）立っていられなくなる（**ロンベルグ徴候**）．脊髄後索（深部感覚の伝導路）の障害や末梢神経障害（糖尿病やある種の抗がん剤による）で起こる．

深部腱反射

打腱器（診察器具のハンマー）で腱をたたくと，引き伸ばされた筋の筋紡錘が興奮し，脊髄の反射中枢を介して同じ筋の収縮が引き起こされる反射．

骨格筋と腱の中にある筋紡錘，腱紡錘（ゴルジ腱器官）は，筋や腱の伸展刺激を検知する感覚受容器である（図10-16）．

筋紡錘は筋が受動的に引き伸ばされると興奮し，その興奮が感覚神経を通じて脊髄に伝えられると，運動神経に直接伝わって筋を反射的に収縮させる．結果として，過度の伸展から筋が守られる．この反射は深部腱反射（膝蓋腱反射・アキレス腱反射）でみることができる（図10-17）．また，筋紡錘のはたらきにより，姿勢を保持する筋群（脊柱起立筋や股関節・膝関節の立位伸展位を保つ筋群）の収縮バランスが常に保たれている．

一方，腱紡錘は，筋が収縮して腱が伸ばされたときに興奮し，同じ筋の収縮を抑制する反射を引き起こして腱の断裂を予防する．

❹ 骨格筋のエネルギー代謝

すべての細胞は生命活動に必要なエネルギーを自身の細胞内で

つくり出すATPから得ているが，ATPは細胞内に貯蔵できない．筋細胞にはクレアチン🔖とクレアチンキナーゼ🔖（クレアチンリン酸化酵素，CK）があるので，ATPのもつ高エネルギーリン酸基を移し替えてクレアチンリン酸をつくりだし，ATPの代わりに蓄えておくことができる．瞬発力が勝負の100m走では，このクレアチンリン酸からATPをただちに再生するシステム（**図10-18**）により，酸素なしでダッシュすることができる（最初の数秒間）．ついで，細胞質の嫌気的解糖系で産生されるATPにより30秒ほどの無酸素運動が可能である．（筋細胞はグリコーゲンを豊富に蓄えているので，この間，グリコーゲン分解によって解糖系へグルコースを供給できる．）しかし，酸素不足では嫌気的解糖系の代謝産物の乳酸が蓄積する．（乳酸から生じる水素イオンは筋疲労・筋肉痛の一因．乳酸は，肝臓に運ばれてグルコースにつくり替えられ（糖新生），再び筋組織に取り込まれる．）

骨格筋に酸素が十分供給されているときは，グルコースや脂肪酸🔖などのエネルギー源をミトコンドリアで燃焼して大量のATPをつくり出し，マラソンなど長時間の有酸素運動ができる．運動時は心拍出量の増大と骨格筋の血管拡張により血流量が増大するので，大量の酸素を供給できる．加えて骨格筋（特に遅筋と呼ばれる赤みを帯びた筋）は細胞内にミオグロビン🔖という酸素結合タンパクが豊富にあり，持続収縮して毛細血管が圧迫されている場合などに酸素供給に役立つ．

D 体幹の骨格と筋

1 脊柱（図10-19）

脊柱（せきちゅう）は，椎骨（ついこつ）が上下に連なった体幹の支柱で，7個の頸椎（C_1〜C_7），12個の胸椎（T_1〜T_{12}），5個の腰椎（L_1〜L_5）と，5個の仙椎（S_1〜S_5）が癒合した仙骨，それに，退化して癒合した尾骨（C_0）からなる．頸椎から腰椎までは，上下の椎体の間に線維軟骨でできた弾力性のある椎間板🔖（椎間円板）が挟まっており，クッションの役割を果たす．脊柱はまっすぐではなく，頸前弯-胸後弯-腰前弯のカーブ（生理的な弯曲）を描いている．これは，脊柱につく脊柱起立筋群のはたらきによるもので，筋力が姿勢を支えているといえる（**図10-19**）．

🔖クレアチン
毎日，筋細胞のクレアチンの1％が代謝されて老廃物のクレアチニンとなり，腎臓から尿中に排泄される．クレアチニン・クリアランスは腎機能の重要な指標（p.114）．

🔖クレアチンキナーゼ
筋の破壊（心筋梗塞，横紋筋挫滅，平滑筋壊死）が起こると血漿中に漏れ出し，クレアチンキナーゼ（CK）が上昇する．

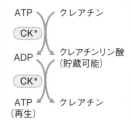

図10-18 筋細胞のATP再生システム
＊：CK＝クレアチン（ホスホ）キナーゼ（クレアチンリン酸化酵素）．酵素は逆向きの反応も触媒する．

🔖脂肪酸
運動時はアドレナリン作用により脂肪組織のトリグリセリドが分解され，血中遊離脂肪酸が増加，筋細胞に取り込まれてミトコンドリアでβ酸化を受け，大量のATPが産生される．

🔖ミオグロビン
ヘモグロビンと同様，鉄を含み赤い．ミオグロビンは，脊柱起立筋のように持続的に収縮している筋に多い（**遅筋/赤筋**：回遊魚のマグロ）．一方，瞬発力を出す筋（**速筋/白筋**）には少ない（瞬時に獲物を捕らえる海底のヒラメは白い）．

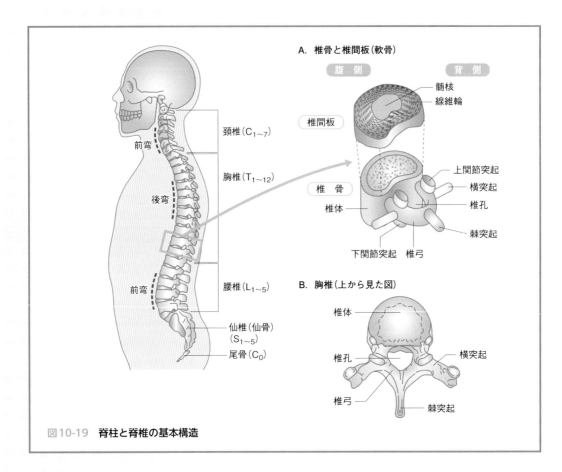

A. 椎骨と椎間板（軟骨）

腹側　背側

椎間板
- 髄核
- 線維輪

椎骨
- 椎体
- 上関節突起
- 横突起
- 椎孔
- 棘突起
- 下関節突起　椎弓

B. 胸椎（上から見た図）
- 椎体
- 椎孔
- 横突起
- 椎弓
- 棘突起

頚椎（C$_{1\sim7}$）
前弯
胸椎（T$_{1\sim12}$）
後弯
腰椎（L$_{1\sim5}$）
前弯
仙椎（仙骨）（S$_{1\sim5}$）
尾骨（C$_0$）

図10-19　脊柱と脊椎の基本構造

🏷椎間板

ヘルニアとは，正常の区画からはみ出すことをいう．椎間板ヘルニアは，椎間板の内部にある髄核が周辺の線維輪を突き破って外へはみだし，その結果，神経根や脊髄を圧迫して腰痛や神経圧迫症状を発症する．ヘルニアの部位は神経学的な診察で推定可能であり，MRIなどの画像検査で診断が確定する．

🏷脊柱管

転落や転倒で脊椎が骨折すると，脊柱管の中を通っている脊髄が損傷する（脊髄損傷）（p.196）．

🏷脊髄

脳から続く中枢神経で，脊柱管の中で3重の髄膜に包まれ，脳脊髄液に浸っている（p.184）．

　個々の椎骨は前方の椎体と，後方の椎弓からなり，椎体の前・後面で脊柱全体を上下に連ねる丈夫な靭帯で連結されている．椎弓のアーチで囲まれたスペース（椎孔）は上下に連なって脊柱管というトンネルを形づくり，中に脊髄を容れている．脊髄から発する脊髄神経は，上下の椎弓のすきま（椎間孔）から出て末梢へ向かう．

　椎弓からは，後方に棘突起，左右に横突起が突き出し，横突起の根元から上下に突き出した関節突起が上下の椎弓を連結している．棘突起は頚部から背中にかけて体表から触れることができ，特に第7頚椎（隆椎）の棘突起は最も突出している．

　第1・第2頚椎は特徴的な形をしている．第1頚椎（環椎）は，環状で頭蓋骨の下端を載せている．第2頚椎（軸椎）は，椎体から歯突起という突起が出て環椎の環の前方内面と環軸関節を形成している．これにより，歯突起を軸として上に載っている頭蓋を回すことができる．環椎，軸椎を含めて7つの頚椎の横突起には孔（横突孔）があいており，ここを椎骨動脈が通って頭蓋に入る．

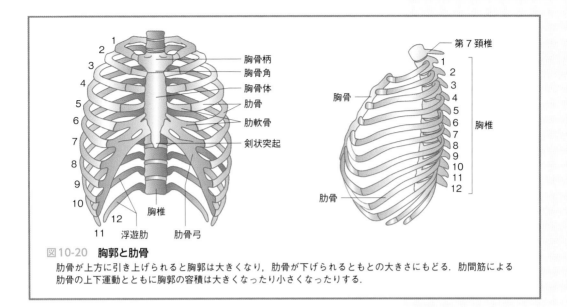

図10-20　**胸郭と肋骨**
肋骨が上方に引き上げられると胸郭は大きくなり，肋骨が下げられるともとの大きさにもどる．肋間筋による
肋骨の上下運動とともに胸郭の容積は大きくなったり小さくなったりする．

2　胸　郭

　胸郭は前面の胸骨，背面の12個の胸椎と，各胸椎の左右に関
節（肋椎関節）で接続し，弧を描いて胸骨へと向かう12対の肋骨
および，肋骨を胸骨に接続する肋軟骨からなるカゴ状の骨格で，胸
腔内の重要臓器の周りをよろいのように取り囲み，保護している．

　胸骨は（上から順に）胸骨柄・胸骨体・剣状突起からなる．胸
骨柄・胸骨体には肋軟骨を介して第1～7肋骨が接続し，第8～
10肋骨に接続する肋軟骨は癒合して左右に肋骨弓を形づくって
いる．第11・12肋骨は短く，背面で終わっている（浮遊肋）．

　胸骨柄には第1肋骨接続部の上で上肢帯に属する鎖骨が接続し
ている．胸骨柄と胸骨体の接続部分を胸骨角といい，皮下に隆起
として触れる．胸骨角は気管分岐部の高さに相当し，左右にたど
ると第2肋骨が接続する重要なランドマークである（**図10-20**）．

3　胸部の筋（**図10-21**）

　胸部深層の筋群は胸郭に起始・停止して呼吸運動に関わり，胸
部浅層の筋群は胸壁を構成し，また上肢の運動に関わっている．

❶ 胸部深層の筋群

　ⓐ外肋間筋　　上下の肋骨の間に張り，肋間神経の指令により
胸式呼吸を行う呼吸筋である．収縮すると胸郭が広がって肺に空
気が流れ込み，吸息が起こり，弛緩すると呼息が起こる（p.68）．

　ⓑ内肋間筋　　外肋間筋の奥でこれと直行する方向に張ってお

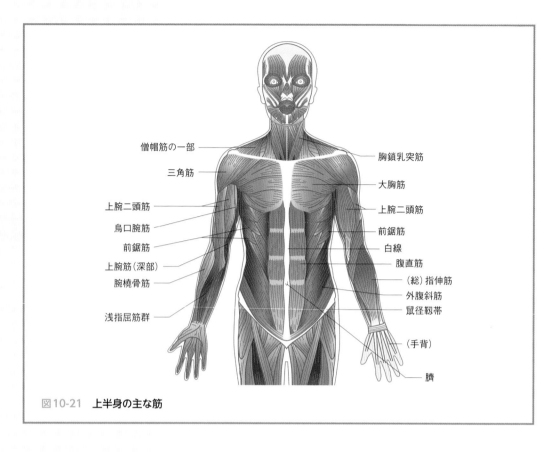

僧帽筋の一部

三角筋

上腕二頭筋

烏口腕筋

前鋸筋

上腕筋（深部）

腕橈骨筋

浅指屈筋群

胸鎖乳突筋

大胸筋

上腕二頭筋

前鋸筋

白線

腹直筋

（総）指伸筋

外腹斜筋

鼠径靱帯

（手背）

臍

図10-21　上半身の主な筋

り，収縮によって胸郭を狭め，安静呼気位からの努力呼出に関与する補助呼吸筋としてはたらく（p.69）.

❷ 胸部浅層の筋群

ⓐ **大胸筋** 🖾　乳腺の奥で胸郭前面を覆って上腕骨につき，上腕の内転・内旋や前方挙上を行う.

ⓑ **小胸筋・前鋸筋**　大胸筋の奥にあり，胸郭から肩甲骨について肩甲骨を前下・下外方へ動かす.

🖾4　横隔膜（図10-22）

　横隔膜は腹腔と胸腔の境をなすドーム状の骨格筋で腹式呼吸の呼吸筋である. 胸郭の下端と腰椎前面から起こり，ドームの天井に相当する結合組織性の腱中心に停止する. ドームの天井の高さは安静呼気位で胸骨体の下端に相当する. 延髄の呼吸中枢の指令を横隔膜に伝えるのは，上部頚髄（C$_3$～C$_5$）から起こる横隔神経である（図8-27）. 横隔膜が収縮するとドームが縮んで下がり，胸腔が広がって吸息が起こる. 横隔神経が麻痺すると患側の横隔膜が弛緩してドームが胸腔内へ高く突出する.

🖾**大胸筋**

大胸筋の外側縁は腋窩の前縁（前腋窩線）を形づくる. 腋窩の後縁は後述の広背筋である.

横隔膜には，大動脈裂孔，食道裂孔，大静脈孔の3つの孔があいている．

5 腹壁の筋（図10-23）

腹部正中の左右に腹直筋が，その両側に側腹筋群がある．

ⓐ**腹直筋**　第5〜7肋軟骨と恥骨を結び，腸腰筋などと協力して体幹を前屈させる，仰臥位から起き上がるときや座位から立ち上がるときにもはたらく．

ⓑ**側腹筋群**（外腹斜筋・内腹斜筋・腹横筋）　腰部の脊柱起立筋と協力して腰をひねる運動に関与する．

呼吸困難のある患者では，呼息時に腹壁の筋群を収縮させて努

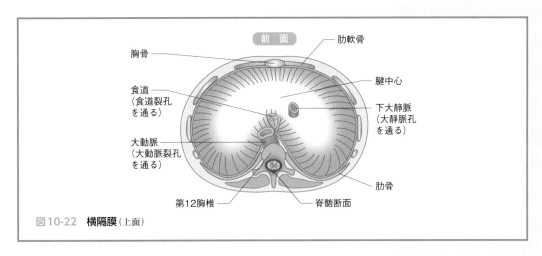

図10-22　横隔膜（上面）

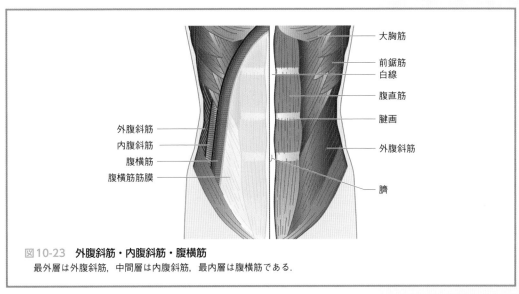

図10-23　**外腹斜筋・内腹斜筋・腹横筋**
最外層は外腹斜筋，中間層は内腹斜筋，最内層は腹横筋である．

力呼出（安静呼気位からさらに息を吐き出す）を起こす補助呼吸筋としてはたらく．腹筋群が全体として収縮すると，腹腔内圧（腹圧）が上昇し，横隔膜が受動的に上がるので呼気が促進されるのである．また，咳・くしゃみでは腹筋群が横隔膜とともに反射的に収縮し，急激に腹圧を上げる．すると横隔膜が急激に上がるので胸腔内圧が急に高まり，気道から咳・くしゃみの呼気や痰が飛び出す．排尿・排便でいきむときにも，これら腹筋群の収縮で腹腔内圧が上がり，排尿・排便が促進される．

6 背部の筋（図10-24）

　背部浅層の筋群（僧帽筋✎・広背筋など）は肩甲骨と上腕を動かし，背部深層の筋群，特に脊柱起立筋は姿勢の保持にはたらく．

❶ 背部浅層の筋群

　ⓐ僧帽筋　　後頭骨と頚椎・胸椎の棘突起から起こり，頚部と胸部背面の上方を広く覆って肩甲骨と鎖骨に停止する．部位により，肩の上げ下げや肩甲骨の回転による上腕の外転✎，肩甲骨を中央に引き寄せて肩を引き胸を張る動作に関わる．重い荷物を持ったときも僧帽筋が緊張して肩の位置を維持する．副神経（第Ⅺ脳神経）の支配である．

　ⓑ広背筋　　腰椎と腸骨から起こり，胸部背面の下方を広く覆ったあと，脇の下から上腕骨上方前面に停止し，上腕骨の内転・内旋にはたらく（腋窩の後縁を形づくる）．

　ⓒ肩甲骨を動かす筋群　　頚椎・胸椎（上部）から起こり肩甲骨

✎僧帽筋

カトリックの司祭の帽子の形に似ているため，この名称になった．

✎上腕の外転

後述の三角筋は上腕を水平位まで外転する．それ以上の外転（挙上）では僧帽筋上部のはたらきで肩甲骨の上方回旋が必要である．

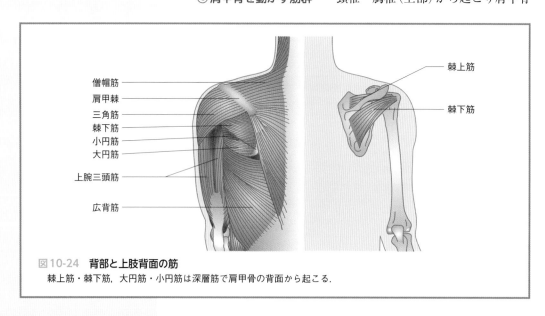

僧帽筋
肩甲棘
三角筋
棘下筋
小円筋
大円筋
上腕三頭筋
広背筋
棘上筋
棘下筋

図10-24　背部と上肢背面の筋
棘上筋・棘下筋，大円筋・小円筋は深層筋で肩甲骨の背面から起こる．

に付く筋が肩甲骨を引き上げたり正中へ引き寄せたりする.

❷ 背部深層の筋群

ⓐ 固有背筋　脊柱の両側に全長にわたって，起始・停止ともに脊柱につく筋や肋骨背面と腰椎・腸骨をつなぐ筋がびっしりと配置され，姿勢を保持し，また，体幹の背屈，側屈，ひねりなどを起こす．なかでも常に適度の緊張を保ち体幹の姿勢を保持している筋群を脊柱起立筋群といい，脊柱を生理的弯曲を保って起立させている．後頭骨に付く筋は頭部の背屈を起こす.

E 上肢の骨格と筋

1 上肢帯の骨格

　上肢を体幹につなぎ止める上肢帯は鎖骨と肩甲骨（けんこうこつ）からなり，上腕骨は肩甲骨と肩関節で接続する．肩甲骨の動きが加わるため，上肢の運動の自由度はとても大きくなっている.

　ⓐ 鎖骨　左右1対が内側で胸骨柄と胸鎖関節をなし，緩やかにS字カーブを描いて外側末端で肩甲骨の肩峰と肩鎖関節で接続する.

> **鎖骨**
> 体表で鎖骨の上方にあるくぼみを**鎖骨上窩**（じょうか）といい，奥に肺尖がある．鎖骨の下外側に触れるくぼみを**鎖骨下窩**（か）といい，奥に肩甲骨の烏口突起を触れる．鎖骨は外力で骨折しやすい骨である.

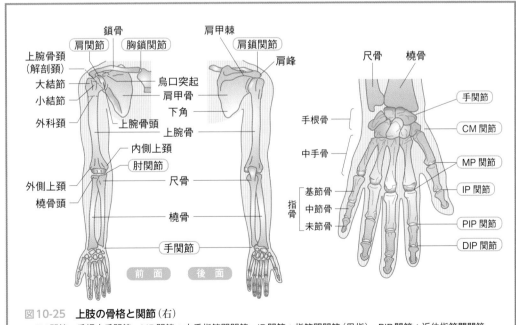

図10-25　**上肢の骨格と関節**（右）
CM関節：手根中手関節，MP関節：中手指節間関節，IP関節：指節間関節（母指），PIP関節：近位指節間関節，
DIP関節：遠位指節間関節

253

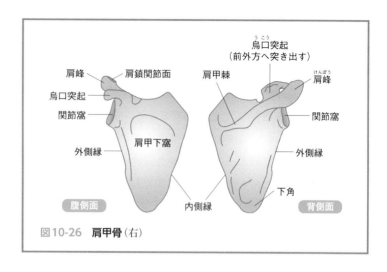

図10-26　肩甲骨（右）

上腕骨
上腕骨頭のやや下方の外側と前面の隆起（大結節・小結節）には体幹や肩甲骨から起こる筋が停止する．そのすぐ下方は首のように細くなっており，ここで骨折しやすいので**外科頚**と呼ばれている．
小児が腕を伸ばした状態で転倒し手をつくと，上腕骨の遠位で**上腕骨顆上骨折**（内側上顆・外側上顆の上での骨折）を起こすことが多い．受傷に伴う筋区画症候群や不適切なギプス固定によって阻血（循環不全）が起こると，前腕屈筋の萎縮・手首屈曲拘縮・MP関節過伸展などをきたすので注意が必要（**フォルクマン拘縮**）．

肘関節
子どもが大人と手をつないで歩いている状況で転びそうになり，大人は急いで手を引っ張り上げた．すると子どもは突然大声で泣き始めた．これは橈骨頭が尺骨に固定されている靱帯から外れたためで，**肘内障**という．徒手整復で治る．

手根管
正中神経も手根管を通るので，手根管での過度な機械的刺激・圧迫で正中神経麻痺が起こる（**図8-28**参照）．

ⓑ**肩甲骨**　　胸部背面の上方に1対あり逆三角形で外側上端に上腕骨と肩関節をなす関節窩がある．肩甲骨の関節窩は浅く肩関節は脱臼しやすい関節である．肩甲骨の背面にある隆起（肩甲棘）は横走して関節窩の上で肩峰として終わり，鎖骨と肩鎖関節をなす．肩甲骨の上縁からは烏口突起が前へ張り出しており，肩峰とともに肩関節を上から保護する靱帯の付着部位となっている（**図10-26**）．

2 自由上肢の骨格と関節（図10-25）

上腕には**上腕骨**があり，半球状の上腕骨頭で肩甲骨の関節窩と肩関節を構成し，全身の関節で最も自由度の高い運動を行う（多軸性球関節）（**図10-8**）．

前腕では橈骨が親指側（橈側）に，尺骨が小指側（尺側）に位置し，手掌を前面に向けた解剖学的正位では橈骨・尺骨が平行して並び，回内位ではねじれた位置関係になる．

肘関節は上腕骨下端（遠位端）が尺骨近位端となす蝶番関節が主体で，この関節は肘の屈曲・伸展を行う．肘関節を伸ばしたとき内面にみられるくぼみを肘窩といい，屈曲でできる肘の出っぱり（尺骨の近位端）を肘頭という．橈骨，尺骨の近位端は車軸関節で回内・回外を行う．

手関節は，橈骨遠位端と手根骨との橈骨手根関節が主体である．手首の前面には屈筋支帯という靱帯が横走し，手根骨との間に**手根管**というトンネルを形づくっている．前腕から指へ向かう多数の屈筋の腱が腱鞘（**図10-13**）に包まれて手根管を通る．

手は，手首に手根骨（8個），手掌に中手骨（5本）がある．手指

の骨は指骨といい，中手骨とは中手指節間関節（MP＊1関節）で接続している．母指は2本の指骨（基節骨・末節骨）が指節間関節（IP＊2関節）で接続し，母指以外は3本の指骨（基節骨・中節骨・末節骨）が近位指節間関節（PIP＊3関節）と遠位指節間関節（DIP＊4関節）で接続する．

母指は正中神経の指令により手根中手関節を動かしてほかの指との対立運動を行う．

＊1：MP ＝ metacarpophal-angeal

＊2：IP ＝ interphalangeal
＊3：PIP ＝ proximal interphal-angeal
＊4：DIP ＝ distal interphal-angeal

3 上肢の筋（図10-27）

上肢の筋は，①上肢帯から起こり肩関節を動かす筋群，②上腕にあって肘関節を動かす筋群，③前腕にあって手首・指の屈伸と前腕の回内・回外にはたらく筋群，そして，④手掌にあって指の精緻な運動に関わる筋群に大別される．

なお，体幹から起こる僧帽筋，広背筋，大胸筋，小胸筋も上肢帯や上腕骨について肩関節の運動に関与する．

❶ 上肢帯から起こり肩関節を動かす筋群

三角筋は肩甲骨と鎖骨から起こり，肩関節を覆って上腕骨につく筋で，収縮すると上腕骨を水平位まで外転する（腕窩神経の支配）．ほかに，肩甲骨の背面と腹側面から起こり，上腕骨について上腕骨の外旋と内旋にはたらく回旋筋群がある．

回旋筋群

棘上筋・棘下筋・小円筋：肩甲骨背面から起こり上腕骨大結節に停止して上腕を外旋する．
肩甲下筋・大円筋：肩甲骨腹側面と肩甲骨下角から起こり，上腕骨上部前面に停止して上腕を内旋する．大円筋は大胸筋とともに上腕の内転にも働く．

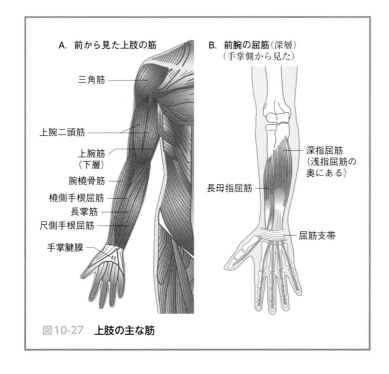

A. 前から見た上肢の筋

三角筋
上腕二頭筋
上腕筋（下層）
腕橈骨筋
橈側手根屈筋
長掌筋
尺側手根屈筋
手掌腱膜

B. 前腕の屈筋（深層）（手掌側から見た）

深指屈筋（浅指屈筋の奥にある）
長母指屈筋
屈筋支帯

図10-27 **上肢の主な筋**

A. 肘関節

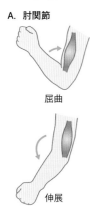

屈曲

伸展

B. 手関節

伸展（背屈）

屈曲（掌屈）

図10-29
上肢の筋のはたらき

📖 前腕前面の屈筋群
橈側・尺側手根屈筋は手関節の掌屈と外転・内転にはたらく．浅指屈筋は中節骨につき，深層にある深指屈筋・長母指屈筋は末節骨に停止して指を屈曲させる．

📖 前腕後面の伸筋群
橈側・尺側手根伸筋，総指伸筋，長母指伸筋・短母指伸筋・長母指外転筋，示指伸筋などがある．

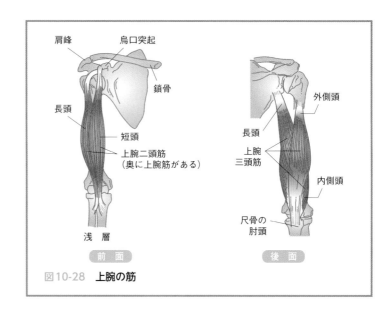

図10-28　**上腕の筋**

❷ 上腕にあって肘関節を動かす筋群（**図10-28, 29A**）

　上腕の前面にある上腕二頭筋は力こぶをつくり，奥にある上腕筋とともに肘関節を屈曲する．一方，上腕の後面にある上腕三頭筋は肘関節を伸展する．これらは屈筋・伸筋として互いに拮抗筋の関係にある．上腕二頭筋は前腕の回外にも関与する．

❸ 前腕にあって手首・指の屈伸と前腕の回内・回外にはたらく筋群（**図10-27, 29B**）

　前腕前面には屈筋群📖があり，手首の掌屈と指の屈曲にはたらく．指を握ると，前腕前面の上半分ではこれらの筋が収縮して固くなり，下半分ではこれらの腱が「すじ」として浮き上がる．これらの腱は手根管を通って手の骨につく．このほか，前腕橈側にある腕橈骨筋は，上腕骨下部から起こり橈骨下部に停止して肘関節の屈曲にはたらき，円回内筋・方形回内筋は前腕の回内にはたらく．

　前腕後面には伸筋群📖があり，手首の背屈と指の伸展にはたらく．指を伸ばして手首を背屈すると，手背にこれらの腱がすじとして浮き上がるのが見える．これらの筋の腱は，手首後面の伸筋支帯の下を通って手の背側へ向かう．伸筋群を支配する橈骨神経が麻痺すると手関節を背屈できなくなる（この状態は垂れ手と称される）（**図8-28**参照）．このほか，前腕後面の深部には回外筋があって前腕の回外を起こす．

❹ 手掌にあって指の精緻な運動に関わる筋群（**図10-30**）

　手掌の母指球を構成する筋は正中神経に支配され，母指の運動

（屈曲・外転・内転・対立）にはたらく．正中神経が麻痺すると母指球が萎縮し，母指とほかの指との対立ができなくなる（猿手）（**図8-28**参照）．

　小指球の筋は尺骨神経に支配され，小指の運動に関与する．尺骨神経が麻痺すると，小指・薬指が曲がった状態で拘縮し，小指球の萎縮もみられる（鷲手・祈祷手と称される）（**図8-28**参照）．

　このほか，中手骨の間には骨間筋があり，MP関節の屈曲と指の側方への開閉に関与する．

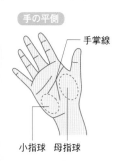

図10-30 母指球と小指球
それぞれ，手掌の膨らみをいう．

F 下肢の骨格と筋

　脊柱の下端の仙骨に左右の寛骨が接続して骨盤をなし，下肢帯として左右の大腿骨と股関節で接続する．大腿骨は膝関節で下腿の脛骨に接続する．大腿四頭筋の腱（膝蓋腱）の中には人体最大の種子骨である膝蓋骨が含まれており，膝関節に参加している．下腿の脛骨の外側には腓骨があり，両者は足関節で距骨に接続する．距骨の下にかかとをなす踵骨があり，アキレス腱（下腿三頭筋の腱）が付着している．距骨・踵骨を含めた7個の骨からなる足根骨の前方に中足骨が接続して足背（足の甲）を形成し，さらにその先に短い趾骨が接続して足趾（足指）を形づくっている．

1 下肢帯の骨格（図10-31）

　寛骨は腸骨・坐骨・恥骨の3個の骨が成長後に骨性に連結・癒合して1個の骨になったもので，同じく5個の仙椎が癒合した仙骨とともに骨盤（下肢帯）を形成している．

　腸骨は骨盤上方の広い部分（大骨盤）に位置し，分厚い仙骨の左右の外側面（耳状面）と仙腸関節で連結し，前下方で恥骨と，後下方では坐骨と癒合している．腸骨の上縁は第4・5腰椎間の高さで腰部の皮下に触れる．左右の腸骨上縁を結ぶ線はヤコビー線として腰椎穿刺部位の目安になる．腸骨の外側縁を腸骨稜といい，前にたどると大腿のつけ根の上方にある突起（上前腸骨棘）を認める．

　恥骨は腸骨の前下方に続き，左右が結合した恥骨結合を下腹部の下方に硬く触れる．恥骨結合の下にできる恥骨下角の角度は，男性では90度以下の鋭角，女性では90度以上の鈍角で男女差がある．上前腸骨棘と恥骨結合の間には鼠径靭帯が張り，その下方

腰椎穿刺（脊髄クモ膜下穿刺）
脊髄が収められているクモ膜下腔に穿刺針を進めること．髄液の採取（髄膜炎の診断のため）や麻酔液注入（脊髄クモ膜下麻酔）の目的のために行う．ヤコビー線は左右の腸骨上縁を結ぶ線で，4～5腰椎の間の高さに相当する．脊髄は脊柱より短いので，この線の高さに脊髄はなく，穿刺によって脊髄を損傷する危険はない．

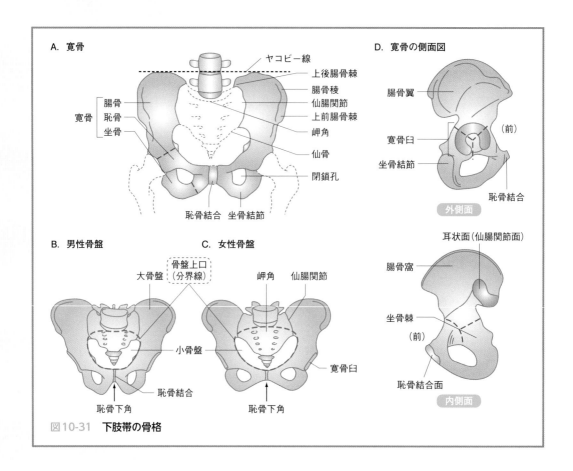

A. 寛骨

ヤコビー線
上後腸骨棘
腸骨稜
仙腸関節
上前腸骨棘
岬角
仙骨
閉鎖孔

寛骨　腸骨　恥骨　坐骨

恥骨結合　坐骨結節

D. 寛骨の側面図

腸骨翼
寛骨臼
坐骨結節
（前）
恥骨結合
外側面

耳状面（仙腸関節面）
腸骨窩
坐骨棘
（前）
恥骨結合面
内側面

B. 男性骨盤

大骨盤
小骨盤
恥骨結合
恥骨下角

C. 女性骨盤

骨盤上口
（分界線）
岬角　仙腸関節
寛骨臼
恥骨下角

図10-31　下肢帯の骨格

に大腿のつけ根がある.

　仙骨の前上縁（岬角^{こうかく}）から左右骨盤の内側をたどり恥骨結合上縁までを結ぶ線を分界線といい, その上は大骨盤, 下は小骨盤という. 小骨盤の内腔を骨盤腔といい, 骨盤内臓器（女性生殖器・膀胱・直腸）を容れている. 小骨盤の入り口（骨盤上口）は, 男性に比べて女性で横に広く, 大きな男女差がみられる.

　坐骨は文字通り坐位で支えとなる骨で, お尻の下の出っ張りとして触れる部位は坐骨結節といい, 恥骨とともに閉鎖孔と呼ぶ大きな孔を取り囲んでいる. 閉鎖孔には線維性結合組織の膜が張って腹部内臓を支えている.

　骨盤の出口（下面）は骨盤底筋群と総称される骨格筋でふさがれ, 尿道・腟（女性）・直腸が貫いている. これらの出口を取り巻く外尿道括約筋・外肛門括約筋は横紋筋で随意筋である.

2 自由下肢の骨格と関節 (図10-32)

自由下肢は大腿・下腿・足の3部から構成される.

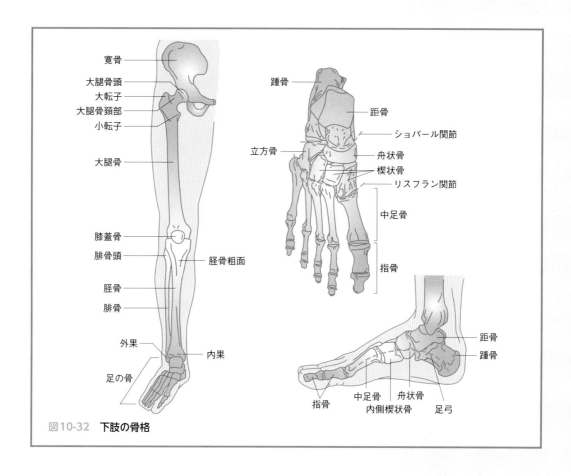

図10-32　**下肢の骨格**

　大腿の骨は1本の大腿骨で，人体で最も長く，球状の大腿骨頭が上内方を向いて寛骨の寛骨臼（きゅう）と股関節（多軸性球関節）をなし，大腿骨頸部を経て骨幹部に続く．大腿骨頭には，寛骨臼と大腿骨頭をつなぐ関節内靱帯（大腿骨頭靱帯）がついている．大腿骨頸部の外側・下内方にそれぞれ大転子・小転子と呼ぶ大きな突出があり，骨盤から起こる筋が停止する．

　膝関節は大腿骨下端・脛骨上端と膝蓋骨がなす関節で，前2者が人体最大の蝶番関節を構成して屈伸運動を行う．膝蓋骨は膝蓋腱（大腿四頭筋腱）の中にある人体最大の種子骨である．

　下腿は前腕と同様に2本の骨，すなわち脛骨とその外側の腓骨からなる．脛骨は人体で2番目に長く，前面の上部（脛骨粗面）に膝蓋腱が停止する．脛骨の外側に位置する腓骨の上端（腓骨頭）は膝関節の外下方で皮下に触れ，膝関節には関与しない．脛骨の下端の内側は内果（ないか）（うちくるぶし），腓骨下端は外果（がいか）（そとくるぶし）として皮下に触れる．脛骨・腓骨は足首で距骨と距腿関節（きょたいかんせつ）（足関節）を形成している．

大腿骨頸部
高齢者の転倒で骨折しやすい．血流が乏しく治癒困難なため，人工骨頭置換術を行うことが多い．

膝関節の補強
関節面には軟骨性の関節半月が左右2個挟まって関節面の適合性を高め，さらに関節内に交差する2本の関節内靱帯（十字靱帯）が張りわたされ，膝の安定性を高めている．関節包は両側面を側副靱帯で補強されている．

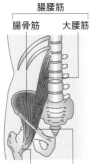

腸腰筋

腸骨筋　大腰筋

小転子　鼠径靱帯

図10-33　腸腰筋

🔖中殿筋の注射部位
殿部の内側下方は坐骨神経が下肢へ向かう通り道である。坐骨神経の損傷を避けるため，殿部の筋肉注射は外側上方の中殿筋に行う。

🔖大腿四頭筋
起始が異なる4個の筋で構成される。すなわち骨盤前面の下前腸骨棘から起こる大腿直筋と，大腿骨から起こる内側・中間・外側広筋が合流し，膝蓋腱となる。

伸展

内転筋

屈曲

図10-34　大腿の筋のはたらき

足の骨は，距骨・踵骨を含めた7個の足根骨と，長い中足骨，短い趾骨（指骨）から構成される。踵骨は距骨下後方に接続して踵（かかと）をなし，アキレス腱（下腿三頭筋腱）が付着している。踵骨と前方に位置する足根骨・中足骨は，足底で強固な靱帯（足底腱膜）で結合し，足底に前後・左右方向のアーチ（足弓）を形づくり，「土踏まず」の骨格をなしている（**図10-32**）。これは立位でかかる体重を分散して支え，かつ，歩行や駆け足，ジャンプで衝撃をやわらげ弾力性を生み出す，ヒトならではの構造である。

🎽 3　下肢の筋

下肢の筋は，次に述べる❶〜❾の筋群に分けられる。

❶ 骨盤内面と腰椎から起こる股関節の屈筋（図10-33）

（支配神経：腰神経叢の枝）　　腸腰筋（腸骨筋と大腰筋）は腸骨の内面（腸骨窩）と腰椎から起こり，鼠径靱帯の奥深くを通って大腿骨上部前面（小転子）に停止し，股関節を屈曲させる強大な筋である。仰臥位から起き上がるとき，前屈するとき，歩行で足を前に出すとき，立位で大腿を前に上げたり，座位で膝をもち上げたりするときにはたらく。

❷ 骨盤外側面から起こる股関節の伸筋・外転筋（図10-35B）

（支配神経：仙骨神経叢の枝）　　大殿筋は骨盤の背側から起こって殿部（おしり）の膨らみをなし，下降して大腿骨後面に停止して股関節の伸展・大腿の後方挙上にはたらく。大殿筋と腸腰筋は拮抗筋の関係にある。両者は直立時にはともに収縮し，拮抗して緊張を保ち，歩行時には交互に収縮して脚を前後に動かす。大殿筋の奥にある中殿筋🔖・小殿筋は腸骨外面から起こって大転子に停止し，大腿を外転させ，片足立ちでもはたらく。このほか，骨盤下部から大腿後面について大腿を外旋させる筋群がある。

❸ 大腿内側にある股関節の内転筋群

（支配神経：腰神経叢から出る閉鎖神経）　　大腿の内側には大腿内転筋（大内転筋・長内転筋・短内転筋）があり，骨盤下面（坐骨結節〜恥骨結節）から起こり，大腿骨の内側面に停止して大腿を内転させる（**図10-34**）。中殿筋・小殿筋の拮抗筋にあたる。

大腿の筋群は，内側面（股関節の内転筋群：上述），大腿の前面（膝関節の伸筋群），後面（膝関節の屈筋群）の3群に大別される。

❹ 大腿前面にある膝関節の伸筋群

（支配神経：腰神経叢から出る大腿神経）　　大腿四頭筋🔖は，

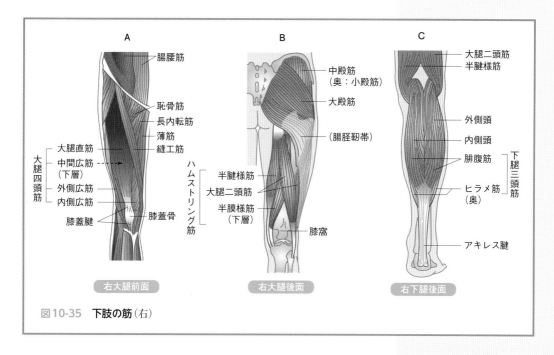

図 A ラベル（右大腿前面）:
腸腰筋
恥骨筋
長内転筋
薄筋
縫工筋
大腿直筋
中間広筋（下層）
外側広筋
内側広筋
膝蓋腱
大腿四頭筋
ハムストリング筋
膝蓋骨

図 B ラベル（右大腿後面）:
中殿筋（奥：小殿筋）
大殿筋
（腸脛靭帯）
半腱様筋
大腿二頭筋
半膜様筋（下層）
膝窩

図 C ラベル（右下腿後面）:
大腿二頭筋
半腱様筋
外側頭
内側頭
腓腹筋
ヒラメ筋（奥）
下腿三頭筋
アキレス腱

右大腿前面　　右大腿後面　　右下腿後面

図10-35　**下肢の筋**（右）

大腿前面を占める巨大な筋で，脛骨前面上部（脛骨粗面）に膝蓋腱で停止し，膝関節を**伸展**させる（膝蓋腱反射，**図10-17**）．膝蓋骨は膝蓋腱の中にある種子骨である．大腿四頭筋の前面には縫工筋があり，上前腸骨棘と脛骨内側顆を斜めに結んでいる（**図10-35**）．

❺ **大腿後面にある膝関節の屈筋群**

（支配神経：仙骨神経叢から出る坐骨神経）　大腿二頭筋は，坐骨結節と大腿骨後面から起こる長頭・短頭の2頭が合流し，腓骨上端に停止して膝関節を**屈曲**させる．半腱様筋・半膜様筋は坐骨結節から起こり脛骨上端内側に停止する．これら大腿後面の筋を総称して**ハムストリング筋**という（**図10-35B**）．

　下腿には，以下の❻ **後面の屈筋群**（足首・足指の屈曲：**底屈**），❼ **前面の伸筋群**（足首・足指の伸展：**背屈**），❽ **外側**（腓骨側）の**腓骨筋群**（足首の**外反**：足底を外側に向ける）の3群がある．実際にそれぞれの動きをしてみると，収縮している筋に固く触れ，腱が浮き上がって体表から触れやすくなる（**図10-35C**，**36**）．

❻ **下腿後面にある足の底屈・内反を起こす屈筋群**

（支配神経：仙骨神経叢→坐骨神経→**脛骨神経**）　大腿骨の下端両側から起こる腓腹筋とその深層にある**ヒラメ筋**からなる**下腿三頭筋**（**図10-35C**）はふくらはぎを形づくり，**アキレス腱**（下腿三頭筋の腱）に移行して踵骨に停止する（**図10-35C**）．下腿三

✎**アキレス腱**
アキレスはギリシャ神話に登場する人間の兵士．無敵の強さを誇ったが，アキレス腱を射抜かれたために最期を迎えた（○○のアキレス腱といえば○○の弱点を意味する）．なお，アキレス腱が断裂した場合のギプス固定はアキレス腱を伸ばさないように尖足位（足首を底屈させ，つま先立ちの形）で固定する．

下腿後面の深層にある筋群

長母趾屈筋，長趾屈筋，後脛骨筋があり，内果の後ろから足底へ向かう（**図10-36A**）。後脛骨筋は足関節の内反にもはたらく。

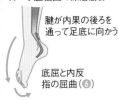

A　下腿後面の深層筋群

腱が内果の後ろを通って足底に向かう

底屈と内反　指の屈曲（❻）

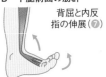

B　下腿前面の筋群

背屈と内反　指の伸展（❼）

内側（前脛骨筋）の腱は足背から足底内面へ向かう

C　下腿外側の筋群

底屈と外反（❽）

図10-36　下腿の筋のはたらき

浅腓骨神経の麻痺

腓骨筋群を支配する浅腓骨神経は，大腿後面を下降する坐骨神経の枝で，膝関節の下外方に触れる腓骨頭を回り込んで下腿外側面を下降する。側臥位をとる手術で浅腓骨神経が長期間圧迫されると腓骨筋の麻痺が起こり，足の外反ができなくなる。

縫合

冠状縫合：前頭骨と頭頂骨
矢状縫合：左右の頭頂骨間
ラムダ縫合：頭頂骨と後頭骨
鱗状縫合：頭頂と側頭骨

頭筋が収縮すると足の底屈（足関節の屈曲）を起こす。つま先立ちや歩行時に地面をけるときにはたらく。下腿三頭筋の深層にある筋群も（**図10-36A**），足首・足趾の屈曲を起こし，足首の内反（足底を内側に向ける）にはたらく筋もある。

❼ 下腿前面にある足の背屈を起こす伸筋群（**図10-36B**）

（支配神経：仙骨神経叢→坐骨神経→深腓骨神経）　前脛骨筋は脛骨前面から起こり，腱は足首の伸筋支帯の下を通って足背を進み，内側の足根骨に停止する。長母趾伸筋・長趾伸筋の腱は足背を進み，母趾とほかの足趾に停止する。これらの筋は，足首の伸展（背屈）・足趾の伸展にはたらく（前脛骨筋は足関節の内反にもはたらく）。かかと立ちで前脛骨筋の収縮が皮下に触れる。

❽ 下腿外側にある足の外反を起こす腓骨筋群（**図10-36C**）

（支配神経：仙骨神経叢→坐骨神経→浅腓骨神経）　長腓骨筋・短腓骨筋は下腿外側から起こり，腱を外果の後ろから足底まで送って足関節の外反・底屈にはたらく。

❾ 足の筋群

足背には短母趾伸筋・短趾伸筋（支配神経：深腓骨神経）があり，足趾の伸展にはたらく。足底には母指球・小指球の筋群，中足部などがあり，足趾の屈曲や開大にはたらく（支配神経：脛骨神経）。

G　頭部の骨格と頭頚部の筋

1　頭　蓋（図10-37，38）

頭部・顔面の骨格全体を頭蓋といい，脳を容れて保護する脳頭蓋（神経頭蓋）と，顔面を形成する顔面頭蓋（内臓頭蓋）からなる。頭蓋を構成する骨は15種類・23個にのぼり，顎関節以外は強固な縫合によって密に連結している。

❶ 脳頭蓋

脳頭蓋は8個の骨からなり，内部の頭蓋腔に脳を容れている。前頭骨と左右の頭頂骨，それに後頭骨が，ドーム状に脳の上を覆い，頭頂骨の下で側頭部に位置する側頭骨とともに頭蓋冠を形づくっている。

側頭骨は複雑な形をもち，側頭骨錐体が頭蓋底の一部をなすとともに，中に外耳道とこれに接続する中耳・内耳を埋蔵している。

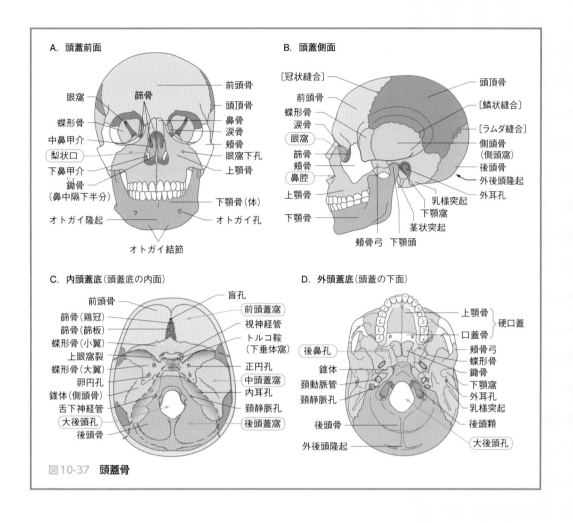

A. 頭蓋前面

眼窩　篩骨　前頭骨　頭頂骨　蝶形骨　鼻骨　中鼻甲介　涙骨　頬骨　梨状口　眼窩下孔　下鼻甲介　鋤骨（鼻中隔下半分）　上顎骨　オトガイ隆起　下顎骨（体）　オトガイ孔　オトガイ結節

B. 頭蓋側面

〔冠状縫合〕　頭頂骨　前頭骨　〔鱗状縫合〕　蝶形骨　涙骨　〔ラムダ縫合〕　眼窩　側頭骨（側頭窩）　篩骨　後頭骨　頬骨　外後頭隆起　鼻腔　外耳孔　上顎骨　下顎骨　乳様突起　下顎窩　茎状突起　頬骨弓　下顎頭

C. 内頭蓋底（頭蓋底の内面）

前頭骨　盲孔　篩骨（鶏冠）　〔前頭蓋窩〕　篩骨（篩板）　視神経管　蝶形骨（小翼）　トルコ鞍（下垂体窩）　上眼窩裂　蝶形骨（大翼）　正円孔　卵円孔　〔中頭蓋窩〕　錐体（側頭骨）　内耳孔　舌下神経管　頚静脈孔　〔大後頭孔〕　後頭骨　〔後頭蓋窩〕

D. 外頭蓋底（頭蓋の下面）

上顎骨　硬口蓋　口蓋骨　〔後鼻孔〕　頬骨弓　錐体　蝶形骨　頚動脈管　鋤骨　頚静脈孔　下顎窩　外耳孔　後頭骨　乳様突起　外後頭隆起　後頭顆　〔大後頭孔〕

図10-37　頭蓋骨

中耳（鼓室）は外耳道と鼓膜で仕切られた空洞で，中に耳小骨と総称される3つの小さな骨（ツチ骨・キヌタ骨・アブミ骨）を容れ，これらが鼓膜の振動を内耳へ伝える．内耳は聴覚・平衡感覚の感覚器である．外耳道は外耳孔に開口し，外耳孔の前方から頬骨弓がアーチ状に張り出して，顔面の頬を構成する頬骨に接続する．頬骨弓の根元の下面には下顎骨と顎関節をなす関節窩（下顎窩）がある．外耳孔の後ろ下方には乳様突起があって胸鎖乳突筋が停止する．

前頭骨・側頭骨・後頭骨は脳の底面に回り込み，蝶形骨・篩骨とともに頭蓋底をなし，脳を下から支えている（図10-37C）．頭蓋底の下面は眼窩・鼻腔・副鼻腔・上咽頭の天井に相当する．

後頭骨下面には大後頭孔があいていて，頭蓋腔はここで脊柱管に移行する．脳の下端部にあたる延髄は，この孔から出て脊髄に移行する．大後頭孔下面は第1頚椎（環椎）と関節を形成している．

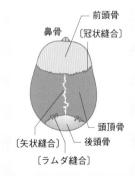

前頭骨　鼻骨　〔冠状縫合〕　〔矢状縫合〕　〔ラムダ縫合〕　後頭骨　頭頂骨

図10-38　縫合（頭蓋上面）

頭蓋底の蝶形骨は側頭骨錐体の前に位置し，中央にトルコ鞍という くぼみがあって，重要な内分泌組織である下垂体を収納している（図8-10参照）．トルコ鞍の前方には，眼球の網膜から発する視神経が通る視神経管（図8-19）が左右に開口している．視神経管から頭蓋内に入った視神経は左右が下垂体の前でいったん交わり（視交叉），再び左右に分かれて後方へ向かう．

蝶形骨の前方中央には篩骨の薄い水平板（篩骨篩板）があって多数の小孔があいており，その下面（鼻腔天井の嗅上皮）から発する嗅神経（第Ⅰ脳神経）がこれらの小孔を通って頭蓋内に入る．

❷ 顔面頭蓋

顔の表面から触れられる顔面骨は，前頭骨，上顎骨，下顎骨，頬骨，鼻根部をなす鼻骨と頚部上端の前面に位置する舌骨である（図10-42）．このほか，顔の内部で顔面頭蓋を構成する骨には鋤骨，下鼻甲介，涙骨がある．

ひたい（前額部）は前頭骨で大脳の前頭葉を覆い，その下縁は眼窩（眼球を容れるくぼみ）の上縁で眉毛の位置に相当する．眼窩の外側縁は頬骨で，側頭骨から張り出した頬骨弓とともに頬の輪郭を形成している．眼窩下縁から内側縁は上顎骨で，その下面は口蓋骨とともに硬口蓋として鼻腔と口腔を隔て，前～側面の下方は歯槽として歯を保持している．眼窩奥の後壁は視神経管をもつ蝶形骨である．眼窩内側壁には鼻涙管が開口し，涙を鼻腔へ流す．

左右の上顎骨の間に鼻腔があり前方は洋梨形に開口し（梨状口），後方は後鼻孔で咽頭へ接続する（梨状口の前方についている鼻は，内部に軟骨があって形が保たれている）．鼻腔の正中は鼻中隔があり，鼻腔の左右側壁からは，上鼻甲介・中鼻甲介・

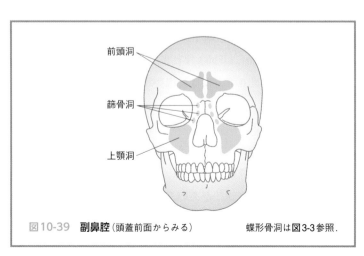

図10-39　**副鼻腔**（頭蓋前面からみる）　　　　蝶形骨洞は図3-3参照．

📖 舌骨

頚部の上端にあってどの骨とも接することなく，靭帯や骨格筋がついて側頭骨（茎状突起）・下顎骨や甲状軟骨，胸郭と結ばれ保持されている．嚥下運動で甲状軟骨とともに動く．

📖 鼻腔の役割

外から流入した外気は，鼻中隔と各甲介で狭められたスペースを通過する間に鼻腔表面の鼻粘膜によって温められ，湿り気を与えられて後鼻孔へ向かう．

📖 鼻中隔

上半分は篩骨，下半分は鋤骨からなる．

下鼻甲介という骨の突起が下向きに張り出している.

　鼻腔を取り囲む骨の中には，副鼻腔と呼ばれる中空構造があり，顔面骨の軽量化と声の共鳴に役立っている（図10-39）.

　下顎骨は，側頭骨と顎関節をなす. 顎関節は関節円板をもち，開閉と前後左右にずらす動きができるので複雑な咀嚼運動が可能となっている. 過度に大きく口を開けると顎関節の脱臼が生じ，下顎骨が前方へ移動して顎が外れる.

2 頭頚部の筋

　頭部・顔面と頚部（一部）の骨格筋は脳神経に支配されている（以下カッコ内は支配する脳神経の名称と番号）.

❶ 頭部顔面の筋

　ⓐ **咀嚼筋群**〔三叉神経Ⅴの第3枝（下顎枝）〕　下顎骨につく左右の咬筋と側頭筋などからなり，咀嚼運動を行う. 収縮によって下顎を閉じて上顎に打ちつけ，上下の歯を噛み合わせる（図10-40）.

　ⓑ **表情筋群**（顔面神経Ⅶ）　顔面表情筋は，広く顔面の皮下にあって皮膚につき，あらゆる表情を表出する（図10-41）. まぶたを閉じる（閉眼），口をつぐむ・とがらせる，などの動作は眼輪筋と口輪筋の収縮による. 口輪筋は母音（アイウエオ）やマ行・パ行・ワ行の子音（m,p,w）の構音にも関わる. 前頚部の皮下には顔面表情筋の一種の広頚筋がある（顔面神経Ⅶ）.

　ⓒ **外眼筋群**（動眼神経Ⅲ・滑車神経Ⅳ・外転神経Ⅵ）　外眼筋とは，眼球の外側について眼球の動きをつかさどる6種類の横紋筋の総称である（図9-8参照）. 上まぶたを挙げて開眼する上眼瞼挙筋も外眼筋の仲間として扱う（動眼神経Ⅲ）.

　ⓓ **舌筋**（舌下神経Ⅻ）　舌の中にある舌筋は強大な横紋筋で，咀嚼時に食べ物を混ぜる，嚥下するなどの消化器としてのはたらきのほか，軟口蓋の筋とともに子音の構音に関わる.

　ⓔ **嚥下運動に関わる筋群**（舌咽神経Ⅸ・迷走神経Ⅹ）　嚥下運動は，舌・軟口蓋・咽頭・食道上部の横紋筋の協調運動による. 同時に，気道へ誤嚥しないように，喉頭の横紋筋もはたらく.

❷ 頚部の筋

　ⓐ **頚部浅層の筋群**　胸鎖乳突筋は頚部の左右にあって胸骨・鎖骨と側頭骨の乳様突起を斜めに結ぶ（図10-42A）. 片側が収縮すると，反対側やや上向きに顔を向け，両側が収縮すると首をすくめ，上を見上げる動作を起こす. 胸鎖乳突筋と僧帽筋は，

副鼻腔
副鼻腔には上顎洞，蝶形骨洞，篩骨洞，前頭洞があり，それぞれ気道粘膜で裏打ちされ，鼻腔と交通がある.

胸鎖乳突筋
前縁の奥には総頚動脈の拍動を触れ，前頚部のリンパ節もその周辺に集まっている. 表面には外頚静脈が上行している.

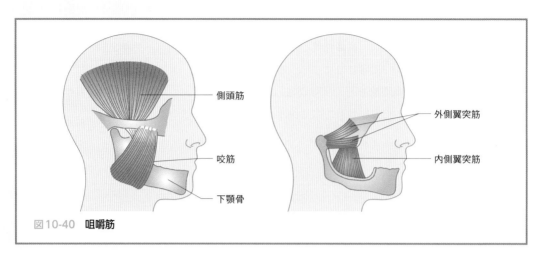

図10-40　咀嚼筋

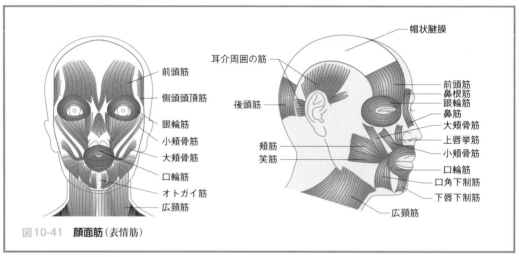

図10-41　顔面筋（表情筋）

ともに「肩で息する」ような努力呼吸の吸気時に収縮する補助呼吸筋としてもはたらく（副神経XI）.

　ⓑ**頚部深層の筋群**　　後頭下筋は後頭骨と環椎（第1頚椎）・軸椎（第2頚椎）の背面を結び，収縮すると頭部を後屈させる．頚部脊柱の前面には椎前筋があり，収縮すると頭部を前屈させる．これらの筋は頚髄から起こる脊髄神経（頚神経叢）の支配を受け，絶えず重力に抗して頭部を垂直に保持する役割も果たしている．頚椎の横突起から起こり，第1・2肋骨に停止する斜角筋📖は，頚部の前屈・側屈の運動を行うほか，補助呼吸筋として肋骨を引き上げるはたらきもある．

　頚部背面には体幹から続く深部の脊柱起立筋がある．

　ⓒ**前頚部の筋群**　　前頚部には，舌骨と下顎骨内面・側頭骨（茎状突起）を結ぶ舌骨上筋群と，舌骨と胸骨・肩甲骨や甲状軟骨を

📖**斜角筋症候群**
斜角筋は前・中・後の3つの筋からなる．前・中斜角筋のすきま（斜角筋隙）は，胸腔から出た鎖骨下動脈と腕神経叢（頚髄から発し上肢へ向かう神経）が腕へ向かう通り道となる．このすきまが狭くなると，上肢への血流障害や神経障害が生じる（**胸郭出口症候群**ともいう）．

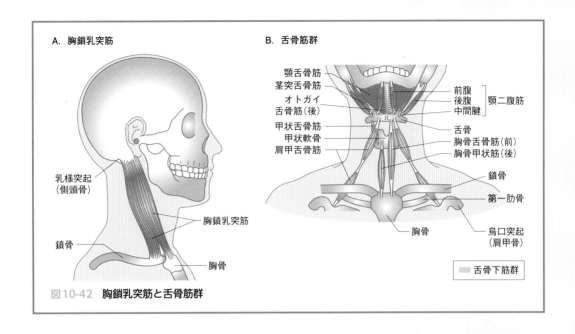

A. 胸鎖乳突筋

乳様突起
(側頭骨)

胸鎖乳突筋

鎖骨

胸骨

B. 舌骨筋群

顎舌骨筋
茎突舌骨筋
オトガイ
舌骨筋(後)
甲状舌骨筋
甲状軟骨
肩甲舌骨筋

前腹
後腹 ｝顎二腹筋
中間腱

舌骨
胸骨舌骨筋(前)
胸骨甲状筋(後)

鎖骨

第一肋骨

烏口突起
(肩甲骨)

胸骨

░░ 舌骨下筋群

図10-42 **胸鎖乳突筋と舌骨筋群**

結ぶ舌骨下筋群がある(**図10-42B**).舌骨上筋群は下顎の底部に
あり,下顎を下げて開口運動を起こし,嚥下時には喉頭を引き上
げる(その結果,喉頭蓋が舌根に押し下げられて喉頭の上に蓋を
する).一方,舌骨下筋群は舌骨上筋群とともに舌骨を固定し,
嚥下運動で上がった喉頭をもとの位置に引き下げる.

ⓓ**発声に関わる筋群**(内喉頭筋群)　喉頭内部には数多くの横
紋筋があり,迷走神経の枝(反回神経など)に含まれる運動神経
の指令で左右の声帯を引き寄せ,声門裂(すきま)を通る呼気で
声帯を振動させてさまざまな音程の声を出させる(声帯は甲状軟
骨と輪状軟骨後部の上に載っている披裂軟骨の間に張っている).

第11章

生殖器系

A　生殖とは

　子孫をつくることを生殖といい，そのために必要な臓器・器官系を生殖器系という．生殖器系の中でも重要なのは性腺（精巣・卵巣）であり，生殖細胞（配偶子）である精子・卵子をつくるとともに，生殖機能に不可欠な性ホルモン（男性ホルモン🔖・女性ホルモン🔖）を血中に分泌する．

　思春期以降，視床下部−下垂体前葉系のホルモン分泌が盛んになる．下垂体前葉から出るゴナドトロピン（性腺刺激ホルモン）の作用を受けて，精巣は精子生成とともに男性ホルモンのテストステロンを分泌し，その作用で男性二次性徴が発現する．精巣でつくられた精子は，精巣上体に送られて成熟し，精管・射精管・尿道を通って射精される．一方，卵巣では約28日周期で卵巣周期が始まり，卵巣から分泌される女性ホルモン（エストロゲン・プロゲステロン）の作用を受けて子宮では子宮周期が始まる．このようにして女性は思春期になると月経が始まり，妊娠が可能になるとともに女性二次性徴が発現する．

　卵巣で成熟した卵（卵子）は排卵によって卵巣表面から飛び出して卵管に取り込まれ，卵管内で精子とであって受精する．受精卵は卵割を繰り返しつつ子宮に運ばれたあとに子宮内膜に着床し，定められた発生のプログラムに沿って器官形成が進み，ヒトの胎児へと成長する．胎児への酸素と栄養素は胎盤を通じて取り入れられる．最終月経初日から数えて280日後に子宮収縮によって腟を通って分娩され，新生児となると，母親の乳房から分泌される乳汁によって養われ，成長していく．

B　男性生殖器

　男性の生殖器は，精子をつくり男性ホルモンを分泌する性腺である精巣と，精子の通路となる生殖路（精路）から構成される．さらに，受精に必要な物質を分泌する付属の外分泌腺（前立腺・精嚢・尿道球腺）が生殖路に開口している．男性外性器には陰茎・陰嚢があり，尿道は陰茎の中で静脈洞（尿道海綿体）に囲まれている（図11-1）．

🔖**男性ホルモン**

男性ホルモンを総称して**アンドロゲン**という．精巣でつくられる最強の男性ホルモンであるテストステロンのほか，副腎性ホルモン（デヒドロエピアンドロステロンDHEA）がある．

🔖**女性ホルモン**

・エストロゲン（卵胞ホルモン）
・プロゲステロン（黄体ホルモン）

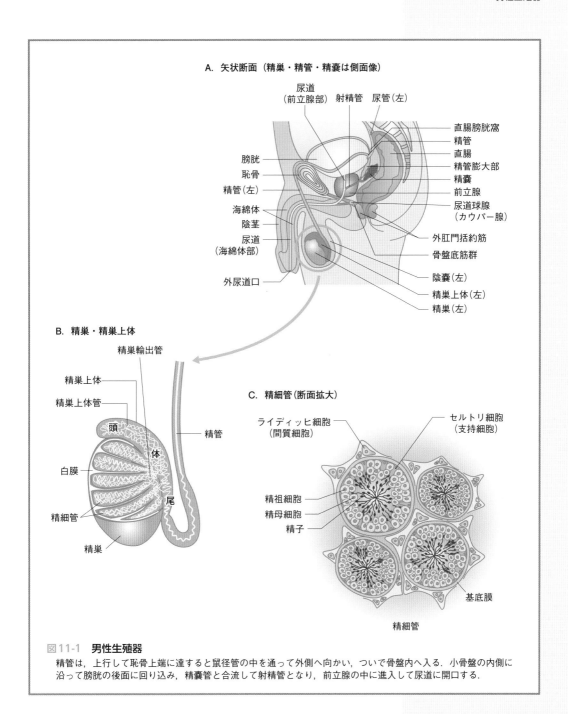

A. 矢状断面（精巣・精管・精嚢は側面像）

尿道（前立腺部）
射精管
尿管（左）
直腸膀胱窩
精管
直腸
精管膨大部
精嚢
前立腺
尿道球腺（カウパー腺）
外肛門括約筋
骨盤底筋群
陰嚢（左）
精巣上体（左）
精巣（左）

膀胱
恥骨
精管（左）
海綿体
陰茎
尿道（海綿体部）
外尿道口

B. 精巣・精巣上体

精巣輸出管
精巣上体
精巣上体管
頭
体
尾
白膜
精細管
精巣
精管

C. 精細管（断面拡大）

ライディッヒ細胞（間質細胞）
セルトリ細胞（支持細胞）
精祖細胞
精母細胞
精子
基底膜
精細管

図11-1 男性生殖器
精管は，上行して恥骨上端に達すると鼠径管の中を通って外側へ向かい，ついで骨盤内へ入る．小骨盤の内側に沿って膀胱の後面に回り込み，精嚢管と合流して射精管となり，前立腺の中に進入して尿道に開口する．

1 精巣（睾丸）と陰嚢

　精巣は睾丸ともいい，約10gの楕円球形で，表面を強固な線維性結合組織の白膜✐で包まれ，陰嚢の中に左右1対が収まっている（陰嚢には精巣のほか，後述の精巣上体・精索が含まれる）．

　精巣は胎生期に腎臓のそばにできるが，その後，後腹膜を下降

✐白膜
白膜には感覚神経が豊富に分布し，蹴られると激痛を覚える．一方，精巣腫瘍ができると患側の精巣が大きくなるが痛みは感じない（無痛性腫大）．感覚神経が腫瘍細胞の浸潤によって破壊されるためである．

して骨盤内面から鼠径部に達し，鼠径部の外側から内側へ向かう鼠径管というトンネルをくぐって陰嚢の中に下りてくる．これに沿って腹膜が細長い鞘（さや）状に伸び出し（鞘状突起），白膜の外側で精巣を包み込む（精巣鞘膜）．正常では精巣の陰嚢内への下降は出生までに完了し，鞘状突起は閉鎖する．

精子形成には低温環境が必要である．陰嚢は皮下脂肪がほとんどなく，熱放散しやすい薄い皮膚で覆われ，体温を放散して精巣を低温環境に保つ．寒冷時には皮下にある平滑筋層（肉様膜という）が収縮して多くのヒダを生じ，精巣が低温になり過ぎないように保護する．

精巣の内部は約500本の曲がりくねった精細管で満たされている．精細管は精子をつくる細長い管で，1本の長さが数十cmに達し，その両端は精巣後面で網目状につながっている．精細管の内面には精子になる細胞（精祖細胞・精母細胞）とセルトリ細胞という精子養育係の細胞がある．精細管の外の間質にはライディッヒ細胞（間質細胞）があり，テストステロンを分泌する．

思春期に下垂体前葉からのゴナドトロピン（p.154）の分泌が増大する結果，テストステロン分泌と精子の生成が始まり，同時にテストステロンの全身作用によって男性二次性徴（声変わり，ヒゲや陰毛・恥毛，筋肉質の体格）が発来する（p.164）．

2 精子と精液

精巣の精細管の中では精祖細胞が分裂・増殖し，減数分裂（p.284）を経て精子に分化する．精祖細胞はセルトリ細胞に抱かれつつ，テストステロンの作用を受けて活発に分裂して精母細胞となり，減数分裂を経て，1本の長い鞭毛をもつ精子へと分化して管腔内へ出ていく．精子は1日あたり3,000万個がつくられ，精巣輸出管を通って精巣上体に送られて機能的に成熟し，貯蔵される．精液は，精子に精嚢・前立腺・尿道球腺の分泌液が加わってできたものである．1回の射精で3mL前後の精液が排出され，1mLあたり数千万〜1億個の精子が含まれている．

精子は核のある頭部，鞭毛運動を行う長い尾部，そして運動のエネルギーを供給するミトコンドリアが集合した中間部（頸部）からなり，全長60μmほどである．頭部は大部分を核が占めるが，その先端に卵子を包む透明帯を溶かす酵素を格納した小胞（アクロソーム）を備えている（図11-2）．

精巣の陰嚢内への下降
通常，精巣は出生までに陰嚢の中へ下降する．この下降が起こらない状態を停留精巣（睾丸）といい，1歳までに下降しない場合は手術で治療する．停留精巣は陰嚢内に比べて温度が1〜2℃高いため，造精機能が低下して不妊の原因となるほか，将来，精巣腫瘍を発症する危険が高いからである．また，鼠径管が閉鎖していないと，小腸などが入り込んでしまうことがある（鼠径ヘルニア）．

精巣の内部
白膜に続く結合組織によって200以上の小部屋（精巣小葉）に区画され，それぞれに1〜4本の精細管が入っている．

ゴナドトロピン（性腺刺激ホルモン）
・卵胞刺激ホルモン（FSH）
・黄体形成ホルモン（LH）

精祖細胞
精祖細胞は精子になる幹細胞で，女性と異なり，高齢になっても保たれる．個人差はあるが，精子の生成は，ほぼ生涯続く．

精子
精子の生成には，FSHの刺激を受けたセルトリ細胞による直接作用と，精細管の外にある間質細胞（ライディッヒ細胞）がLHの刺激を受けて分泌するテストステロンの作用の両方が必要である．

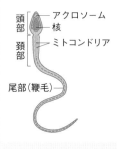

頭部
頸部
尾部（鞭毛）

アクロソーム
核
ミトコンドリア

図11-2 精子

3 精巣上体

精巣上体は精巣の上から後ろにかけて逆Jの字に密着した器官で，中には精巣から出た精巣輸出管と，これが合流して1本となった精巣上体管が曲折しながら詰まっている．精巣上体管は引き伸ばすと4mにも達する長さで，精子を送り出す精路であるとともに，精子成熟因子を分泌して精子に運動能・受精能を与え，精子が通過する間に機能的に成熟させる．成熟した精子は射精まで精巣上体尾部の管腔内に蓄えられる．

4 精管・射精管・尿道

精管は精巣上体の尾部から始まり，前立腺の中を進む射精管まで約40cmの長さがあり，3層の厚い平滑筋層をもち，射精時には平滑筋が収縮して精子を送り出す．精管の前半部分は精巣の後面から恥骨前面に沿って上行し，鼠径管を通って外側へ向かい，恥骨上縁を乗り越えて骨盤腔に入る．ここまで精管は血管・神経とともに結合組織の鞘に包まれて精索という索状物をなし，精巣とともに，腹壁から続く精巣挙筋と筋膜に覆われている．その後，精管は骨盤内面に沿って腹膜下を進み，膀胱の後ろへ回り込む．膀胱後面で尿管口の上を乗り越え，精管膨大部を形づくって正中に近づき，左右の精嚢の導管と合流したあとに細い射精管に移行する．射精管は前立腺の中を進み，尿道（前立腺部）の後壁（精丘という高まり）に左右が別々に開口する（図11-3）．

男性の尿道は前立腺を貫通する前立腺部，骨盤底（尿生殖隔膜）を貫く隔膜部，陰茎の中で尿道海綿体という静脈洞の中を通る海綿体部からなり，亀頭の外尿道口で終わる．普段は尿路であるが，射精時は射精管開口部から精子が尿道に射出される．

5 付属腺（精嚢・前立腺・尿道球腺）

精路には3つの外分泌腺が付属しており，その分泌物が精液に加わる．

精嚢は，前立腺の後上方に左右1対ある袋状の腺で，粘膜・筋層・外膜の3層構造をもつ．内面には粘膜の複雑なヒダが多数あり，アルカリ性で果糖（フルクトース）とプロスタグランジンを含む黄色い液体を精管末端部の開口部位から分泌する．果糖は精子の運動に不可欠なエネルギー源となり，プロスタグランジンは子宮に入ると子宮筋の収縮を起こして精子の移動距離を縮める．

精巣輸出管

精巣輸出管の上皮は気道上皮と同様の線毛上皮で，線毛運動が精子の輸送に必要である．線毛運動に必要な細胞内タンパク質の遺伝子異常で気管支拡張症などの気道疾患と男性不妊をきたすことが知られている．

精子の受精能

男性不妊の原因は，造精機能障害（受精能のある精子が多くつくれない）が約8割で，勃起障害（erectile dysfunction, ED）や精路通過障害より多い．精子の数が少ない場合はもちろん，数が正常でも運動能低下やDNAの傷害による精子の奇形も不妊の原因となる．悪い生活習慣（喫煙，精巣を締めつける下着，精巣を長時間温める炬燵，偏食，運動不足）が造精能低下の一因となる．

精管

胎生初期，後腹膜の腎臓原基の近くに，性腺の原基（精巣または卵巣になる）と，ウォルフ管（精管など精路になる）とミュラー管（卵管・子宮・腟になる）がそれぞれ1対できる．

男の子ではY染色体上の*SRY*遺伝子のはたらきで性腺原基が精巣になり，精巣からテストステロンとミュラー管抑制因子が分泌される．すると，テストステロンに導かれてウォルフ管が発達し，精巣とともに精嚢に下降して精巣上体・精管ができる（一方，ミュラー管は退縮する）．

女の子では*SRY*遺伝子がないので性腺は卵巣になり，ウォルフ管は退縮し，ミュラー管から卵管・子宮・腟ができる．

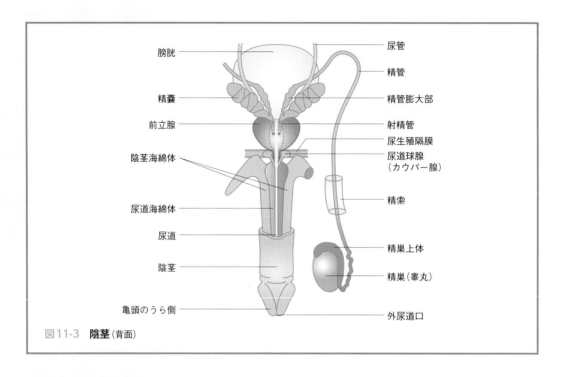

膀胱
尿管
精嚢
精管
前立腺
精管膨大部
陰茎海綿体
射精管
尿生殖隔膜
尿道球腺
（カウパー腺）
尿道海綿体
精索
尿道
陰茎
精巣上体
精巣（睾丸）
亀頭のうら側
外尿道口

図11-3　**陰茎**（背面）

📖 **前立腺**

尿道を取り囲む内腺と，その周りの外腺が区別される．前立腺肥大は加齢とともに内腺が肥大したもので，尿道を圧迫して内腔の狭窄を起こし，排尿困難をきたす．一方，前立腺がんは多くの場合，外腺に発生する．前立腺は直腸の前壁に接しているので，直腸指診によって前立腺の大きさ・固さ・異常な結節の有無がわかる．

📖 **尿生殖隔膜**

骨盤下口（骨盤底）を塞いで骨盤内の臓器を支えている筋・筋膜を総称して骨盤底筋群と呼ぶ．尿生殖隔膜はその前半分に位置し，尿道・膣（女性）が貫いている．左右の恥骨弓の間に張る筋や尿道括約筋が含まれる．

　前立腺📖は栗の実大の分岐管状腺で，膀胱底と尿生殖隔膜📖の間にあって尿道と射精管を包み込んでいる．栗の花のにおいに似た精臭をもつ乳白色・アルカリ性の分泌物を射精管開口部付近から尿道へ分泌する．間質には平滑筋が豊富にあり，射精管に送られてきた精子が分泌液とともに尿道内へ射出されるのを助ける．

　尿道球腺（カウパー腺）は1対が前立腺の下で尿生殖隔膜の中にあり，尿道（海綿体部）の下壁に開口して透明な粘液を分泌する．

6 陰 茎

　陰茎は陰嚢の前に位置する交接器官で，後面（下側）には尿道を包む1本の尿道海綿体が，前面（背側）に2本の陰茎海綿体が位置している．陰茎の先端は尿道海綿体の膨らみが皮膚で覆われた亀頭で，その先端下面に外尿道口が開口している（図11-3）．

　小児期には亀頭は包皮という皮膚のヒダで包まれている（包茎）．

7 勃起と射精

　尿道・陰茎海綿体はスポンジ状に入り組んだ静脈洞で，強固な結合組織に包まれている．勃起時には拡張した細動脈から大量の血液が流入して膨らみ，内圧が上昇して固くなる．これは仙髄の中枢から発する副交感神経（骨盤神経に含まれる）が興奮して

血管平滑筋を弛緩させる一酸化窒素（NO）が産生されるためである.

一方，射精は精液が外尿道口から送り出されることで，下腹神経に含まれる交感神経の活動による．すなわち，精管・精嚢の壁にある平滑筋が収縮して精子を含む精液が尿道に射出され，さらに尿道海綿体起始部の球状の膨らみを包む骨格筋（球海綿体筋）が収縮して精液の射出が起こる．射精後は細動脈が収縮してもとにもどり，海綿体への血流が低下する結果，勃起が消失する.

C 女性生殖器

女性の生殖器は骨盤内にあり，卵子を蓄え成熟させるとともに女性ホルモンを分泌する左右の卵巣と，卵巣から排卵された卵を捕捉して子宮に送り込む卵管，受精卵を着床させ，胎児を育てる子宮，産道と交接器の役割をもつ腟がある（内生殖器）．子宮は膀胱と直腸の間にあり，上方の子宮体から左右の卵管が伸び出しており，一方，下方の子宮頚は腟の上端に突き出て外子宮口を開口している．腟の下端は外陰部の腟前庭で外尿道口の後ろに開口する．付属外分泌腺として大前庭腺（バルトリン腺）があり，腟前庭に開口する（図11-4）.

📖 **一酸化窒素（NO）**

NOはなぜ血管拡張（弛緩）を起こすのか？ それは，血管拡張を起こさせる細胞内のシグナル分子（サイクリックGMP＝cGMP）の合成酵素を活性化するからである．狭心症治療薬のニトログリセリンは吸収されるとそれ自体からNOが生じ，血管拡張を起こす．一方，勃起障害の治療薬（バイアグラ®など）はcGMPの分解酵素を抑制し，血管拡張（海綿体静脈洞の充血）を持続させる．どちらも全身の血管拡張を起こすので，併用すると急激に血圧が低下し，死亡例が報告されている（併用禁忌）.

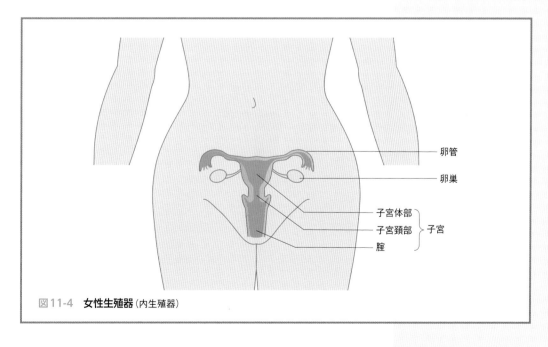

図11-4 **女性生殖器**（内生殖器）

1 卵　巣

卵巣は数グラムの楕円体（約4×2.5cm）で骨盤内にあり，子宮から伸びる索状の結合組織で子宮の左右後方に保持されている．左右の卵管が子宮から伸び出して，花びら状に開いた末端部（卵管采）で卵巣表面に接している．卵巣から成熟した卵子が排卵されると卵管采の末端部（卵管腹腔口）から取り込まれ，卵管から子宮へ運ばれる．

卵巣の中心部（髄質）には血管・リンパ管と神経が入り込み，周辺部（皮質）の間質中に原始卵胞🔖が多数存在している．原始卵胞は，将来卵子になる卵母細胞1個が単層の卵胞上皮細胞で包まれた構造をしている．

📖原始卵胞

出生前までに左右の卵巣で約200万個の原始卵胞が用意されるが，その多くは思春期までにランダムに成長・退縮して失われ，30万個程度になる．

2 卵管・子宮・腟（図11-5, 6）

❶ 卵管

卵管・子宮・腟は，胎生期のミュラー管という原基に由来し，子宮・腟は左右の原基が正中で癒合してできる．

卵管は子宮上縁（子宮底）の側壁から左右へ伸び出した管腔臓器で，長さは10〜15cmあり，表面を腹膜に続く子宮広間膜に覆われ，卵管壁には平滑筋層がある．子宮側の近位1/3は内腔が狭く（卵管峡部），遠位に向かうにつれしだいに拡大して卵管膨大部となり，ロート状に広がった部分（卵管漏斗）を経て，卵管腹

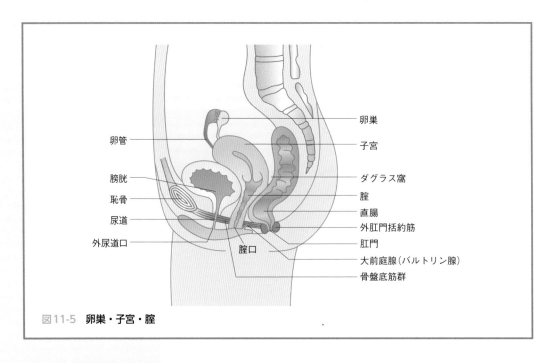

図11-5　**卵巣・子宮・腟**

腔口で終わる．卵管腹腔口先端は花びら状の卵管采となり，あらかじめ卵巣表面を覆って排卵した卵子を取り入れる．

卵管内面は多数のヒダをもつ粘膜で覆われている．粘膜は線毛上皮細胞と粘液の分泌細胞からなり，卵子を子宮へ送る．

卵子は子宮から遡上してきた精子と卵管膨大部でであい，受精する．受精しなかった卵子は死滅する．

❷ 子宮

子宮は厚い平滑筋層をもつナスビ型の中空臓器で，未産の成人女性では縦径約7cm，重さ70g程度である．膀胱と直腸の間にあり，前傾・前屈の姿勢をとっている．子宮と直腸との間のくぼみは腹腔で最も低い部分になり，直腸子宮窩（ダグラス窩📖）という．子宮の上2/3は横幅が広く子宮体（部）といい，その上縁（卵管が出る卵管子宮口より上の部分）を子宮底という．子宮の下1/3は細長く，子宮頚（部）という．両者の移行部を子宮峡部といい，くびれて内腔が狭くなっている（内子宮口）．子宮頚部は下半分が腟の中に丸く突出し，ここを子宮腟部という．子宮頚部の内腔を子宮頚管といい，内子宮口から始まり，子宮腟部先端の外子宮口で終わる．子宮腟部を取り巻く腟の天井部分を腟円蓋といい，その後壁はダグラス窩の底にあたる．

子宮の壁は粘膜，筋層，外膜（臓側腹膜）の3層構造である．子宮体部の粘膜を子宮内膜といい，表面は単層円柱上皮に覆われ，

📖**ダグラス窩**
女性の腹腔内出血では，腟円蓋から**ダグラス窩穿刺**を行うと，血性の穿刺液を得る．また，ダグラス窩へのがん転移を**シュニッツラー転移**という．なお，卵巣へのがん転移はクルーケンベルグ（クルッケンベルグ）腫瘍という（胃がんの転移が多い）

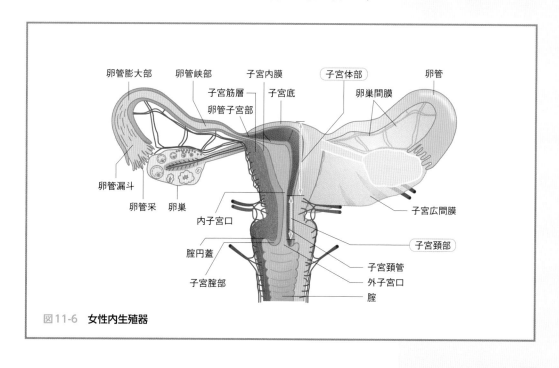

図11-6　**女性内生殖器**

その下にある厚い固有層には管状の子宮腺が多数あって内腔に開口している．子宮内膜は，基底部にあって変化のない基底層と，その上にあって卵巣周期に同期した子宮周期を繰り返す機能層からなる．

❸腟

　腟は子宮頚部に続く長さ約7cmの管腔臓器で尿道の後ろにあり，尿道とともに尿生殖隔膜（骨盤底筋群）を貫通して外陰部の腟前庭に開口する（腟口）．腟の粘膜は角質層のない重層扁平上皮で，腟内壁だけでなく腟円蓋から連続して子宮腟部の表面までを覆い，外子宮口周辺で子宮頚管の円柱上皮と接している〔この境界部分から子宮頚がん（扁平上皮がん）が発生する〕．腟粘膜は横走する多数のヒダをもち，細胞が剥離すると豊富なグリコーゲン顆粒が放出され，常在菌のデーデルライン桿菌による代謝で乳酸がつくられる．その結果，腟内部は酸性（pH 5.7前後）に保たれ，病原菌が侵入して増殖するのを防いでいる（自浄作用）．精子の90%は腟の中で死滅し，生き残った精子が外子宮口から子宮に入り，卵管へ向かう．

3　外陰部と会陰（図11-7）

　女性の外陰部（外生殖器・外性器）は，恥骨結合の前に位置す

会陰
広義には骨盤下口を覆う体表部分を指す（恥骨結合と尾骨，左右の坐骨結節に囲まれたひし形の領域）．狭義には，男性は陰嚢の後縁から肛門まで，女性は腟から肛門までの部分を指す．

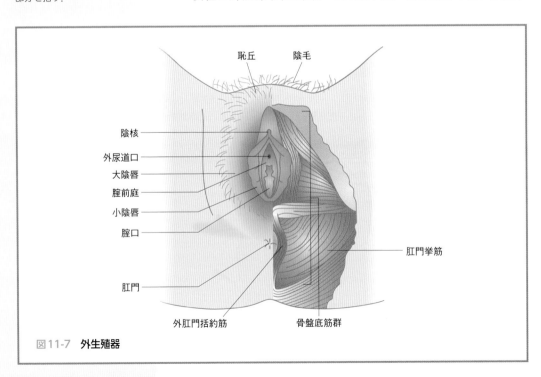

図11-7　**外生殖器**

る恥丘_{ち きゅう}から始まり，後方へ左右に分かれて肛門の手前で再び合流する大小の皮膚のヒダ（大陰唇・小陰唇）と，その間に位置する腟前庭，腟前庭の前で左右の小陰唇が合流する部位にある陰核からなる．腟前庭には前方の外尿道口と後方の腟口が開口し，腟口の左右には大前庭腺（バルトリン腺）が開口して粘液を分泌する．陰核は男性の陰茎に相当する勃起器官で，内部に陰核海綿体がある．恥丘と大陰唇は皮下脂肪に富み，思春期以降は陰毛が生育する．

4 卵巣周期と子宮周期

❶ 卵巣周期（図11-8, 9）

思春期を迎えると，視床下部のはたらきによって下垂体前葉からのゴナドトロピン（性腺刺激ホルモン：FSHとLH）の分泌が始まり，卵巣を刺激して卵巣周期（卵胞期⇒排卵期⇒黄体期）が開始する．

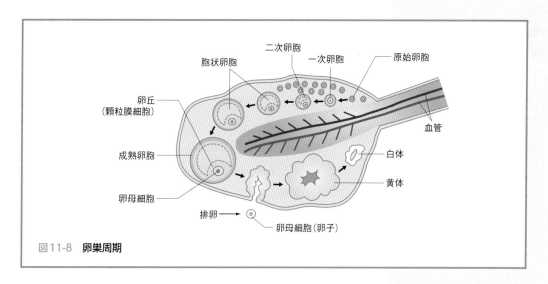

図11-8　**卵巣周期**

Column　子宮の病気

- 子宮頚がんと子宮体がん

  子宮頚がんは子宮膣部の粘膜から発生する扁平上皮がんで，ヒトパピローマウイルスの感染が原因であり，ワクチンで予防できる．子宮体がんは子宮体部の粘膜から発生する腺がんである．
- 子宮筋腫と子宮肉腫

  子宮筋腫は子宮平滑筋の良性腫瘍で，過多月経や不妊の原因となることがある．一方，子宮肉腫はまれな平滑筋の悪性腫瘍である．

卵巣の病気

- 卵巣嚢腫は卵巣に液体の詰まった袋をつくる腫瘍で大部分は良性．若年女性に多い．
- 卵巣がんは中年以降に多く，無症状のため発見が遅れることが多い．
- 多嚢胞性卵巣症候群は，卵胞が排卵できずに多数の嚢胞になってしまう．月経不順・不妊の原因となる．

成熟卵胞

成熟卵胞は卵胞腔が巨大になり直径2cmにも達し，FSHの作用によりエストロゲンを盛んに産生して血中と卵胞液に分泌する（エストロゲンは卵母細胞を取り巻く顆粒膜細胞から分泌される）．また，排卵の準備としてしだいに卵巣表面へ移動する．

基礎体温

妊娠するとプロゲステロン高値が維持されるので高温相が持続する．（妊娠14週ごろから低温相にもどるが，プロゲステロンは妊娠末期まで高値.）

子宮内膜

月経ではがれた子宮内膜が卵管を通って腹腔内に逸脱すると子宮内膜症をきたす（月経困難や不妊の一因）．

月経

月経周期は28日前後が多いが，40日近い場合もある．月経の期間や出血量は個人差が大きく，前者は3～7日，後者は50～120mLとされる．子宮筋腫があると月経過多をきたす．
月経直前は乳房が緊満するので，乳房の自己触診は月経直後に行う．

閉経

卵巣機能の廃絶により，子宮周期・月経の永久停止が起こる．現在，日本人女性の閉経は平均50～51歳．閉経前後10年間を更年期といい，エストロゲン分泌が減少するため，発作性ののぼせ・発汗などをはじめとする更年期障害の症状に悩まされる．エストロゲンを補充するホルモン補充療法は乳がんのリスクを高めるので専門医による慎重な治療が必要．
閉経後は骨粗鬆症や脂質異常症，動脈硬化が進行しやすい．

卵胞期には十数個の原始卵胞がそろって成長を始めるが，このうちの1個だけが成熟卵胞（グラーフ卵胞）まで成熟し，残りは退縮する（卵胞閉鎖）．グラーフ卵胞はエストロゲン分泌を増大させ，血中濃度が一定レベル以上続くと，正のフィードバック調節により下垂体前葉からのゴナドトロピン分泌が増大する．そして，卵巣周期の中央（月経開始から14日前後）で急激にLHの分泌が増加して頂点に達する．これをLHサージといい，これに反応して約24時間後にグラーフ卵胞がはじけ，中から卵母細胞が卵丘の顆粒膜細胞に包まれて腹腔に排卵される（排卵期）．このとき，卵を腹腔内に取りこぼさないように，あらかじめ卵管采が卵巣の排卵予定部位を包み込む．

排卵後，あとに残された卵胞は出血して赤い血体となったのち，黄体に変化してプロゲステロンとエストロゲンを分泌する（黄体期）．これらの女性ホルモンは子宮内膜を妊娠準備状態にするのに必要である．プロゲステロンは視床下部の体温調節中枢のセットポイントを上げるので基礎体温が上昇する．このため，排卵後の黄体期は高温期となる．

卵管膨大部で卵子が精子とであって受精が行われると受精卵は卵管によって子宮へ送られ，子宮内膜に着床して妊娠が成立する．その後，黄体は大きくなって直径4cmもの妊娠黄体となり，胎盤が発育するまでの間，妊娠初期に必要な女性ホルモンを供給し続ける．妊娠しなかったとき，黄体は約2週間で退縮して結合組織性の白体となり，プロゲステロンの分泌が低下する結果，子宮内膜（の機能層）が剥脱して出血する．これが月経で，次の卵巣周期が再開される．

女性は1年間に28日周期の卵巣周期を13回程度繰り返し，12歳前後の初経から50歳前後の閉経までに約500個の排卵が起こる．卵巣周期のたびに数百個の卵胞が退縮して失われるため，最終的に卵巣から卵胞がなくなり，女性ホルモンの分泌が停止して閉経に至る．閉経後は視床下部-下垂体前葉系へのフィードバック調節がなくなるので，ゴナドトロピンの分泌は増大する．

❷ 子宮周期と頚管粘液の周期的変化（図11-9）

月経が終わり，卵巣の卵胞期が開始してエストロゲンの分泌が高まると，子宮内膜はエストロゲンの作用によって基底層から増殖して厚みを回復する（増殖期）．排卵後の卵巣は黄体期に入り，プロゲステロンとエストロゲンの分泌が高まる．子宮内膜では機

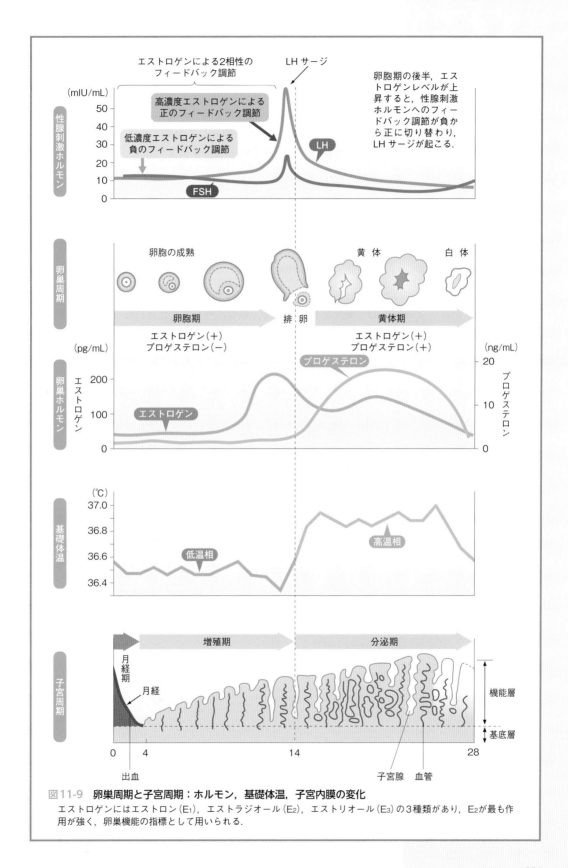

図11-9　卵巣周期と子宮周期：ホルモン，基礎体温，子宮内膜の変化
　エストロゲンにはエストロン（E₁），エストラジオール（E₂），エストリオール（E₃）の3種類があり，E₂が最も作用が強く，卵巣機能の指標として用いられる.

能層がプロゲステロンの作用を受けて子宮腺の分泌が増し，受精卵が着床可能な状態になる（分泌期）．機能層を養う動脈（らせん動脈）は基底層を養う動脈と異なり，黄体期の末にプロゲステロンが低下すると収縮し，機能層は虚血状態（酸素不足）に陥る．その結果，機能層の組織が壊死して脱落し，外子宮口から出血する（月経期）．次の卵巣周期が始まると，子宮内膜の基底層が増殖して機能層が再構築される．

子宮頚部の粘膜（頚管粘膜）には子宮内膜のような変化が起こらないが，頚管粘液（頚管粘膜からの分泌液）には大きな変化がみられる．すなわち，卵胞期の末から排卵期にかけての頚管粘液は，エストロゲンの作用で増加するとともに粘稠度が低下してさらさらになり，精子が通過できる状態になる．これ以外の時期，頚管粘液は少量で粘稠度が高く，頚管に栓をした状態になって精子は通過できない．また，子宮頚部の平滑筋層には結合組織が多く体部に比べて固いが，妊娠末期になると軟化して分娩時に広がり，産道となる．

👆頚管粘液
排卵期の頚管粘液をスライドグラスに塗布して乾かすと，シダの葉のような特徴的な模様を呈する．

5　妊娠に伴う子宮の変化

受精卵が着床した場合，受精卵は子宮内膜の機能層の中に入り込み，受精卵の表層組織（栄養膜）が絨毛膜となって，その周辺の子宮内膜（脱落膜）とともに胎盤（p.290）を形成して妊娠が成立する．胎盤では，母子の血液が薄い隔壁を隔てて緊密に接し，① 酸素・栄養素などを授受するとともに，② ヒト絨毛性ゴナドトロピン（hCG*1）を分泌して卵巣の妊娠黄体を刺激し，妊娠を継続させる．妊娠8週以降は胎盤自身からのエストロゲンとプロゲステロン分泌が増加して黄体の機能を引き継ぎ，妊娠後期には分泌が最大となる．子宮体部の平滑筋は妊娠によって増殖し，かつ1個

*1：hCG = human chorionic gonadotropin

Column　エストロゲンと乳がん

乳がんの約7割はエストロゲン受容体をもち，エストロゲンに反応して増殖する．わが国では乳がんの発症が増加しているが，これには欧米型の食生活の浸透によって，初経の早期化と閉経の遅延化が起こり，女性の血中エストロゲン濃度が高い期間が長くなったことが影響している．また，未産婦はエストロゲンの高い状態が長いので経産婦より乳がんの発症率が高い．逆に授乳経験が多い女性は（授乳中はプロラクチンが卵巣機能を抑制するので）乳がんの罹患率が低い．

乳がん細胞がエストロゲン受容体をもつ（陽性の）患者では抗エストロゲン薬が奏功する．閉経後は副腎皮質から分泌される弱い男性ホルモンが脂肪組織などのアロマターゼという酵素によってエストロゲンに変換され，乳がん細胞に作用する．そこで閉経後はアロマターゼ阻害薬も併用される．

なお，乳がん患者の1割近くはある遺伝子の変異が原因で家族性に発症する．

1個の平滑筋細胞が著明に肥大して長くなり，胎児の発育とともに子宮は大きくなって前上方へせり出していく．

D 乳　腺

　乳腺は皮膚腺から分化した外分泌腺だが，児の養育に不可欠であることから女性の生殖補助器官に位置づけられる．乳腺は1対の乳房の中で脂肪組織に包まれてあり，大胸筋の前に位置している．乳腺は房状の腺房からなり，導管は集合して十数本の乳管となり，乳頭（乳首）に開口する（**図11-10**）．乳頭とその周辺（乳輪）はメラニン色素に富み，妊娠でさらに黒っぽくなる．乳腺の発育は思春期以降に発現する女性二次性徴の一つで，血中に上昇する女性ホルモンの作用による（エストロゲンは乳管の発達を，プロゲステロンは腺房の発達を促進する）．妊娠中は胎盤から分泌される女性ホルモンの作用でさらに乳腺が発達する．出産後，プロラクチン🔖の作用により乳汁分泌🔖が起こる．新生児が乳頭に吸いつく吸啜🔖刺激は，乳汁分泌を促進するプロラクチンと，射乳反射を起こすオキシトシン🔖の双方の分泌を刺激する．オキシトシンが腺房を包む筋上皮細胞を収縮させることにより，腺房内に

🔖**プロラクチン**
下垂体前葉ホルモン（p.153）

🔖**乳汁分泌**
妊娠中は胎盤が分泌するエストロゲンとプロゲステロンによってプロラクチン作用が抑制されるため，出産までは乳汁分泌が起こらない．

🔖**吸啜**
新生児・乳児が口唇に触れたものに吸いつく反射を吸啜反射という．
また，新生児・乳児はおっぱいのにおいがするほうへ顔を向ける．

🔖**オキシトシン**
下垂体後葉ホルモン（p.153）

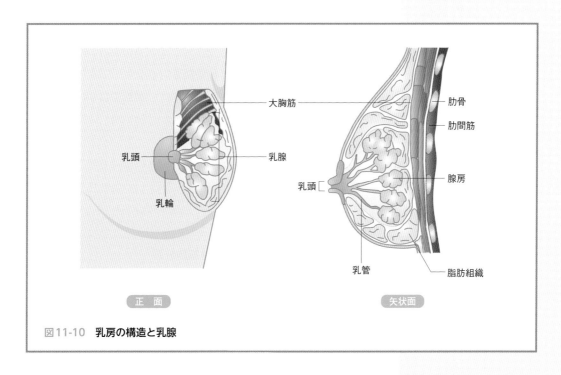

大胸筋　　肋骨
　　　　　肋間筋
乳頭
乳腺　　　腺房
乳輪
乳頭
　　　　　脂肪組織
乳管

正　面　　　矢状面

図11-10　乳房の構造と乳腺

溜まった乳汁が押し出され，勢いよく乳汁が射出される（射乳反射）．吸啜刺激がなくなると2〜3週間で乳汁分泌も停止する．

E 受精と発生

ヒトの一生は母親の卵子と父親の精子が受精して受精卵となったときに始まる．子宮内膜に受精卵が着床した後，発生と呼ばれる精密にプログラミングされた過程をたどって，胚子と呼ばれる段階から，さまざまな器官形成を経て，ヒトの姿をもつ胎児の段階へと成長する．

1 染色体と減数分裂

ヒトの体にある細胞のうち，将来，次世代の個体になるよう決定づけられた細胞を生殖細胞といい，残りはすべて体細胞という．

❶ 体細胞の染色体

体細胞は46本の染色体をもち，44本の常染色体と2本の性染色体からなる．常染色体は1番から22番までを1対ずつペアでもっており，同じ番号のペアのそれぞれを相同染色体といい，一方は母の卵子から，他方は父の精子から受け継いだものである．性染色体の2本は，女性はXが2本で（XX），男性はXとYが1本ずつ（XY）の組み合わせであり，これも両親から1つずつ受け継いでいる．X染色体には生存に必須な遺伝子が載っており，一方，Y染色体には男性になるために必要な遺伝子がすべて載っている．

したがって，体細胞の染色体46本は，女性では44＋XX，男性では44＋XYとあらわすことができる（図11-11）．

❷ 生殖細胞（卵子・精子）の染色体

ⓐ減数分裂　生殖細胞は，減数分裂と呼ばれる特殊な細胞分裂によって卵子・精子（配偶子）になる．すなわち，相同染色体のどちらか一方のみが分裂後の娘細胞に分配され，染色体数は体細胞の半分の23本になる．なお，減数分裂に対し，通常の体細胞の細胞分裂は有糸分裂（体細胞分裂）という．

減数分裂において，ある染色体が分離せずに娘細胞への分配が不均等になると，受精の結果，受精卵ではその染色体が1本あるいは3本となる（染色体不分離）．受精卵のいずれかの相同染色体が1本のみの場合は流産する．21番染色体を3本もつ場合は

✏️Y染色体
Y染色体の上にある*SRY*という遺伝子のはたらきで性腺が精巣になり，精巣から分泌されるテストステロンがウォルフ管という男性生殖路の原基を発達させる．また，精巣は女性生殖路になるミュラー管を退化させる抑制因子を分泌する．

✏️配偶子
生殖細胞のうち，成熟した精子・卵子（受精して次世代の個体をつくるもの）を配偶子という．

✏️有糸分裂
細胞分裂に先立って凝縮した染色体が糸状に現れることから有糸分裂と名づけられた．実際には減数分裂も有糸分裂の一種（減数有糸分裂）だが，単に有糸分裂といえば体細胞分裂のことを指す．

✏️染色体不分離
母体が一定の年齢以上の高齢出産で高率になる．

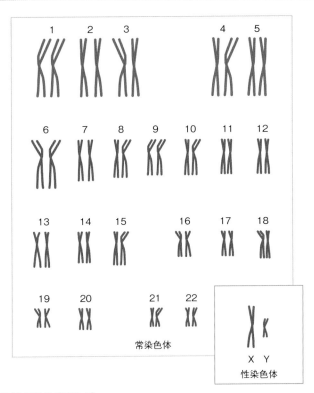

図11-11 ヒト(男性)の染色体(46本)

👤 *Column* 減数分裂を詳しく見ると

　　卵母細胞・精母細胞では,減数分裂に先行してDNA複製が行われ,DNA量が2倍になったあと,2段階の減数分裂が行われる.第1減数分裂では,遺伝子相同組換えの後,相同染色体が分離し,染色体数が半分の23本(常染色体22本+性染色体1本)となるが,DNA量は2倍のままである.第2減数分裂で各々の染色体のDNA量が半分になり,もとのDNA量の染色体を23本もった4つの娘細胞(精子の場合は二次精母細胞)になり,それぞれが成熟して4つの精子となる.一方,卵母細胞の場合は,減数分裂のたびに片方の娘細胞が極体となって死滅するので,一次卵母細胞から最終的に成熟した二次卵母細胞(卵子)が1個できるのみである.

　　なお一次卵母細胞は,出生前から第1減数分裂で停止状態にあり,排卵直前にこれを完了して二次卵母細胞となり,第2減数分裂に入る.受精によって第2減数分裂を完了して最後の極体を放出し,精子の核を受け入れて受精卵となる.受精卵のミトコンドリアは卵子から受け継がれる.

　　細胞小器官のミトコンドリアは,核にあるヒトゲノムDNAとは別個に独自のDNAをもっており,卵子の細胞質中のミトコンドリアが子どもに受け継がれる.

遺伝子組換えについて

　　減数分裂で起こる遺伝子相同組換えとは別に,人類は人工的な遺伝子組換え技術を生み出した.これは,大腸菌,植物,その他の細胞のDNAの配列の中に,本来ない特別な遺伝子DNAを組み込んで,その遺伝子からつくられるタンパク質を大量に産生したり(遺伝子組換え技術による医薬品製造),害虫に強い作物をつくり出したり(遺伝子組換え作物)することをいう.

21トリソミーと呼ばれ，ダウン症候群を呈する．

卵子・精子がもつ染色体23本をnであらわすと，体細胞の染色体は2nとあらわされ，これを2倍体という．すなわち，ヒトの体細胞は2倍体細胞である．一方，卵子・精子は1倍体（半数体ということもある）という．

ⓑ遺伝子の組み合わせ　減数分裂の結果，父母から1本ずつ受け継いだ相同染色体のどちらか一方が卵子・精子に受け継がれる．そこで，1個の卵子・精子が23本の染色体の一つひとつを父母のどちらから受け継いでいるかの組み合わせは2^{23}という膨大な数になる．さらに，減数分裂では体細胞分裂で起こらない遺伝子相同組換えという現象が染色体分離に先行して起こり，相同染色体のペアが一部同じ部位にある遺伝子どうしを互いに交換し合う．これによって，卵子・精子それぞれがもつ遺伝子の組み合わせにはさらに大きな多様性が生まれ，同じ両親から生まれた子どもであっても（一卵性双生児を除いて）一人ひとりが違うという結果になる．

2 受精と着床（図11-12）

❶ 性別の決定

配偶子がもつ23本の染色体は，1番から22番までの常染色体1本ずつ計22本と，1本の性染色体からなる．卵子はすべて22＋Xになるが，精子は22＋Xと22＋Yが同数できる．受精によって卵子と精子が接合すると，受精卵のもつ染色体は46本に復帰する．そして，精子が22＋Xの場合は，受精卵が44＋XXとなり，胎児は女の子になる．一方，精子が22＋Yの場合は，受精卵は44＋XYとなって胎児は男の子になる．つまり，受精した精子のもつ**性染色体によって性別が決定される**．

❷ 受精

卵巣から卵丘細胞に包まれて排卵された卵子（二次卵母細胞）はただちに卵管采によって卵管に取り込まれ，卵管上皮の線毛運動と卵管平滑筋の運動によって生じる卵管分泌液（卵管液）の流れに乗り子宮へ向かって送られていく．卵管液は卵子を運ぶだけでなく，卵子を栄養し，また卵管上皮から分泌された成長因子が卵子を機能的に成熟させて受精能を獲得させる．一方，腟内に射精された精子は，酸性の環境下では生存できず大部分が死滅するが，3,000個に1個程度の少数の精子が頚管粘液の中を泳ぎ切っ

📖一卵性双生児
1つの受精卵が2つに分かれて発生する．遺伝的素因は同一であるが，生後の環境・生活習慣の相違によって異なる2個体になる．

📖頚管粘液
排卵期に限ってエストロゲンの作用で粘稠度が低下して精子が泳ぎやすくなり，かつ精子の生存に適した弱アルカリ性になる．
また，精嚢液に含まれるプロスタグランジンや性交時に下垂体後葉から分泌されるオキシトシンの作用で子宮平滑筋が収縮し，精子の移動距離を短縮させるのに役立つ．

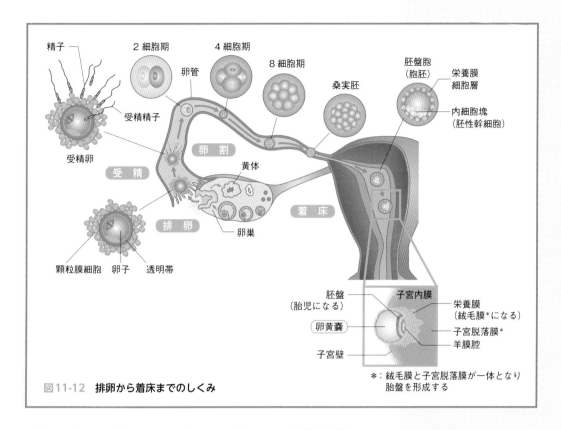

図 11-12 **排卵から着床までのしくみ**

て数分以内に子宮内に入り，卵子から分泌される化学走化性因子の濃度の高いほうへ向かって自らの鞭毛運動によって移動していく．精子は最後の難関である卵管子宮部を通過し，卵管峡部において活性化されて，その先の卵管膨大部において卵子とであいを果たし，受精が行われる．

　精子は輸精路の中では何週間でも生きられるが，女性生殖器の中での生存期間は48〜72時間以内である．一方，卵子は排卵後24時間以内に受精しないと死滅する．

　卵管膨大部まで到達できる精子は，射精された数億個のうちの200個程度で，そのうちの最強の1個だけが受精を行う．

　まず，精子は卵子を包む卵丘細胞（顆粒膜細胞）に触れることにより，頭部尖端に蓄えていた酵素を放出して卵丘細胞を解離させ，卵子表面を覆う透明帯を溶かしつつ，激しい鞭毛運動でついに卵子の細胞膜に到達して精子の細胞膜が卵子の細胞膜と融合する．すると，卵子の細胞質にはカルシウムイオン濃度の上昇が繰り返し起こり，その作用によって卵子は第2減数分裂を完了し，同時に透明帯が変性を起こして2個目以降の精子の侵入を阻止する（透明帯反応による多精子受精の阻止）．卵子の細胞質に進入

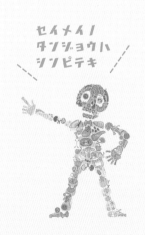

セイメイノ
タンジョウハ
シンピテキ

した精子の核（雄性前核）と卵子の雌性前核は並んでDNA複製を行い，最初の細胞分裂（卵割）を開始する．

❸ 着床

　卵管膨大部で受精した受精卵は，卵割を繰り返しつつ卵管から子宮内へと運ばれる．この間，巨大な受精卵（直径100μm）は，全体の大きさは変わらずに普通サイズの細胞の集塊（桑実胚）になる．受精から約6日後には，将来胎児の体になる胚性幹細胞（ES細胞*2）の集まり（内細胞塊）と胎盤を形成する表層の細胞層（栄養膜）に分かれ，内部に液体を入れた胚盤胞（胞胚）と呼ばれる段階まで初期発生が進む．

　子宮内膜はプロゲステロンの作用で厚みと分泌能を増し，排卵後7日（受精から6日）前後の時期に限って着床が可能な状態になる．胚盤胞はちょうどこの時期に子宮粘膜に着床し，その内部にもぐりこんで子宮内膜から栄養を受けると同時に，密接な相互作用のもとに胎盤を形成していく．

　受精後8週までを胚子と呼び，この時期にさまざまな臓器・組織の器官形成がほぼ完了する．受精後9週以降は胎児と呼ばれ，神経系が発達し，外見もヒトの赤ちゃんらしくなっている．母体の妊娠は，受精卵の着床から分娩までをいう．

　一方，臨床における妊娠期間は，最終月経の第1日目を起点として280日目（40週0日）が出産予定日になる．なお，胚子にほぼ相当する妊娠9週までの赤ちゃんを臨床では胎芽と呼んでいる．尿中に排泄される胎盤由来のhCG（ヒト絨毛性ゴナドトロピン）の検査で妊娠反応が陽性になるのは，着床から2週間以降である．

　3　初期発生（図11-13）

❶ 三胚葉からの分化

　受精後第2週目に入ると，内細胞塊は2層の細胞層からなる胚盤と，その両側の液体で満たされた2つの腔（羊膜腔・卵黄嚢）に分かれ，付着茎で栄養膜の内側にぶら下がる．胚盤から胚子の体がつくられ，付着茎は臍帯になる．受精後第3週に，胚盤は三層性胚盤となり，外胚葉（羊膜腔に面した層），内胚葉（卵黄嚢に面した層），その間の中胚葉の3種類の組織に分かれ，正中に脊索ができると三胚葉のそれぞれが分化して臓器・組織がつくられていく．三層性胚盤はやがて左右両端が腹側に回り込んで癒合する．この際，卵黄嚢の近位部を取り込んで原腸（のちに消化管と呼吸

卵割
受精卵の細胞分裂を卵割という．一般の体細胞の分裂では，細胞が大きくなってからDNA合成と細胞分裂が起こるが，受精卵の場合は，細胞が大きくならずにDNA合成と細胞分裂（卵割）が起こり，細胞数が倍々に増える．

*2：ES細胞＝embryonic stem cell

着床の異常
異所性妊娠：腹腔内や卵管粘膜に着床すると妊娠継続ができなくなり，激しい下腹部痛・大量出血を起こし，緊急手術となる（いわゆる子宮外妊娠の破裂）．
前置胎盤：子宮の低い部位に着床すると，胎盤が内子宮口にかかり，出産時に胎盤が児に圧迫されて虚血状態になるので，全例，帝王切開（子宮切開）が必要．（帝王切開 Caesarean section はローマの皇帝カエサル（シーザー）が帝王切開で生まれたという故事にちなむ．）

妊娠期間
妊娠4ヵ月までを妊娠初期，5〜7ヵ月は妊娠中期といい，8ヵ月以降を妊娠後期（末期）という．「妊娠期間」は受精前の期間が加算される．

妊娠反応
異常な受精卵の着床により発症する胞状奇胎（大部分は良性腫瘍）もhCGを産生するので妊娠反応が陽性になる．

胚盤における体軸の決定
胚盤ではすでに体軸が決められ，付着茎に近いほうが尾側，遠いほうが頭側，羊膜腔側が背側，卵黄嚢側が腹側になる．

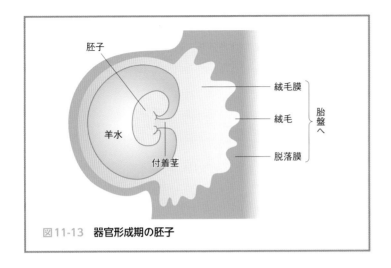

図11-13　**器官形成期の胚子**

（胚子の絵内ラベル：胚子、絨毛膜、絨毛、脱落膜、胎盤へ、羊水、付着茎）

脊索と脊椎動物
脊索は脊椎動物（魚類・両生類・爬虫類・鳥類・哺乳類）に共通な索状構造物で，その背側に神経管，両側に骨・筋・漿膜，腹側に心臓の原基が形づくられる．

器になる）とする．胚子の頭側・尾側も腹側方向にカーブして付着茎は臍の位置に移動し，胚盤の背側にあった羊膜腔は胚子全体を包み込む．

❷ 器官の形成

第4週末には，臍帯で胎盤につながり，羊膜腔の中で羊水に浮かぶ胚子の体ができあがる．羊水は衝撃をやわらげる作用をもち，羊膜上皮細胞からの分泌液と胎児が排泄する尿からなる．第5週には心拍の開始と四肢出現がみられ，第6週には顔面・眼の形成が始まり，第7週になるとようやくヒトの外見に近づいてくる．このようにして，受精後第8週までに器官形成がほぼ完了する（胚子の器官形成）．

外胚葉からは神経系（中枢神経と末梢神経）・眼・副腎髄質と表皮・皮膚付属腺などが生じる．内胚葉からは消化管と気道の上皮・肝胆膵などが生じる．そして，中胚葉からは心臓，血管，造血・免疫組織，腎臓・生殖腺，内臓平滑筋と骨・骨格筋・全身の結合組織が生じる．中胚葉に由来する間葉系細胞は組織の間に分布して全身の結合組織を形成する．間葉系細胞はコラーゲンをつくる線維芽細胞のほか，軟骨細胞・骨芽細胞・筋細胞などに分化できる．

4 胎　盤

受精から約6日後（排卵から約7日後），子宮内膜に着床した胚盤胞は栄養膜細胞が活発に増殖して子宮内膜の中に多数の突起（絨毛）を出して表面積を広げ，絨毛膜を形成する．一方，子宮内膜は，黄体が産生するプロゲステロンと栄養膜からの作用を受

胚子の器官形成期の障害
受精後8週ごろまでに大量の放射線や薬物，ビタミンAの過剰摂取（レバーの食べすぎ），ウイルス感染などが加わると先天性奇形を起こす．妊娠12週ごろまでの母体の風疹初感染は，胎児に心奇形・難聴・白内障などを起こす（**先天性風疹症候群**）．また妊娠初期の葉酸欠乏（野菜不足）は二分脊椎の原因となる．そのほかに遺伝子・染色体の異常が先天性奇形の原因となることもある．

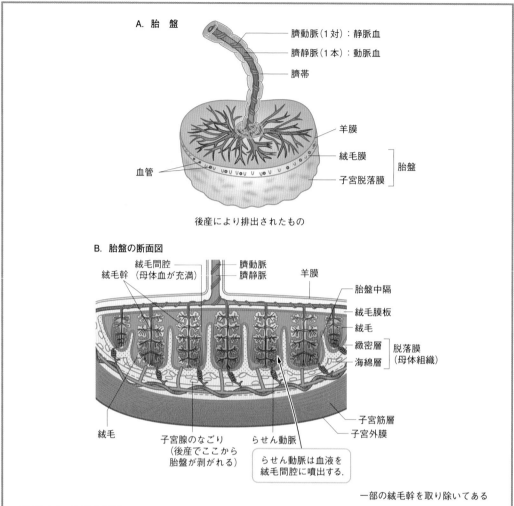

A. 胎盤

臍動脈（1対）：静脈血
臍静脈（1本）：動脈血
臍帯
羊膜
絨毛膜
子宮脱落膜 ⎫胎盤
血管

後産により排出されたもの

B. 胎盤の断面図

絨毛幹
絨毛間腔
（母体血が充満）
臍動脈
臍静脈
羊膜
胎盤中隔
絨毛膜板
絨毛
緻密層 ⎫脱落膜
海綿層 ⎭（母体組織）
子宮筋層
子宮外膜
絨毛
子宮腺のなごり
（後産でここから
胎盤が剥がれる）
らせん動脈
らせん動脈は血液を
絨毛間腔に噴出する.
一部の絨毛幹を取り除いてある

図11-14　胎盤の構造
円盤状に形成され，直径15cmほどになる．子宮体部の前壁または後壁に形成される場合が大部分である．妊娠
期間中，胎児を養うと同時に，さまざまなホルモンを産生して妊娠を継続させる.

けてさらに肥大して脱落膜と呼ばれる変化を起こし，絨毛膜を介
して胚子へ酸素と栄養素を供給する．やがて絨毛膜は内部に毛細
血管を形成し，同時に脱落膜を侵食して絨毛の周りに母体血が灌
流するスペース（絨毛間腔）をつくる．絨毛の中にできた毛細血
管は，胚子と絨毛膜を結ぶ付着茎の中に伸びた臍動脈・臍静脈と
つながる．こうして，胎児側の組織である絨毛膜と子宮内膜が変
化した脱落膜が，絨毛間腔の母体血を介して一体となり，妊娠
16週までに胎盤が完成する（**図11-14**）.

❶ 胎児への酸素・栄養素・IgG抗体の供給
絨毛内の毛細血管は，絨毛の外を満たす母体血から酸素・栄養

素を受け取って臍静脈に送る．一方，胎児の代謝によってできた二酸化炭素や老廃物は，臍動脈を通って絨毛の毛細血管に送られ，絨毛の外の母体血プールへ捨てられて母体へと運ばれる．

胎児の赤血球のヘモグロビンは胎児型ヘモグロビン（HbF*3）で，母体血の赤血球中のHbAよりも酸素を強く結合する（酸素親和性が高い）性質をもつため，母体血から胎児血に効率よく酸素が受けわたされる．出生後はHbAをもつ赤血球がつくられるようになり，胎児型HbFをもつ胎児の赤血球は寿命がきて処理され，なくなる．新生児は生後2〜10日ごろに皮膚・粘膜が黄色味を帯びる新生児黄疸が生理的に起こる．

このようにして，胎児血と母体血は混合することなく胎盤の絨毛を介して物質交換を行う．また，母体血中の免疫グロブリンのうちIgG抗体は胎盤を通過して胎児に送られ，出生後約半年の間，乳児の生体防御にはたらく（受動免疫）．一方，母乳中にはIgA抗体が含まれ，母乳哺育の乳児の腸管粘膜にとどまって生体防御にはたらく．

❷ 胎盤からのホルモン分泌

プロゲステロンは妊娠に不可欠なホルモンである．プロゲステロンは子宮内膜を分泌期の状態にして着床を可能にし，着床後は脱落膜に変化させて胎盤の一部として妊娠を継続させ，さらに，子宮平滑筋の収縮を抑えて流産を予防する．妊娠初期，プロゲステロンは主に卵巣の妊娠黄体が産生し，胎盤はこれを維持するために，ヒト絨毛性ゴナドトロピン（hCG）という性腺刺激ホルモンを大量に分泌して妊娠黄体を刺激する（妊娠反応は尿中に排泄されたhCGを検出するものである）．妊娠10週ごろには胎盤が自らプロゲステロンとエストロゲンを産生し，これらのホルモン産生の主役になる（hCGは漸減する）．プロゲステロンとエストロゲンの産生はその後も増大を続け，子宮筋の肥大・増殖と乳腺の発育を刺激する．

エストロゲンには，活性型のエストラジオール（E₂）に加えてエストロン（E₁）とエストリオール（E₃）の計3種類があり，いずれも妊娠後期まで増加し続ける．

胎盤は直径15cm程度の円盤状であるが，胎児の娩出後に剥離して娩出される（後産）．その後，子宮は強く収縮して止血が行われる．子宮収縮は産褥期にも持続し，子宮が小さくなっていく（子宮復古）．

*3：HbF = Hemoglobin Ｆ
Fは fetus（胎児）の f

📖 新生児黄疸
胎児は胎盤を介する酸素供給のみのため，比較的低酸素状態にあり，エリスロポエチンが増加する結果，赤血球が多い状態にある．出生後，肺呼吸開始によって酸素供給が増えると，過剰となった赤血球が脾臓のマクロファージによって処理され，ビリルビン産生が増大する．その結果，生後2日〜2週間程度の期間，生理的に黄疸を認める．これを新生児黄疸という．

📖 エストリオール（E₃）と胎児・胎盤ユニット
エストリオール（E₃）は胎盤でE₁，E₂の10倍多くつくられ，かつその産生には胎児・胎盤の両者の機能が必要である．これを利用して，母体尿中に排泄されるエストリオール（E₃）が妊娠後期の胎児・胎盤の状態を評価する指標として用いられている．

5 妊娠母体の特徴と変化

妊娠により，母体には子宮・乳房だけでなく，循環血液量や代謝に大きな変化が起こる.

❶ 妊娠初期

妊娠初期には全身反応として食欲不振，悪心・嘔吐，全身倦怠感などのつわりの症状が出現する. これは妊娠に伴って血中に増加するサイトカインの作用と考えられているが，詳細は十分明らかではない（母体が安静を心がける上で役立つ）.

❷ 妊娠中期

子宮体部は胎児の発育に呼応して大きくなり，妊娠前のナスビ大から大きなスイカほどの大きさになる. 20週で臍の高さまで，36週では肋骨弓の下あたりに達し，妊娠末期には腹部前面のほぼ全体を占めるまでになる. このため，下大静脈が圧迫されて静脈還流が妨げられ，皮膚の静脈は拡張する. 下肢の静脈瘤（静脈が数珠状に膨らむ）ができやすくなり，血液凝固能の亢進とあいまって血栓性静脈炎を起こすことがある. 腹部の皮膚は表皮が引き伸ばされて線状に薄くなる（妊娠線）. また，増大した子宮が消化管や膀胱・尿管を圧迫する結果，便秘や頻尿の症状や尿路感染症（膀胱炎・腎盂腎炎）なども起こしやすくなる.

大きくなった子宮への血液循環を補うため，循環血液量は妊娠前の1.5倍にまで増加し，同様に心拍出量も増大する. 血液の組成は赤血球の増加に対して血漿の増加がまさるので，血液は希釈された状態になり，検査データでの赤血球数，ヘモグロビン値，ヘマトクリットは低下する. 一方，白血球数は増加して10,000/mm³前後になる. また，赤血球沈降速度の亢進がみられる.

❸ 妊娠末期

妊婦が仰臥位になると失神することがある. これは，大きい子宮が下大静脈を圧迫して静脈還流が低下し，心拍出量が不足して低血圧となり，脳への酸素供給の不足（虚血）が起こるためである（仰臥位低血圧症候群）.

❹ 妊娠期に伴って起こる異常

ⓐ 妊娠高血圧症候群　妊娠20週以降に胎盤の機能不全から母体に高血圧を引き起こし，母体の腎障害（タンパク尿・浮腫）と胎児の発育不良をきたすことがあり，これを妊娠高血圧症候群という（かつて妊娠中毒症と呼ばれた）. 重症（子癇）では母体の意識障害とけいれん発作，胎盤虚血による流産をきたす.

🔖 赤血球沈降速度（血沈）

血液に一定の割合で抗凝固剤（クエン酸ナトリウム溶液）を混和し，ガラス管に詰めて直立させ，赤血球が沈降して上部にできる透明な部分の長さを測定する検査. 貧血や炎症があるとき沈降速度が速くなる（血沈亢進）. 妊娠時は正常でも血漿量の増加による赤血球数の希釈とフィブリノゲンの増加が起こるので，亢進する.

🔖 妊娠高血圧症候群

最近の研究により，これは胎盤がつくる血圧調節因子（血管拡張因子とその拮抗因子）がアンバランスとなった結果であると考えられている.

胎児・子宮の発育と体液量の増大により，母体の体重は妊娠前より8〜10kg程度増加する．体重増加の原因が浮腫（細胞外液の過剰）の場合は，塩分制限と妊娠高血圧症候群への警戒が必要である．

ⓑ **妊娠糖尿病**　胎盤から出る代謝調節ホルモン（ヒト胎盤性ラクトーゲン，hPL*4)）の作用により，妊娠後期には血中脂質が上昇する．また，インスリンの効きが悪くなり，妊娠糖尿病📖の発症に至ることもある．

*4：hPL＝human Placental lactogen

📖**妊娠糖尿病**

妊娠糖尿病は母体だけの問題ではなく，胎児も高血糖となるため過剰なインスリン分泌が起こり，その結果，巨大児，流産，奇形などの合併症を起こす．そのため，一般の糖尿病より格段に厳格な管理が必要である．妊娠高血圧症候群や妊娠糖尿病は，高齢出産や肥満で起こりやすいことが知られており，特に注意が必要である．

6　分　娩（図11-15）

妊娠末期になると，胎児は通常は頭部を下にした胎位（頭位）で安定する．出産予定日の10日ほど前になると，子宮頚部の筋層がやわらかく変化し，子宮体部はオキシトシンに対する感受性が高まって収縮しやすくなってくる．

陣痛が規則的な間隔で起こり始めてから子宮口の全開大（径

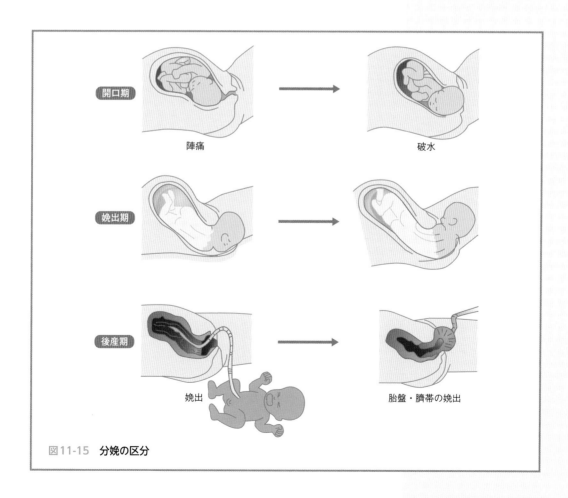

図11-15　**分娩の区分**

分娩第1期（開口期）

周期10分以内（1時間に6回以上）の規則的な陣痛が始まってから，初産婦10〜12時間，経産婦4〜6時間を要する.

乳汁

乳汁に特徴的な脂質として消化されやすい中鎖脂肪酸があり，微小な脂肪球となって懸濁しているので乳汁は白く濁って見える．乳汁にはビタミンも含まれており，乳児にとってまさに理想的な食物である．母乳哺育は4ヵ月ごろまでは続けたほうがよいとされている.

射乳反射

プロラクチンは腺房細胞に作用して乳汁産生を刺激し，オキシトシンは乳腺の腺房を包む筋上皮細胞に作用して収縮させ，腺房に溜まった乳汁を勢いよく排出させる.

10cm）までを分娩第1期（開口期）といい，下降してきた胎児が子宮頸部を押し広げると，その刺激によって下垂体後葉からオキシトシンが分泌され，オキシトシンがさらに子宮体部の収縮（陣痛）を引き起こすので子宮頸部がますます押し広げられる（正のフィードバック調節）．その結果，陣痛はますます強く，間隔が短くなり，羊膜が破れて羊水が流れ出る（破水）.

　分娩第2期（娩出期）はその後胎児の娩出までをいう．オキシトシンによる子宮収縮はますます強まり，最も大きい頭部が通過すると，あとは一気に娩出される．平均的な新生児の体重は約2,500〜3,000g，身長は約50cmである.

　分娩第3期（後産期）は胎児の娩出後，胎盤など付属物が娩出されるまでをいう.

　分娩後5日ごろまでに分泌される乳汁は初乳といい，免疫グロブリンのIgA抗体とラクトアルブミン（タンパク質）を豊富に含む．その後，カゼイン（タンパク質）と乳糖，脂質に富む成乳に変わる.

7　授　乳

　授乳時は赤ちゃんが乳首に吸いつく（吸啜）と，その刺激が視床下部−下垂体系に伝わり，下垂体前葉からプロラクチンが，下垂体後葉からオキシトシンが分泌され，これらの作用によって乳児が乳首に吸いついたときに勢いよくお乳が出るしくみになっており，これを射乳反射という．さらに，授乳のたびに分泌されるオキシトシンは子宮平滑筋の収縮を引き起こし，子宮復古を促進させる．子宮は最終的に手拳大にまで小さくなる.

　妊娠中，黄体・胎盤から大量に分泌されるエストロゲン・プロゲステロンは，下垂体前葉からのゴナドトロピン分泌を抑制しており，授乳中も抑制が続いて月経の再開が遅れる.

8　胎児の血液循環と出生後の変化

　大気中で生活する出生後と異なり，子宮内で成長する胎児は肺呼吸を行わない．酸素と二酸化炭素，栄養素と老廃物の交換は胎盤で行われる．また，胎児には，心房中隔に開いた卵円孔と，肺動脈を大動脈につなげる動脈管（ボタロー管）という2つの生理的な血液短絡路がある．胎盤で母体血から酸素と栄養素を受け取った血液は，1本の太い臍静脈を通って心臓の右心房にもどる途中，

臍静脈から下大静脈に接続する静脈管（アランチウス管）を通る．胎盤から右心房にもどった血液は，心房中隔の卵円孔を通って左心房に入り，左心室から大動脈に駆出されると上半身へ優先的に送り出される．上半身から上大静脈にもどった血液は，右心房を経て右心室から肺動脈幹に駆出されると大部分は肺へ行かずに太い動脈管を通って下行大動脈に入り，下半身へ送られる．こうして酸素供給を終え，二酸化炭素と老廃物を多く含んだ血液は，内腸骨動脈から分岐する1対の臍動脈を通って胎盤へ向かう（**図11-16**）．

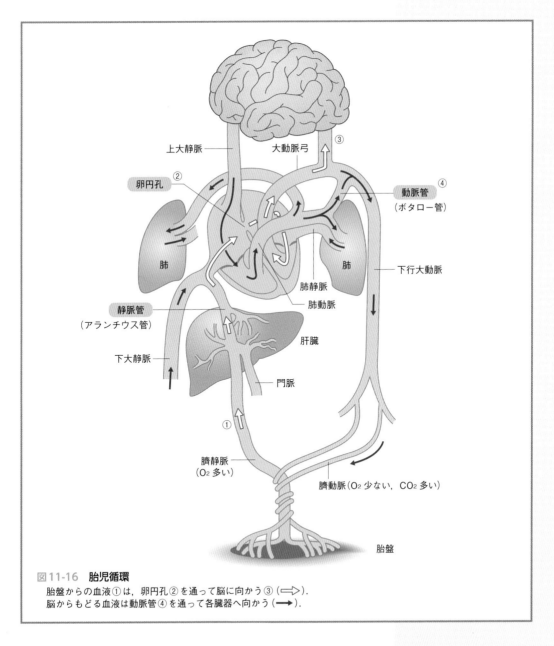

図11-16 胎児循環
胎盤からの血液①は，卵円孔②を通って脳に向かう③（⇨）．
脳からもどる血液は動脈管④を通って各臓器へ向かう（➡）．

新生児の無気肺

肺胞が広がるためには，肺胞の表面を薄く覆って界面活性作用を発揮する表面活性物質（サーファクタント）が必要である．早産児（37週未満で出生）や低出生体重児（ていしゅっしょうたいじゅうじ：2,500g未満）では産生が少なく，無気肺の状態となり，低酸素血症を引き起こすので，人工的な表面活性物質代替物を投与する．

　出生して最初の吸息運動は，分娩に伴う高二酸化炭素血症や環境からの刺激を受けて呼吸中枢が刺激されることによって起こる．これに続く呼息運動は「オギャー」の第一声になり，以後啼泣と呼吸運動が繰り返される．吸気によって肺胞が膨らむ（十分開かない場合，無気肺）のと並行して肺循環の血管抵抗が減少する．また，動脈管は壁の平滑筋が収縮して閉鎖し，やがて結合組織の索状遺残物になる．血液は肺動脈から肺に向かい，肺胞でのガス交換を終えて肺静脈から左心房にもどる．左心房の内圧が高まると，弁状構造の卵円孔は受動的に閉鎖し，後に卵円窩というくぼみを残す．臍動脈・臍静脈や静脈管も平滑筋収縮によって閉鎖し，のちに索状の遺残物を残す．すなわち，静脈管は静脈管索に，臍静脈は肝円索になる．また，臍帯は「へその緒」になる．

索 引

日本語索引

外国語索引

著者略歴

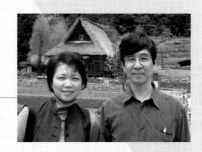

多久和典子（たくわ のりこ）
石川県立看護大学名誉教授

1979 年東京大学医学部医学科卒業．医学博士．
内科医師として研鑽後，東大医学部生理学教室に入り，当時の星教授とともに
ペプチドの吸収方法について新しい事実を発見．生理学の教科書に新たな 1 行
を書き加える．
夫，多久和陽とともに，米国 Yale 大学に留学し，共同研究を開始．北米東海
岸の風光の中でいのちのしくみを解き明かす生活に魅了される．帰国後，東京
大学および金沢大学医学部・医学系研究科にて研究を更に発展させる．
2006 年〜 2020 年 石川県立看護大学教授．日本生理学会副理事長・日本生理
学雑誌編集長，生理学研究所運営会議委員，日本学術会議会員（24 〜 25 期）
などを歴任．
人体の内に秘められた驚異の小宇宙を面白いと思う人をもっともっと増やし，
生理学の知識を活用して日本の健康長寿社会を実現してもらいたいという強い
想いで日々学生と向き合ってきた．

多久和　陽（たくわ よう）
金沢大学名誉教授

1979 年東京大学医学部医学科卒業．医学博士．
内科医師として研鑽後，米国 Yale 大学留学．平滑筋収縮のメカニズムの一端
を解明．帰国後，筑波大学や東京大学において平滑筋収縮のもう一つのメカニ
ズムや，細胞どうしのコミュニケーションを担う新たなメッセージ分子（S1P）
の情報伝達システムを発見．
21 世紀の幕開け前夜に移住した金沢において，これらの研究をさらに発展さ
せるとともに，胎生期の血管形成を担う新たな分子を同定．自身の娘を含めて，
若い人を育てることを無上の喜びとし，医学部教育にも情熱を注いできた．
金沢大学医学部長，日本生理学会理事などを歴任．
DVD「目で見る解剖と生理（分担執筆）」（医学映像教育センター），「標準生
理学（分担執筆）」（医学書院）（いずれも多久和典子と共著），「人体の正常構
造と機能（分担執筆）」（日本医事新報社），「ギャノング生理学（共訳）」（丸善），
「ガイトン生理学（共訳）」（エルゼビア・ジャパン）などを著す．

なるほどなっとく！ 解剖生理学

2017 年 4 月 10 日 　 1 版 1 刷	©2023
2019 年 9 月 13 日 　 2 版 1 刷	
2022 年 4 月 5 日 　 　 　 3 刷	
2023 年 8 月 1 日 　 　 3 版 1 刷	

著　者
　多久和典子　多久和　陽
　　たくわのりこ　　たくわ　よう

発行者
　株式会社 南山堂　代表者 鈴木幹太
　〒113-0034　東京都文京区湯島 4-1-11
　TEL 代表 03-5689-7850　　www.nanzando.com

ISBN 978-4-525-12163-1